普通高等教育中医药类"十三五"规划教材
全国普通高等教育中医药类精编教材

中国医学史

（第 2 版）

（供中医学、中西医临床医学等专业用）

主　编

徐江雁

副主编

戴　铭　李成文　徐建云
陈丽云　叶　瑜

上海科学技术出版社

图书在版编目(CIP)数据

中国医学史/徐江雁主编. —2版. —上海:上海科学技术出版社,2017.8(2022.6重印)
普通高等教育中医药类"十三五"规划教材　全国普通高等教育中医药类精编教材
ISBN 978-7-5478-3652-1

Ⅰ.①中… Ⅱ.①徐… Ⅲ.①中国医药学-医学史-中医学院-教材　Ⅳ.①R-092

中国版本图书馆 CIP 数据核字(2017)第 165083 号

中国医学史(第2版)
主编　徐江雁

上海世纪出版(集团)有限公司
上海科学技术出版社　出版、发行
(上海市闵行区号景路 159 弄 A 座 9F-10F)
邮政编码 201101　www.sstp.cn
常熟市华顺印刷有限公司印刷
开本 787×1092　1/16　印张 12.25
字数 250 千字
2017 年 8 月第 2 版　2022 年 6 月第 11 次印刷
ISBN 978-7-5478-3652-1/R·1406
定价:23.00 元

本书如有缺页、错装或坏损等严重质量问题,请向工厂联系调换

普通高等教育中医药类"十三五"规划教材
全国普通高等教育中医药类精编教材

专家指导委员会名单

(以姓氏笔画为序)

王　平	王　键	王占波	王瑞辉	方剑乔	石　岩
冯卫生	刘　文	刘旭光	严世芸	李灿东	李金田
肖鲁伟	吴勉华	何清湖	谷晓红	宋柏林	陈　勃
周仲瑛	胡鸿毅	高秀梅	高树中	郭宏伟	唐　农
梁沛华	熊　磊	冀来喜			

普通高等教育中医药类"十三五"规划教材
全国普通高等教育中医药类精编教材

编审委员会名单

名誉主任委员 洪　净

主　任　委　员 胡鸿毅

委　　　员（以姓氏笔画为序）

王　飞　　王庆领　　李铁浪　　吴启南

何文忠　　张文风　　张宁苏　　张艳军

徐竹林　　唐梅文　　梁沛华　　蒋希成

编委会名单

主　编
徐江雁（河南中医药大学）

副主编
戴　铭（广西中医药大学）　　李成文（河南中医药大学）
徐建云（南京中医药大学）　　陈丽云（上海中医药大学）
叶　瑜（贵阳中医学院）

编　委（以姓氏笔画为序）
马　丹（长春中医药大学）　　田艳霞（河南中医药大学）
刘文礼（河南中医药大学）　　李成年（湖北中医药大学）
杨卫东（云南中医学院）　　　张　蕾（山东中医药大学）
张文平（山西中医药大学）　　张建伟（陕西中医药大学）
陈玉鹏（福建中医药大学）　　陈凯佳（广州中医药大学）
周新颖（成都中医药大学）　　庞　杰（南方医科大学）
孟永亮（内蒙古医科大学）　　莫清莲（广西中医药大学）
黄雪莲（浙江中医药大学）　　龚勇军（江西中医药大学）
曾晓进（湖南中医药大学）

普通高等教育中医药类"十三五"规划教材
全国普通高等教育中医药类精编教材

前言

　　新中国高等中医药教育开创至今历六十年。一甲子朝花夕拾，六十年砥砺前行，实现了长足发展，不仅健全了中医药高等教育体系，创新了中医药高等教育模式，也培养了一大批中医药人才，履行了人才培养、科技创新、社会服务、文化传承的职能和使命。高等中医药院校的教材作为中医药知识传播的重要载体，也伴随着中医药高等教育改革发展的进程，从少到多，从粗到精，一纲多本，形式多样，始终发挥着至关重要的作用。

　　上海科学技术出版社于1964年受国家卫生部委托出版全国中医院校试用教材迄今，肩负了半个多世纪的中医院校教材建设和出版的重任，产生了一大批学术深厚、内涵丰富、文辞隽永、具有重要影响力的优秀教材。尤其是1985年出版的全国统编高等医学院校中医教材（第五版），至今仍被誉为中医教材之经典而蜚声海内外。

　　2006年，上海科学技术出版社在全国中医药高等教育学会教学管理研究会的精心指导下，在全国各中医药院校的积极参与下，组织出版了供中医药院校本科生使用的"全国普通高等教育中医药类精编教材"（以下简称"精编教材"），并于2011年进行了修订和完善。这套教材融汇了历版优秀教材之精华，遵循"三基""五性""三特定"的教材编写原则，同时高度契合国家执业医师考核制度改革和国家创新型人才培养战略的要求，在组织策划、编写和出版过程中，反复论证，层层把关，使"精编教材"在内容编写、版式设计和质量控制等方面均达到了预期的要求，凸显了"精炼、创新、适用"的编写初衷，获得了全国中医药院校师生的一致好评。

　　2016年8月，党中央、国务院召开了新世纪以来第一次全国卫生与健康大会，印发实施《"健康中国2030"规划纲要》，并颁布了《中医药法》和《〈中国的中医药〉白皮书》，把发展中医药事业作为打造健康中国的重要内容。实施创新驱动发展战略、文化强国战略以及"走出去"和"一带一路"战略，推动经济转型升级，都需要中医药发挥资源优势和核心作用。面对新时期中医药"创新性发展，创造性转化"的总体要求，中医药高等教育必须牢牢把握经济社会发展的大势，更加主动地服务和融入国家发展战略。为此，精编教材的编写将继续秉持"为院校提供服务、为行业打造精品"的工作要旨,在全国中医院校中广泛征求意见,多方听取要求,全面汲取经验,经过近一年的精心准备工作,在"十三五"开局之年启动了第三版的修订工作。

本次修订和完善将在保持"精编教材"原有特色和优势的基础上,进一步突出"经典、精炼、新颖、实用"的特点,并将贯彻习近平总书记在全国卫生与健康大会、全国高校思想政治工作会议等系列讲话精神,以及《国家中长期教育改革和发展规划纲要(2010—2020)》《中医药发展战略规划纲要(2016—2030年)》和《关于医教协同深化中医药教育改革与发展的指导意见》等文件要求,坚持高等教育立德树人这一根本任务,立足中医药教育改革发展要求,遵循我国中医药事业发展规律和中医药教育规律,深化中医药特色的人文素养和思想情操教育,从而达到以文化人、以文育人的效果。

同时,全国中医药高等教育学会教学管理研究会和上海科学技术出版社将不断深化高等中医药教材研究,在新版精编教材的编写组织中,努力将教材的编写出版工作与中医药发展的现实目标及未来方向紧密联系在一起,促进中医药人才培养与"健康中国"战略紧密结合起来,实现全程育人、全方位育人,不断完善高等中医药教材体系和丰富教材品种,创新、拓展相关课程教材,以更好地适应"十三五"时期及今后高等中医药院校的教学实践要求,从而进一步地提高我国高等中医药人才的培养能力,为建设健康中国贡献力量!

教材的编写出版需要在实践检验中不断完善,诚恳地希望广大中医药院校师生和读者在教学实践或使用中对本套教材提出宝贵意见,以敦促我们不断提高。

全国中医药高等教育学会常务理事、教学管理研究会理事长

胡鸿毅

2016 年 12 月

编写说明

本教材是全国普通高等教育中医药类精编教材之一，介绍中医药学自古代至2016年底的发展概况，对中医药学的起源、形成、各个历史时期的成就、重大事件、著名医药学家及中外医药交流等，都做了简明扼要的阐述，展示中医药学发展的历史轨迹、学术特点、国际影响，揭示中医药学发展的历史规律。

本教材的特点是：叙述内容精炼、紧扣教学需要。根据教学大纲要求，严格控制与相关课程的交叉，编写内容与时俱进，尤其大量补充1949—2016年底中医药发展取得的成就。学术观点公允，所用材料客观、严谨，均有出处。本次编写是对第1版教材的修订，主要包括规范教材内容，如医家字号、生卒年等；校对文字，修改错误；补充新的考古发现，如增补2012年出土的老官山汉墓医学资料等；补充2009—2016年的中医药学的新内容。除此之外，在第1版的基础上，每章特增补"社会背景"和"拓展阅读"，以供学生更好地掌握、理解、应用教材。

本教材由编委会成员分工编写，最后由主编徐江雁和副主编李成文、学术秘书田艳霞统稿。在编写过程中，参考了各版《中国医学史》教材，《中国医学通史》《中医学思想史》《中医学术发展史》《中医古籍目录》《中医籍大字典》《中医人物词典》等，在此谨致谢忱。

由于水平所限，时间短促，虽经努力，但缺点、错误在所难免，希望各院校师生提出宝贵意见，以冀日后修正、提高。

《中国医学史》编委会

2017年6月

目录

第一章 原始社会的医疗活动 …………………………… 1

第一节 原始人的疾病 / 2
一、口腔疾病 / 2
二、创伤性疾病 / 2
三、孕产和小儿疾病 / 2

第二节 早期的卫生保健 / 3
一、用火 / 3
二、居处 / 3
三、衣着 / 4
四、导引 / 4
五、婚姻 / 5

第三节 原始医疗的起源 / 5
一、内服药 / 5
二、外治法 / 6

第四节 多种医药起源论 / 7
一、医源于圣人说 / 7
二、医源于巫说 / 7
三、医源于动物本能说 / 8

第五节 传说中的医学人物 / 8
一、伏羲 / 8
二、神农 / 8
三、黄帝 / 9

第二章 夏至春秋时期的医学 …………………………… 10

第一节 甲骨文中的医药卫生记载 / 11
一、对人体部位的认识 / 11

二、对疾病的认识 / 11
三、治疗方法 / 12
四、卫生习俗 / 12

第二节　古籍中的医药卫生记载 / 12
一、《诗经》/ 12
二、《山海经》/ 13
三、《礼记》/ 13
四、《周礼》/ 13

第三节　病因学说的萌芽 / 14
一、气候与疾病 / 14
二、情志与疾病 / 14
三、环境与疾病 / 15
四、饮食与疾病 / 15

第四节　酒与汤剂 / 15
一、酒为百药之长 / 15
二、伊尹与汤液 / 16

第五节　主要医学人物 / 16
一、医缓 / 16
二、医和 / 17

第三章　战国至东汉时期的医学 …… 18

第一节　医药帛书和简牍 / 18
一、云梦秦简 / 19
二、马王堆汉墓医书 / 19
三、张家山汉简 / 20
四、武威汉简 / 21
五、成都老官山汉墓出土医书 / 21

第二节　中医药理论体系的确立 / 23
一、《黄帝内经》/ 23
二、《黄帝八十一难经》/ 26
三、《神农本草经》/ 26
四、《伤寒杂病论》/ 28

第三节　养生 / 30

第四节　著名医家 / 32
一、扁鹊 / 32
二、淳于意 / 33
三、郭玉 / 33
四、华佗 / 34

第五节　中外医药交流 / 35

第四章　魏晋南北朝的医学 …………………………… 36

第一节　中医药理论的发展 / 37
一、王叔和与《脉经》/ 37
二、《中藏经》/ 39

第二节　针灸学 / 39
皇甫谧与《针灸甲乙经》/ 40

第三节　方剂学的成就 / 41
一、葛洪与《肘后救卒方》/ 41
二、刘涓子与《刘涓子鬼遗方》/ 43
三、陈延之与《小品方》/ 44

第四节　本草学的成就 / 45
一、吴普与《吴普本草》/ 45
二、陶弘景与《本草经集注》/ 46
三、雷敩与《雷公炮炙论》/ 47

第五节　养生 / 48
一、炼丹与服石 / 49
二、养生代表人物 / 50

第六节　中外医药交流 / 51
一、中朝医药交流 / 51
二、中日医药交流 / 51
三、中印医药交流 / 51

第五章　隋唐五代时期的医学 …………………………… 53

第一节　政府医药机构——太医署 / 54
一、隋太医署 / 54
二、唐太医署 / 54

第二节　《内经》的整理与注释 / 55
一、《黄帝内经太素》/ 56
二、《重广补注黄帝内经素问》/ 56

第三节　综合医著 / 57
一、《备急千金要方》与《千金翼方》/ 57
二、《外台秘要》/ 59
三、《四部医典》/ 60

第四节　本草学的成就 / 60
一、《新修本草》/ 60

二、《本草拾遗》/ 61
　　　三、《食疗本草》/ 62
　　　四、《海药本草》/ 62
　第五节　病因证候学和临证各科的成就 / 63
　　　一、病因证候学 / 63
　　　二、内科 / 64
　　　三、外科 / 64
　　　四、伤科 / 65
　　　五、妇产科 / 65
　　　六、儿科 / 65
　　　七、五官科 / 66
　　　八、针灸 / 66
　　　九、按摩 / 67
　第六节　养生 / 67
　　　一、食疗养生 / 67
　　　二、运动养生 / 67
　　　三、情志养生 / 68
　第七节　中外医药交流 / 68
　　　一、中朝医药交流 / 69
　　　二、中日医药交流 / 69
　　　三、中印医药交流 / 69
　　　四、中国与伊斯兰诸国和地区的医药交流 / 70

第六章　宋金元时期的医学　71

　第一节　政府对医药发展的措施 / 72
　　　一、医政机构和管理制度 / 72
　　　二、发展医学教育 / 73
　　　三、设立校正医书局 / 74
　　　四、医籍的编著和刊行 / 75
　　　五、创立国家药局 / 77
　第二节　私撰医药著作 / 78
　　　一、药物学 / 78
　　　二、方剂学 / 79
　第三节　经典医籍的整理和研究 / 80
　　　一、《内经》与《难经》的整理和注释 / 80
　　　二、《伤寒论》的研究和注释 / 81
　第四节　医学理论发展和临证各科成就 / 83
　　　一、解剖 / 83

二、诊断 / 83
　　三、病因病机 / 84
　　四、内科 / 84
　　五、外科 / 85
　　六、伤科 / 86
　　七、妇科 / 86
　　八、儿科 / 87
　　九、五官科 / 88
　　十、针灸 / 88
　　十一、按摩 / 89
　　十二、法医 / 89
第五节　金元医家的创新 / 90
　　一、金元医家的学术主张 / 90
　　二、金元医家的学术影响 / 95
第六节　养生 / 95
第七节　中外医药交流 / 96
　　一、中朝医药交流 / 97
　　二、中日医药交流 / 97
　　三、中国与东南亚诸国和地区的医药交流 / 98
　　四、中国与伊斯兰诸国和地区的医药交流 / 99

第七章　明代的医学 …………………………………… 101

第一节　医事制度和医学教育 / 102
　　一、医事制度 / 102
　　二、医学教育 / 103
第二节　古典医籍的整理和研究 / 103
　　一、《内经》的研究 / 103
　　二、《难经》的研究 / 104
　　三、《伤寒论》的研究 / 104
第三节　本草学的成就 / 104
　　一、重要本草著作 / 104
　　二、各具特色的本草著作 / 106
　　三、药物炮制 / 107
第四节　方剂学的成就 / 108
　　一、《普济方》 / 108
　　二、《医方考》 / 108
　　三、《祖剂》 / 109
第五节　"戾气学说"与"人痘接种术" / 109

一、"戾气学说"及其对温病学发展的影响 / 109
二、人痘接种术的发明和意义 / 111

第六节　临证医学 / 112
一、诊断 / 112
二、内科 / 113
三、外科与伤科 / 115
四、妇产科 / 117
五、儿科 / 117
六、眼科与口齿科 / 118
七、针灸 / 119
八、推拿 / 120

第七节　养生 / 120
一、《修龄要旨》 / 120
二、《养生四要》 / 121
三、《养生肤语》 / 121

第八节　中外医药交流 / 121
一、中朝医药交流 / 121
二、中日医药交流 / 122
三、中国与欧洲国家的医药交流 / 122

第八章　清代的医学 …………………………… 124

第一节　医事制度和医学教育 / 125
一、医事制度 / 125
二、医学教育和分科 / 125

第二节　古医籍考证、研究和医学书刊的出版 / 125
一、古医籍考证和研究 / 125
二、医案和医话 / 127
三、医学类书、丛书和入门书 / 128
四、医学刊物 / 129

第三节　本草学的成就 / 129

第四节　方剂学的成就 / 132

第五节　温病学说 / 133
一、温病学说的形成 / 133
二、温病学说的主要内容 / 134
三、温病学说的贡献 / 135

第六节　临证医学 / 136
一、诊断 / 136
二、内科 / 137

　　　　三、外科与伤科 / 138
　　　　四、妇产科 / 139
　　　　五、儿科 / 140
　　　　六、五官科 / 141
　　　　七、眼科 / 142
　　　　八、针灸 / 142
　　　　九、推拿 / 143
　　第七节　养生 / 143
　　　　一、《寿世青编》/ 144
　　　　二、《老老恒言》/ 144
　　第八节　中西医汇通思潮 / 144
　　　　一、西方医学的传入 / 144
　　　　二、中西汇通思潮代表人物 / 145
　　第九节　中外医药交流 / 146
　　　　一、中朝医药交流 / 146
　　　　二、中日医药交流 / 146
　　　　三、中国与欧洲国家的医药交流 / 146

第九章　民国时期的中医学 ……………………………… 148

　　第一节　医事制度 / 148
　　第二节　中医教育 / 149
　　　　一、北洋政府时期的中医教育 / 149
　　　　二、国民政府时期的中医教育 / 150
　　第三节　经典著作研究和医籍刊行 / 152
　　　　一、经典著作研究 / 152
　　　　二、中医药丛书、工具书 / 153
　　　　三、医案、医话和医论 / 153
　　第四节　本草学的成就 / 154
　　　　一、古代本草著作的整理 / 154
　　　　二、临床本草学 / 154
　　　　三、普及性本草著作与药物辞典 / 154
　　　　四、药物鉴别 / 155
　　　　五、中药的近代研究 / 155
　　第五节　方剂学的成就 / 155
　　　　一、方剂课程建设与讲义编写 / 156
　　　　二、方书的整理出版 / 156
　　　　三、新方创制与剂型改良 / 156
　　第六节　临证医学 / 157

　　　　　　一、传染病防治 / 157
　　　　　　二、临床医学 / 157
　　第七节　学术团体与医学刊物 / 159
　　　　　　一、上海神州医药总会与《神州医药学报》/ 159
　　　　　　二、绍兴医学会与《绍兴医药学报》/ 159
　　　　　　三、上海医界春秋社与《医界春秋》/ 159
　　　　　　四、山西中医改进研究会 / 160

第十章　中华人民共和国的中医药事业 161

　　第一节　卫生工作方针和中医政策 / 162
　　　　　　一、中华人民共和国成立初期卫生工作方针 / 162
　　　　　　二、新时期卫生工作方针 / 162
　　第二节　中医药医政、医疗机构和医学教育 / 164
　　　　　　一、中医药医政机构 / 164
　　　　　　二、中医药医疗机构 / 165
　　　　　　三、中医药教育 / 166
　　第三节　中医药事业的蓬勃发展 / 167
　　　　　　一、中医事业的发展 / 168
　　　　　　二、中西医结合医学的发展 / 169
　　　　　　三、中药生产与科研 / 171
　　第四节　学术团体与医学刊物 / 172
　　第五节　中医药的国际交流 / 173
　　附　录　大事记 / 174

第一章　原始社会的医疗活动

（远古至公元前 21 世纪）

导学

本章主要介绍原始社会人类最初的疾病,包括口腔疾病、创伤性疾病、孕产和小儿疾病等;人类早期用火、居处、衣着、舞蹈、婚姻等卫生保健方式及其意义;药物的发现,砭石、针灸、按摩等外治法的起源;以及围绕医药起源的多种论说。

1. 掌握人类早期用火、居处、衣着、舞蹈、婚姻等卫生保健的意义;内服药和外治法的起源。
2. 熟悉医学起源问题的多种观点。
3. 了解原始人的疾病种类及传说中的医学人物。

在原始社会的低级阶段,人类的社会组织形式是原始群。原始群时期,人类刚由猿进化而来,生产能力极低。他们采集植物果实,挖掘植物根茎,猎取鸟兽,作为食物。而这一时期,根据体质形态的进化程度,人类可分为猿人和古人两个阶段。约 200 万年前我国就有了猿人。1998 年发现的安徽繁昌"人字洞"(距今 240 万~200 万年),是迄今所知亚洲最早的人类文化遗存。1985 年在重庆巫山发现的"巫山人"(距今约 200 万年),是我国迄今发现的最早人类化石。1960 年代及之前发现有云南元谋人(距今约 170 万年)、陕西的蓝田猿人(原测定距今 80 万~65 万年,1990 年代有专家测定距今 100 万年)、北京猿人(距今约 70 万年)。20 万~10 万年前,猿人进化到古人,体态更接近现代人,制造工具的技术有了提高。马坝人、长阳人、丁村人都处于这个阶段。

2 万~1 万年前,古人进化为新人,而人类的社会组织形式也由最早的原始群过渡到了母系氏族公社。如山顶洞人,已经能够人工取火,掌握了钻孔、刮削等制造技术,通过狩猎、捕鱼和采集维持生活。在山西朔县峙峪的旧石器晚期遗址中,发现有石镞,表明当时人类已经发明了弓箭,征服自然的能力大大提高。距今 8 000~7 000 年前,中国的母系氏族公社进入繁荣时期,许多人口较多、规模较大的原始村落开始形成,人们驯养和繁殖动物并种植植物,由此产生和发展了最初的畜牧业和农业。石器、木器、骨器的制造及纺织、编织和陶器的生产,都有一定的发展。距今约 5 000 年人类进入了父系氏族公社时期,龙山文化、大汶口文化、良渚文化、齐家文化等都是这一时期的文化遗址。父系氏族公社时期,男子代替妇女成为主要农业劳动者,增强了农业劳动力,改进了生产工具,使农业有了较大的发展。而手工业也发展为独立的生产部门,制陶技术的改进和冶铜业的出现是其突出成就。原始社会末期,开始出现了少量的劳动产品的剩余,这为私有制的出现提供了物质基础。

简而言之,在原始社会,人类经过了猿人、古人、新人三个阶段的进化,历经了旧石器、新石器两个时代的发展,人类的社会组织形式经历了从原始群到母系氏族社会再到父系氏族社会形态的演变。在这漫长的过程中,劳动起了决定性的作用,人类发明了工具,学会了用火,发展了原始农业、手工业,渐次萌生了不同特征的文化和文明,也开始有了医药的起源。

第一节 原始人的疾病

根据考古发掘的文物推断,人类最初的疾病主要有龋齿、牙周病等口腔疾病,以及动物咬伤、击伤、刺伤、骨折等创伤疾病,而难产及新生儿夭折也十分常见,食物中毒、肠胃病、皮肤病等也普遍存在。

一、口腔疾病

通过考古研究发现,原始人的口腔疾病主要有牙周病、龋齿、齿槽脓肿等。蓝田人、山顶洞人遗骸均发现有患牙周病的痕迹。江苏邳县大墩子新石器时代遗址的113具人类下颌骨中,有46具患牙周病;保存于下颌骨上的牙齿计1 035个,其中龋齿66个。河南成皋广武镇遗址的15具下颌骨,10具存在轻重不等的牙周病;出土化石中,有牙齿210个,其中龋齿41个。在晚期智人资阳人及新石器时代人类化石中均发现齿槽脓肿。此外,根据牙齿化石,还发现根尖周炎、磨耗、氟牙症、牙畸形等。可见,口齿疾病在原始人群中普遍存在。

二、创伤性疾病

从考古发掘的人骨化石中,发现不少人生前有外伤。在北京周口店山顶洞人头骨化石中,一男性老人头骨的左上额和顶骨之间,有一长形凹陷,乃系尖锐器物击伤后留下的痕迹;在一女性头骨的左侧额和顶骨之间,有一空洞,亦为重击穿破所致。在山东西夏侯新石器时代遗址二号墓,一男性有右肱骨骨折后愈合,愈合处有大片骨痂,长近85 mm。在广东曲江马坝人中见有眉骨及额骨被动物啮伤的痕迹。云南元谋、江苏邳县大墩子15座墓中有8具骨骼的胸腹骶部留有生前被射的石镞,少者4枚,多者10余枚。除上述损伤外,在原始人骨骼化石中还见有骨质增生、骨性关节炎、骨结核、脊椎变异、股骨弯曲增大及骨髓炎之类骨病的痕迹。

三、孕产和小儿疾病

孕产疾病是严重威胁原始女性健康的疾病。在山顶洞出土的人骨化石中,有1具遗骨内有尚未出生而死于母腹的胎儿。甘肃永靖大何庄遗址墓葬中,见一婴儿位于成人大腿之间,似是难产而致母婴俱丧。据江苏邳县大墩子墓葬考古发掘表明,在199具遗骨中,死于14～23岁的有21具,其中女性13具。这一年龄段女性死亡率明显高于男性,可以判定与女性孕产疾病有关。

小儿疾病也严重影响着原始人的生存和繁衍。考古发现,在许多原始墓葬中小儿遗骨占有很高比例。在北京周口店遗址发现的22具化石中,经鉴定14岁以下的有15具。西安半坡遗址中,有76座小儿墓葬,其中73座是瓮罐葬,年龄1岁左右。甘肃永靖大何庄遗址82座墓葬中,有小儿墓葬55座。可见在原始社会,疾病造成小儿大量死亡的现象十分常见。

第二节　早期的卫生保健

自从有了人类,就开始有了人类的卫生保健活动。

一、用火

火是一种自然现象,在人类历史中,对火的认识和掌控,经历了漫长的过程。回顾人类对火的认识,是从一次又一次对雷电引发山火等自燃现象的惊恐,到逐渐感到火的温暖,再到引火入洞、找到保存火种办法的过程。考古学者在元谋人和蓝田人遗址中,均发现了不少炭屑和粉末状炭粒,北京人遗址中也存在大量的用火遗迹。火的使用,特别是人工取火的发明,对人类文明进步具有巨大的推动作用,使人类第一次掌握、支配一种自然力来改善自己的生存条件。这对于人类自身的进化、健康的维护和最终脱离动物界,具有深远影响。

火的使用和人工取火的发明,使原始人开始不再恐惧黑夜,能够征服严寒和抵御野兽侵袭,从此得以摆脱气候、地域、昼夜的限制,扩大生活领域;使原始人减少因风寒而引起的外感疾病和长期居住在黑暗潮湿处所导致的风湿病;使原始人可以用火驱赶围歼野兽,《管子·揆度》记载:"烧山林,破增薮,焚沛泽,逐禽兽。"《淮南子·本经训》说"焚林而畋",以补"人械不足",防御野兽的侵袭,增强自卫能力,减少与猛兽搏斗而致的外伤。

更重要的是,火的使用和发明,彻底改变了原始人茹毛饮血的生食习惯。由生食到熟食的转变,可对食物起到一定的消毒、杀菌、杀虫作用,可以防止、减少许多肠道传染病、消化道疾病、寄生虫病的发生。《韩非子·五蠹》说:"上古之世,民食果蓏蚌蛤,腥臊恶臭,而伤肠胃,民多疾病。有圣人作,钻燧取火,以化腥臊,而民悦之,使王天下,号之曰燧人氏。"《礼含文嘉》明确指出:"炮生为熟,令人无腹疾。"熟食使难以下咽的"鱼鳖螺蛤",都可"燔而食之",从而扩大了食物的来源和种类。同时,熟食能加快消化过程,食物所含优质动物蛋白更容易被人体吸收,从而为人的生理活动提供更多营养,促进人体发育,增进智力发展,进而加速人类进化,并最终摆脱猿类特征。恩格斯在《反杜林论》中精辟地指出:"摩擦生火第一次使人支配了一种自然力,从而最终把人同动物界分开。"火的使用还使人类对尸体的处理有了更好的方法,因为火葬能够彻底消除尸体腐败、疾病传播等不良影响,是最合乎卫生要求的做法。考古工作者在甘肃临洮的新石器时代遗址中发现,当时的人已经在应用火葬,并把骨灰收藏在陶罐里。此外,火的使用和发明,也为热熨、灸法、汤药等治疗方法的产生提供了重要条件。

二、居处

早期的人类刚由猿进化而来,为保护自身、躲避风雨及野兽侵害,构木为巢,栖身于树上,即传说中的"有巢氏"时代。《庄子·盗跖》载:"古者禽兽多而人民少,于是民皆巢居以避之,昼拾橡栗,暮栖木上,故命之曰有巢氏之民。"《韩非子·五蠹》载:"上古之世,人民少而禽兽众,人民不胜禽兽虫蛇。有圣人作,构木为巢,以避群害。"天然山洞也是人类早期的住所之一。北京周口店的山顶洞、河南安阳的小南海洞穴、广西柳江的通天岩洞等,都是原始人穴居的遗址。《礼记·礼运》说:

"昔者先王未有宫室,冬则居营窟,夏则居橧巢。"生动地反映原始人已能依据气候变化,有选择地采用"穴居"或"巢居"。天然住所的利用,在一定程度上使原始人少遭或免遭野兽侵袭,但是风雨和潮湿等因素仍严重影响着他们的健康。

距今5万～4万年前,由于生产力的提高,人们开始建造半地穴式的土窑、地窑,后来经过不断地改进,逐渐形成了地面式屋舍。《周易·系辞》记载:"上古穴居而野处,后世圣人易之以宫室,上栋下宇,以待风雨。"随着农业生产的发展,人们开始过上定居生活,住所也逐渐固定。人们已经懂得根据不同的地理环境,修建不同类型的居室。北方多采用土木结构的穴居、半穴居建筑形式,这些建筑对取暖、防潮、透光、通风、烧煮、储藏食物、饲养家畜均有所考虑。南方多建有干栏建筑,以适应南方地势低洼、气候炎热、降雨频繁、蛇虫较多的地理特点。考古学者在浙江余姚河姆渡遗址,发现了7千多年前的干栏式木构建筑遗迹,最大的木屋长达23 m。在西安半坡村也保存属于同一时期的半地穴式房基遗迹,住宅旁还有20多个储藏食物的窖穴,2个可能用来豢养家畜的圈栏。这些最初的居所建筑,既可防御野兽袭击,又可遮避风雨严寒等,对人类的卫生保健十分有益。

三、衣着

原始人最初是赤身裸体的,后来为适应环境,开始用兽皮或树皮覆盖在身上,渐渐地又学会将编制的羽毛、树叶、茅草披在身上以御寒避暑。《韩非子·五蠹》载:"妇人不织,禽兽之皮足衣也。"《礼记·礼运》载:"昔者先王……未有麻丝,衣其羽皮。"考古发掘发现,在山顶洞人遗址中有带孔骨针、骨锥,表明这一时期的先民已能用兽皮缝制衣服。

随着石器制作的发展,出现原始的纺织工具。考古工作者在河姆渡遗址中发现有原始纺织用具,西安半坡遗址发掘出印有布纹的陶片和陶钵,而吴县草鞋山下有麻布残片出土。这些出土文物证实,这一时期人们除了穿着兽皮外,已开始用麻布制作衣服。正如《韩非子·五蠹》说:"冬日麑裘,夏日葛衣。"

原始人从赤身裸体到学会以兽皮、羽毛、树叶覆盖身体,直至穿上纺织而成的衣物,衣着条件的改善,使人们既可以抵御寒暑,又可以防止蛇虫咬伤,从而增强了对自然界气候变化的适应能力,减少了疾病的发生。这可以说是人类保健史上的又一重要进步。

四、导引

导引是一种医疗保健形式,起源于原始社会时期,是在原始舞蹈的基础上发展起来的。最初的原始舞蹈,主要是模仿飞禽走兽的不同姿态,装扮成各种鸟兽的形象,模拟动物的各种动作。《尚书·益稷》记载"鸟兽跄跄""凤凰来仪";《尚书·舜典》载"百兽率舞。"原始舞蹈后来又逐渐加入美化生活和生产劳动的动作,组合成有一定内容的舞蹈。青海大通县出土的马家窑文化彩陶盆,就画有较具规范的舞蹈形象。

原始社会后期,人们在举行狩猎归来、农业丰收、婴儿降生等的欢庆集会上,会充分利用舞蹈形式,尽情表达欢乐和喜悦。在长期的生活实践中,人们发现舞蹈不但能振作精神,消除疲劳,甚至还可以缓解疼痛,有些舞蹈逐渐发展成为健身的运动疗法。相传在尧舜时代,人们已知舞蹈的健身作用。《吕氏春秋·古乐篇》载:"昔陶唐之始,阴多滞伏而湛积,水道壅塞,不行其原,民气郁阏而滞着,筋骨瑟所不达,故作为舞以导之。"

而在舞蹈基础上发展起来的导引疗法,就成为运动疗法的重要内容之一。导引的出现,为古代卫生保健增添了新的内容。

五、婚姻

在原始社会，人类的婚姻形态随着社会的发展而不断演变，经历了以下几种婚姻形态的变化：由杂婚→族内婚→族外婚→对偶婚。

人类原始社会最早的社会组织形式是原始群。这一时期的两性关系是杂乱而没有任何限制的，即《列子·汤问》所谓"男女杂游，不媒不娉"。此时，任何意义上的婚姻家庭都是不存在的。而原始群内部，相同血缘、不同辈分之间的两性关系时常发生，这显然不利于后代的健康。后来随着采集、狩猎经济的发展及劳动过程中按年龄分工的出现，原始群不断分化；加上不同年龄阶段的男女之间生理条件的差异和人们思维的进步，所以开始排斥不同辈分间男女的性关系，而是在同辈兄弟姐妹间进行婚配。因为是同一个血缘家庭，所以又被称为"族内群婚"。

后来，随着人类活动范围的扩大，氏族部落间接触的增多，出现了不同血缘集团间男女的偶然结合。而两个不同血缘集团间男女结合所生育的后代，要远比实行内婚制生育的后代发育健壮，这一状况引起人们的关注。于是婚姻形式开始由族内群婚过渡到族外群婚，即一个血缘集团的女子只能以外集团的男子为夫，而男子也只能以外集团的女子为妻。考古发掘出土的半坡村遗址中，没有男女合葬现象，而是男女被分别集中埋葬在一起。

父系氏族公社时期，男子开始代替妇女在生活、生产中的支配地位，婚姻形态也由交互群婚过渡到相对固定的对偶婚，即成对配偶在或长或短时期内相对稳定的同居。在原始社会解体阶段，随着生产力的发展和私有财产的积累，父亲要求由确定的亲生子女继承财产，对偶婚最终让位于以一夫一妻制为特征的单偶婚。

由杂婚到血缘群婚再到对偶婚，这种婚姻形态的演变和进步，减少了遗传性疾病的发生，有利于人类身体素质的提高和健康繁衍，是原始社会人类卫生保健活动的重要组成部分。

第三节　原始医疗的起源

一、内服药

神农尝百草而始有医药的传说流传久远。《史记·补三皇本纪》记载："神农氏……以赭鞭鞭草木，始尝百草，始有医药。"《淮南子·修务训》说："神农……尝百草之滋味，水泉之甘苦，令民知所避就，当此之时，一日而遇七十毒"。宋代刘恕《通鉴外纪》亦记载："民有疾病，未知药石，炎帝始味草木之滋，尝一日而遇七十毒，神而化之，遂作方书，以疗民疾，而医道立矣。"尽管这些传说神话色彩浓厚，但也生动地折射出远古先民通过无数次尝试，认识药物的实践过程。

据史学家研究，人类最先发现的药物应是植物药。原始人在采集野果、种籽和挖取植物根茎的过程中，由于没有经验，不能辨别植物是否有毒，有时会误食一些有毒的植物，引起腹泻、呕吐、昏迷，甚至死亡。经过长期的实践，人们逐步掌握一些植物的形态和性能，渐渐发现有时患病食用某种植物，病情就能得到缓解甚至痊愈；同时也发现有的植物尽管有毒，但是适量食用也可以起到治疗的作用。这样，人类就逐渐积累起对植物药的认识。

随着狩猎和渔业的发展，特别是火的使用和发明，使原始人有了较多的肉类、鱼类及蚌蛤类等食物。北京人遗址中有几十种哺乳动物骨骼化石，仅肿骨鹿遗骸就有 2 000 多个；在山顶洞人遗址中，发现有草鱼、鲤鱼骨化石；在河姆渡遗址中，发现 47 种动物遗骸。人们渐渐了解到了某些动物的脂肪、血液、内脏及骨骼、甲壳等的食用价值和治疗作用，从而积累了一些动物药知识。总之，植物药、动物药知识的积累都离不开人们的长期生产和生活实践。中国民间流传"药食同源"的说法，正是对植物药、动物药起源的真实写照。

在原始社会末期，随着人们对矿物的认识不断加深，逐渐掌握了某些矿物的性能，从而发现一些矿物的治疗作用，初步积累了有关矿物药的一些知识。在与疾病作斗争的过程中，原始人创造了最初的医疗方法，这就是医药的起源。

二、外治法

（一）砭石

砭石是我国最早的原始医疗工具。东汉许慎《说文解字》卷九载："砭，以石刺病也。"原始人常会受到创伤，有时创口会感染化脓；也会出现头部或关节疼痛。当剧痛难忍时，用锋利尖锐的石片来切割脓疱或浅刺身体的某些部位，可以减轻或消除病痛。《左传·襄公二十三年》载："美疢不如恶石。"东汉服虔注："石，砭石也。"

一般认为用砭石治病起源于新石器时代，当时人们已经掌握了打制、磨制技术，能够制造较为精细的石器。砭石的种类很多。用于熨法的砭石形状多为球形、扁圆形，《五十二病方》载："燔小隋石，淬醯[醋]中以熨。"小隋石即椭圆形小石，用于按摩的砭石形状为卵圆形或扁圆形，用于穿刺或切割的砭石形状为刀形、剑形、针形、锥形、镰形等。唐代韩愈《苦寒》记载："铓刃甚割砭。"即指刀形砭石，可以切割痈疡；或指有锋的针石，或指有刃的镵石。1963 年考古发现，内蒙古多伦旗头道洼新石器时期遗址出土 1 枚经过加工的石针，针长 46 mm，针身呈四方形，一头呈尖状，一头呈扁平的半圆状，有刃口，既可用来针刺又可用于切割。而河南郑州商代遗址也出土了 1 枚玉质小剑形砭石。

（二）针灸

传说针灸起源于三皇五帝时期，相传是伏羲发明了针灸。晋皇甫谧《帝王世纪》说："伏羲氏仰观象于天，俯观法于地……乃尝味百药而制九针，以拯夭枉焉。"

砭石是后世刀针工具的基础和前身。全元起注《素问》指出："砭石者，是古外治之法，有三名，一针石，二砭石，三镵石，其实一也。古来未能铸铁，故用石为针。"随着砭石的广泛应用，人们又发明骨针与竹针。当有能力烧制陶器时，又发明陶针。随着冶金技术的出现，人们又创制出了铜针、金针、银针，丰富了针的种类，扩大了针刺治疗的范围。山东平阴县朱家桥商周遗址出土了骨针，城子崖龙山文化遗址出土了两式灰黑陶针。在内蒙古达拉特旗树林召镇，发现 1 枚青铜砭针，长 46 mm，一端有锋，呈四棱锥形，另一端扁平有弧刃，刃部宽 4 mm，同样可用于针刺和切割。

灸法是中医最古老的疗法之一。灸，《说文解字》卷十释为"灼也"，即以火长时间烧灼之意。先民在用火过程中，可能偶尔不慎灼伤，结果却使身体另一部分的病痛得到意外减轻或痊愈，多次的重复体验，便主动以烧灼之法来治疗一些病痛，逐渐形成灸法。

灸法和火的使用有着密切关系。古代不同的取火方法曾给当时灸疗选用火源以一定影响。如南朝宋陈延之《小品方》记载，灸疗不宜用八木之火，而宜用"阳燧"从太阳取火。作为施灸的"艾草"，是古代取火的重要材料，被称为"冰台"。西晋张华《博物志》记载："削冰令圆，举而向日，以艾承其影，则得火，故艾名为冰台。"远古时代的先民把冰磨成凹凸的圆镜，然后面向太阳折射阳光来引燃艾绒，作为火种的重要来源，所以把艾称之为冰台。以后历代医家用艾来灸百病，所以也把艾称作灸草。

（三）按摩

原始人在生产劳动或与野兽搏斗中，遭受外伤身体出现疼痛和肿胀时，往往会本能地用手按抚受伤部位，这些动作虽然简单，却可起到散瘀消肿、减轻疼痛的作用。长期反复应用抚摸按揉手法，并不断发展和积累，就逐渐形成了原始的按摩法。从商代殷墟出土甲骨卜辞中可知，早在公元前14世纪，就有"按摩"的文字记载。《素问·异法方宜论》指出："中央者，其地平以温……故其病多痿厥寒热，其治宜导引按蹻。故导引按蹻者，亦从中央出也。"

此外，在伤口流血情况下，先民还学会用树叶、草茎、泥灰涂敷在伤口上，于是发现某些植物具有止血、止痛作用，从而逐渐积累了药物外用的经验。在用火烧石取暖过程中，先民渐渐学会热熨法。随着生产工具的改进以及原始人与疾病作斗争的经验积累，先民已初步掌握用兽角、棘刺、甲壳、兽骨、鱼刺等作为工具在人体实施去除异物、切割脓肿等外科手术。

第四节　多种医药起源论

医药的起源，是一个漫长的历史过程，受到众多因素的影响，也是医史学界长期争论的话题。

一、医源于圣人说

燧人氏钻木取火，伏羲氏画八卦阐明百病之理，神农氏尝百草，黄帝作《内经》阐发医理，这些传说来源于古人的生活，原始而质朴，刻下时代的烙印，富含神话色彩。但是，蜕去这些传说的神话外衣，探求其合理内核，这些传说仍有着丰富的历史内涵，为我们了解医学起源提供某些有益的依据。历史学家范文澜在《中国通史简编》第一编中指出："古书凡记载大发明，都称为圣人。所谓某氏某人，实际上是说某些发明，正表示人类进化的某些阶段。"我国古代传说中关于伏羲氏、神农氏及黄帝等"圣人"创造医学的故事，实际上折射出上古不同氏族群体在与疾病斗争的实践中对医药经验的积累和贡献，神农、黄帝等不过是这些氏族群体的代名词，表示医学发展的不同阶段。

毋庸讳言，在人类文明发展史上曾经出现过许多杰出人物，他们以其智慧和才能，对历史的文明进程起到一定的推动作用。"医源于圣人说"当然是一种夸大之词，把原始人经过长期经验积累形成的医学知识，归结为神话传说中少数杰出人物的创造，甚至夸大为医源于圣人，这也不符合历史事实。

二、医源于巫说

巫产生于原始社会晚期。人类在具备一定的思维能力后，由于对自然力量的不解、敬畏和恐惧，对一切事物都充满神秘感觉，认为存在着一种支配世界的超自然力量，这成为巫术产生和发展的基础。奴隶社会，巫术逐渐定型，已有一定的组织形式和仪式，出现专职人员。当时，巫师成为代表具有丰富知识和思维的阶层，并具有治病的职能。《山海经·大荒西经》载："有灵山，巫咸、巫即……十巫，从此升降，百药爰在。"《山海经·海内西经》亦载："开明东有巫彭、巫抵……皆操不死之药以距之。"

但是医学毕竟是自然科学，随着人类对疾病的进一步认识和实践经验的积累，巫术逐渐成为医学发展的桎梏。公元前5世纪，医家扁鹊就把"信巫不信医"作为"病有六不治"的一种，《素问·五脏别论》亦有"拘于鬼神者，不可与言至德"的说法。这是医学摆脱巫术，确立自身价值的标志。"医源于巫说"，混淆了经验医学和巫术之间的关系，把医学发展中的某个片段当作历史的全部，这种观点无疑是错误的。

三、医源于动物本能说

"医源于动物本能说"认为，人类患病寻求医治是最原始的本能，这种本能的医疗行为，与动物在伤病时自我保护的本能反应相似，是以动物行为为基础的。自然界动物本能的救护行为普遍存在，如犬病吃草催吐，老鼠中毒饮泥水排泄，埃及红鹤便秘时能灌肠自救，黑猩猩会用树皮剔牙、抠鼻，在伤口流血时找树叶敷贴等。然而就动物而言，这种本能只是简单利用自然作出的一种条件反射，是一种被动行为。

早期医学是经验医学，具有主动性和意识性。动物本能不能真正导致经验的产生，也就不可能发展为医学。人类患病也要寻求自我医治，但人类大脑具有超出动物的思维功能，人通过创造性的劳动去认识和掌握某种医疗方法，可以将本能的医疗行为上升为经验医学，这正是人与动物的本质区别。"本能说"忽视了人与动物的本质区别，混淆了动物本能救护与人类医学之间的严格界限，从根本上否定了人类社会实践的决定作用。

第五节 传说中的医学人物

一、伏羲

伏羲又作宓羲、庖牺，亦称牺皇、皇羲、太昊。是中华民族人文始祖，所处时代约为新石器时代早期。

伏羲是我国古籍中最早记载的王。相传他聪慧过人，根据天地万物的变化，发明创造八卦，成为中国古文字的发端，也结束了"结绳记事"的历史。他的活动，标志着中华文明的起始。《易经·系辞下》记载："古者包牺氏之王天下也，仰则观象于天，俯则观法于地。观鸟兽之文与地之宜，近取诸身，远取诸物，于是始作八卦，以通神明之德，以类万物之情。作结绳而为网罟，以佃以渔，盖取诸离。"晋代皇甫谧《帝王世纪》载：伏羲"乃尝味百药而制九针，以拯夭枉矣"。

二、神农

神农一说即炎帝，姓姜，名魁。是传说中的农业和中药的发明者，所处时代为新石器时代晚期。

远古人们过着采集和渔猎的生活,相传神农发明制作耒耜,教民农耕;又传说神农遍尝百草,发现药物,教民治病。《淮南子·修务训》载:"古者民茹草饮水,采树木之实,食蠃蚌之肉,时多疾病毒伤之害,于是神农乃始教民播种五谷……尝百草之滋味,水泉之甘苦,令民知所避就,当此之时,一日而遇七十毒。"故成书于东汉的我国第一部本草著作以神农氏托名,即《神农本草经》。

三、黄帝

黄帝,姓公孙,一姓姬,名轩辕。传说是我国各民族的共同祖先,生活在原始社会末期。

黄帝时代有许多发明创造。据《史记·五帝本纪》载:黄帝"生而神灵,弱而能言,幼而徇齐,长而敦敏,成而聪明。"《帝王世纪》载:"黄帝有熊氏命雷公、岐伯论经脉……著《内外术经》十八卷。"我国第一部医学理论著作《黄帝内经》,即以之托名。

拓展阅读文献

1. 严健民.远古中国医学史[M].北京:北京科学技术出版社,1999.
2. 严世芸.中医学术发展史[M].上海:上海中医药大学出版社,2005.
3. 陈邦贤.中国医学史(插图珍藏本)[M].北京:团结出版社,2005.
4. 严健民.中国医学起源新论[M].北京:中医古籍出版社,2006.
5. 李经纬.中医学思想史[M].长沙:湖南教育出版社,2006.
6. 李成文.中医史[M].北京:高等教育出版社,2009.
7. 周世明.中医药起源新解[J].亚太传统医药,2011,(11):164-165.
8. 赵艳.以考古视角研究中医药起源[J].大众考古,2014,(12):89.
9. 赵艳,朱建平,袁冰,等.基于考古发掘报告的中医药起源相关文献研究[J].中医杂志,2014,(16):1415-1417.
10. 夏循礼,姚文艳.中国医药学多元化起源说的民俗学视角例证[J].医学与哲学,2015,(4):81-83,93.
11. 袁婷,王振国.文化区系视野下的上古砭石疗法起源初探[J].世界科学技术:中医药现代化,2015,(12):2502-2507.
12. 何绪军.莒地砭石与中医针灸的起源探究[J].文物鉴定与鉴赏,2016,(2):88-89.

第二章 夏至春秋时期的医学

（公元前21世纪—公元前476年）

导学

本章主要介绍夏～春秋时期甲骨文中关于疾病、治疗和卫生习俗的记载，《诗经》《山海经》《礼记》《周礼》中的相关药物知识和早期的医事制度，病因学说的萌芽，酒和汤液的发明与使用在早期医药卫生中的重要作用和意义，以及主要的医学人物。

1. 掌握甲骨文关于疾病记载的特点；酒和汤液的发明与使用在早期医药卫生中的重要作用和意义。
2. 熟悉夏商周时期古籍中所记载的相关药物知识，以及早期的医学分科和医事制度。
3. 了解早期的病因学说与主要医学人物。

夏至春秋时期，经历了奴隶制产生、形成、发展、衰落和消亡的全过程。这1 000余年的发展历程非常重要，在中国不仅形成以农业为基础的社会经济结构，而且也奠定了人们认识自然和理解世界的思想文化基础。这一时期，从"金石并用"到青铜器的广泛应用，直至铁器的发明和使用，确立了农业经济在社会生产中的重要地位。同时，手工业也得到发展，西周时期出现了"百工"。在社会生产领域，天文、历法、数学、纺织、冶炼、制陶、制革、酿造等各行业，都取得相当成就，从而创造和丰富了古代文明。在意识形态方面，由天命神学的盛行到重"德"而"敬天保民"思想的产生，由气、阴阳、五行、天命观到朴素自然观和朴素辩证法的形成，由对生老病死的迷惑到对人体和疾病的初步认识直至出现早期的诊疗方法，人们获取并积累了较丰富的知识和经验。

公元前21世纪至公元前476年，是我国的奴隶制社会，前后经历了夏、商、周、春秋时期。

青铜器的使用和推广是奴隶社会生产力发展到新阶段的主要标志。夏代开始使用铜器，商代扩大铜的应用范围，并发现了铁，西周时期铁已很常见，春秋时有了铸铁。而生产工具的不断改进促进了社会经济的发展，在商代出现了牛耕和木制的耒耜，农产品大大丰富，手工业分工细致，有石工、玉工、骨工、铜工等，还出现了皮革、酿酒、织帛等多种行业，商业也发展起来。西周时期，在农业上几乎全部用上金属农具，手工业空前兴盛，分工进一步细化，号称"百工"。

为适应农业发展的需要，天文与历法也有明显的进步。夏代出现了"天干"记日法，商代则进一步发展为"干支"记日法；西周时发明了圭表测影，能测定冬至和夏至。春秋时期，人们进一步了解季节变化的一般规律，测定了一年四季的节气。这些成就，在服务于农业的同时，也有助于人们认识疾病的发生与季节的关系，为医药的发展创造了条件。

由于人们对自然界认识太局限，奴隶主为了统治的需要，建立了一套"天命观"的思想体系。奴隶社会帝王称自己是"天帝"的儿子,是代表天命鬼神统治人民的。商代统治者遇事必占卜,表示自己的行动都是符合天命神意的。这样就出现了一种特殊阶层"巫","巫医"也就是在这个时期产生的。随着奴隶制统治的危机不断加深,作为人格神的"天"的思想开始动摇,周代出现了"敬天保民"的思想。《周易》《尚书》等书中,记载了我国早期的阴阳五行学说,它包含着朴素的辩证法因素与唯物主义内容。春秋时期,人们开始对宗教迷信进行批判,不相信有超自然的神秘的"天命"和鬼神,认为人的吉凶祸福与"天"没有关系,认为自然界的异常现象是自然界阴阳失调引起的。哲学上两种世界观的斗争,反映到医学思想中,就出现了医学与巫术之间的斗争。从此,医学开始从巫术中脱离出来,走上了健康发展的道路。

第一节　甲骨文中的医药卫生记载

甲骨文又称卜辞,是殷商时期王室用于占卜记事而刻在龟甲和兽骨上的文字,清光绪二十五年(1899年)在河南安阳小屯村初次发现,后又有大量出土。其涉及内容十分广泛,真实反映了殷商社会文化各方面的状况。有关研究显示,目前出土的十多万片甲骨中,与疾病相关的约323片、415辞,这是研究殷商时期医药卫生的重要佐证。当然,甲骨文只是商王室用来占卜重要事件的记录,内容有限,显然不能完全反映当时人们对疾病认识和诊疗的实际水平。但是,通过对甲骨文的研究,可以在一定程度上了解殷商时期医药发展的情景。

一、对人体部位的认识

据现代对甲骨文的研究得知,殷商时期对人体部位已经有了基本的认识、定位和命名,其命名大部分沿用至今。对人体部位一般按体表部位特征认识,采用单字命名,符合语言文字的发展规律。如人体的头面部有首、面、耳、目、口、鼻、眉、舌、齿等,四肢有手、肘、肱、臂、足、胫、膝、趾等,身躯有身、项、颈、脊、腹、臀等。这些名称,比较准确地表现了人体体表的各个部位。而对于人体内脏器官的命名很少,在已经能够识别的甲骨文字中只有一个象形字"心"(♡)。字形简单,但表明当时已经观察到心脏的形状,也可能已经注意到心脏的重要作用。此外,还有骨(),有长形中空的骨髓腔)、胫()、肘()等字,说明对骨髓腔和关节的一定认识;孕、子、娩、乳、毓等字,均与生育相关;发、髯、骨、尿、血等字,则是对人体生理现象和功能的观察结果。

甲骨文反映出殷商时期对人体部位的认识,基本以简单描述人体外部形态特征为主,体现了当时人们的实际观察能力和朴素形态观念。

二、对疾病的认识

甲骨文反映出当时人们对疾病的认识也十分朴素。一般以人体体表部位来记述疾病,如疾()首、疾耳、疾目、疾口、疾自(鼻)、疾舌、疾齿、疾项、疾手、疾肘、疾肱、疾臂、疾足、疾骨、疾胫、疾膝、疾止(趾)等,有20余种。并开始从生理功能障碍和具体症状来表述病名。如以生理功能失常命名的"疾言"(语言障碍),以主要症状命名的耳鸣、下痢、失眠、疥、疟、蛊(腹中有寄生虫)、龋(牙齿被虫蛀)等。其中蛊()和龋()字,不仅表现疾病的症状,还涉及对病因的描述。值得注意的是,根据疾病传播特征命名的如"降疾""雨疾"(疾病像下雨一样传播)、"疾年"(多疾之年)等,是目前有关流行病和多发病的最早记录。

三、治疗方法

现代对甲骨文内容和字形结构等的研究发现,甲骨文已经比较形象地反映出当时人们所采用的一些治病方法。例如,用针刺砭法除病、按摩疗腹疾、艾灸治病、接骨疗疾、洗浴疗疾,以及用药等。如殷( )字,像手执针砭为人治疗腹疾;伊( )字,像手执针砭为人治疗背疾;燮( )字,像用火灸为人治病;身( )字,像手在腹部按摩以治疗疾病。此外,浴( )字,像人在洗浴;沐( )字,像人在洗头。沐浴实际上在当时也是治疗疾病的一种方法,《礼记·曲礼》有"头有创则沐,身有疡则浴"的记载,正是殷商时期疗疾的延续。此外,甲骨文中的"疛,用鱼"和"疟,秉枣"等,是关于药物治疗的记载。甲骨文记载的"疾小臣"之职,是商代宫廷负责医疗的低级官员。

四、卫生习俗

甲骨文中有沫、浴、盥、洗等盥洗沐浴方面的记载,反映距今3 000多年前的个人卫生状况。1953年,河南安阳殷墟考古发掘出土的盘、盂、壶、勺、陶搓、头梳等全套盥洗用具,证实当时王室已十分重视洗澡沐浴。类似成套洗浴用具在后世王陵考古中未再发现,说明洗浴已经成为人们日常生活的一部分。

甲骨文"牢"(,牛棚)、"圂"(,猪圈)等字,是早期人畜分处的佐证。人们重视自己居所的卫生条件还表现在"庚辰卜,大贞,来丁亥寇帚"(即丁亥日要对居室清扫和除虫)等卜辞中。良好的卫生习惯和清洁的环境卫生,具有明显的防病意义。

第二节 古籍中的医药卫生记载

商周时期还没有出现医药类书籍,但是从《诗经》等现存历史文化典籍中,可了解到当时与医药卫生相关的部分史实。

一、《诗经》

《诗经》是我国现存最早的一部诗歌总集,收录公元前11世纪到公元前6世纪的诗歌305篇,生动反映了当时社会各阶层人们的物质生活和精神面貌,也叙述了天地自然、动植物、人事等各方面内容,其中还涉及部分药物。

据研究,《诗经》所记载的草本、木本、水生等植物达130余种,其中药用植物的记载有:"采采苍耳,不盈顷筐""陟彼南山,言采其薇""陟彼南山,言采其蕨""采葑(蔓菁)采葑,首阳之东""中谷有蓷(益母草)",还有苤苢(车前草)、杞(枸杞子)、蒿(青蒿)、苓(甘草)、女萝(菟丝子)、棘(酸枣)、木瓜、藻、艾、椒、白茅根、桃、枣、桑、柏、荷、李等50多种,其中很多都是后世的常用药物。也有"岂其食鱼,必河之鲤"等鲤鱼、鲂鱼、鲔鱼(鲢鱼)等少量动物药。另外还涉及狂、劳、瘵、痒、噎等数十种病症的名称。当然,受到语言和文体的限制,《诗经》记载的药物比较简单,一般只有植物的采集,或少量的季节、产地等内容。

二、《山海经》

《山海经》是我国先秦时期的一部古籍,主要记述了古代地理、物产、神话、巫术、宗教以及医药、民俗、民族等多方面的内容,富有神秘色彩,其中有关医药的记述,近年来引起了国内学者的重视。

《山海经》收载药物的数量,各家研究有差异。一般认为,该书记载126种药物,包括动物药67种、植物药52种、矿物药3种,还有水类及不明药物4种。可以说《山海经》是在药物学专书产生之前载有较多药物的一部重要典籍。该书记载的药物,大多简述产地、形状、特征、效用,如《西山经》载:"有草焉,其叶如蕙,其本如桔梗,黑华而不实,名曰菁蓉,食之使人无子""有鸟焉,其状如鹑,黑文而赤翁,名曰栎,食之已痔""有白石焉,其名曰礜,可以毒鼠。"《东山经》载:"其中多箴鱼,其状如儵,其喙如箴,食之无疫疾。"《中山经》载:"其中多雕棠,其叶如榆叶而方,其实如赤菽,食之聋"等。该书记载的部分药物在后世依然应用,如薰草、师鱼、丹砂、门冬、蘼芜、芍药、枸杞、蔓荆、桂、雄黄等,可见于《本草纲目》等书。

后人对《山海经》所载药物研究后发现,这些药物品种的名称有很大一部分较为古老,后世未见记载。《山海经》记载的药物多数是一药治一病,或一药治数病,或数药治一病。药物治疗所涉及的疾病主要有心脏病、精神病、皮肤病、肠胃病、耳目病、季节性流行病及痔、漏、疽、肿、痴、热、寒、风、眯(腹胀)、蛊疾等,达31种之多。值得注意的是,《山海经》还载有60多种防病药物,如"食之不蛊""食之无疾疫""服之不狂""食之可以御疫""佩之无瘕疾""食之无肿疾""食之不疽""食之不瞢,又可以御百毒"等,突出反映了预防为主的思想。此外,该书的内服方法有服、食等,外治方法则有佩、浴、涂等,显然,这是药物治疗的较早记载,说明当时已经积累了一定的用药经验。

三、《礼记》

《礼记》是中国古代一部重要的典章制度选集,主要记述了先秦时期社会礼仪制度等内容。书中有关医疗与卫生保健方面的记载虽然比较零散,但不乏研究价值。

《礼记·月令》载:"命理瞻伤,察创,视折,审断,决狱讼,必端平。"瞻、察、视、审是4种诊断方法,即皮肤破损为伤,皮肤与肌肉断裂为创,骨骼断折为折,皮肤、肌肉、筋骨断离为断。4种病名明确区分了外伤的不同程度。这是有关法医内容的早期记载,同时也是先秦时期外伤科疾患诊断的真实情况。《曲礼》记载:"医不三世,不服其药。"强调医生必须具备一定的理论修养和实践经验,否则不能成为医术高明的医生。《左传·定公十三年》载:"三折肱知为良医。"同样强调医疗实践的重要性。

《礼记》关于"娶妻不娶同姓"和"三十曰壮,有室"等记载,也可见于同期的其他著作。如《左传》载:"男女同姓,其生不蕃。"《国语》载:"同姓不婚。"《周礼》载:"礼不娶同姓"和"男三十娶,女二十嫁"等。可见,在婚姻嫁娶方面古人的见解是相似的,认识到"同姓"近亲结婚对繁衍后代不利,对优生以及中华民族的繁衍具有积极意义。

《礼记》还有尊老敬长的内容,如《礼运》载:"使老有所终……矜(鳏)寡(老而无夫)孤独(老而无子)废疾者皆有所养。"并就具体礼仪作了规定。

四、《周礼》

《周礼》原名《周官》,汉代刘歆整理后改为今名,是一部通过官制来表达治国方案的儒家经典,内容丰富。该书论述宫廷、民政、宗族、军事、刑罚、营造等 6 大类内容，较全面系统地记载了治理国家的各项制度和礼仪体系，在历史上甚为罕见。

其中，《周礼·天官》记载了周代医事制度的内容，主要包含：① 医学分科，当时的宫廷医生分为食医、疾医、疡医、兽医 4 科，这是医学史上最早的医学分科。② 医政机构的设置，其中医师总管医药行政，在医师之下设士、府、史、徒，分理医疗、文书医案、役使等职，形成基本完善的医政组织结构。③ 考核制度，医师负责对医生的年终考核，根据其诊治病人的疗效判定等级，并据此制定级别和俸禄。即"使医分而治之。岁终则稽其医事，以制其食。十全为上，十失一次之，十失二次之，十失三次之，十失四为下"。④ 病历记录和死亡报告的记载，设有专人记录医士的治疗情况，如遇到意外，"死终则各书其所以而入于医师"，对死者书写死亡原因的报告，也是评定医生优劣的依据之一。这些关于职业医师和医事制度的内容，真实反映出当时医学发展的水平，并在历史上产生深远影响。

《周礼·天官》还记述有关负责卫生保健的官职，其责任范围涉及王室人员衣食住行等诸多方面。例如，"内饔"各级职官，负责"辨品百味之物"，"辨腥、臊、膻、香之不可食者"，为王室的饮食卫生提供保障；"凌人"各级职官专司"掌冰"，为王室提供食物冷藏、降温防暑及尸体的防腐等保障；"宫人"各级职官，"掌王之六寝之修"，为王室起居服务。还有"掌除毒蛊"的"庶氏"，"掌除蠹物……以莽草熏之"的"翦氏"，"掌去蛙黾"的"蝈氏"，"掌除水虫"的"壶涿氏"，以及埋葬"死于道路者"尸体的"蜡氏"等职，都是为王室除虫除害及清理环境卫生而设，并且人数颇多。表明当时人们对食品卫生、环境卫生的重视，认识到饮食卫生和环境卫生对预防疾病的积极意义。

第三节 病因学说的萌芽

这一时期，由于鬼神观念逐渐淡漠，人们开始理性思考疾病现象，寻找疾病产生的真正原因。

一、气候与疾病

由于社会生活和生产劳动的需要，先民们很早就对气候有一定认识，涉及天文历法和物候知识。这一时期，人们不仅关注春夏秋冬、寒热冷暖的气候变化，而且注意到气候变化与人体健康的关系，这在一些史籍中都有记载。如《礼记·乐记》载："天地之道，寒暑不时则疾。"《周礼》载："四时皆有疠疾：春时有痟首疾，夏时有痒疥疾，秋时有疟寒疾，冬时有嗽上气疾。"《礼记·月令》载："季春……行夏令，则民多疾疫""孟秋……行夏令，则……民多疟疾"等。说明人们已认识到气候变化与人体健康之间的关系，以及季节性多发病和流行病对人体的危害，由此表明气候变化导致疾病产生的观念开始形成。

二、情志与疾病

先民很早已注意到喜怒哀乐等情绪会给身体带来不良影响，认为情志的异常活动会导致疾病发生。《礼记》中记载喜、怒、哀、惧、爱、恶、欲为人之七情，《左传·昭公二十五年》提出好、恶、喜、怒、哀、乐为六情。《礼记》则有因亲人死亡而"恻怛之心，痛疾之意，伤肾，干肝，焦肺……夫悲哀在中,故形变于外也"的记述,提出悲痛会严重伤害健康。所谓"百病怒起""忧郁生疾"是这一时期人们对情志与疾病关系的恰当概括。

三、环境与疾病

人们自古就已知道选择水源充足、土地肥沃的居住地。《左传》载:"土薄水浅,其恶(疾病)易觏……有沉溺重膇之疾……土厚水深,居之不疾。"《吕氏春秋》载:"轻水所多秃与瘿人,重水所多尰与躄人,甘水所多好与美人,辛水所多疽与痤人,苦水所多尫与伛人。"可见,古人十分重视居住地水土的选择,认为与健康密切相关。

夏代有"伯益作井"之说,从利用明渠水到使用地下水,是很大的进步。同样,我国排除污水设施的发明走在世界前列。《周礼·考工记》关于宫中"窦,其崇三尺"的记载,是指较大的地下排水管道。考古最早在洛阳发现夏朝用于排水的筒形陶管道,以后在二里头商朝宫殿遗址、西周王城遗址等处,相继发现更加齐全完整的排水设施。

在先秦时期著作中,有许多关于室内外清洁卫生、除虫灭鼠的记载。《礼记》记载:"凡内外,鸡初鸣,咸盥漱;衣服,敛枕簟,洒扫室堂及庭""疾病,外内皆埽。"《周礼》载有清理室内外卫生、除虫除草及清洁水源等职官的设置和制度。周代清洁卫生主要包括打扫室内外卫生、抹墙、洒灰、堵洞、药熏等。可见,注重清洁已经成为人们日常卫生习惯,既保持室内外环境清洁,又防止疾病的传播,已成为维系人们健康的有效措施之一。

四、饮食与疾病

中国自古就有"民以食为天"的说法,人们很早便认识到饮食与健康、饮食与疾病之间的关系。《周礼·天官》有"食医"的设置,负责王室的餐饮调配及食疗事宜。西周至春秋时期,饮食卫生又有了进一步的发展。《周礼·天官·冢宰》说:"凡食齐视春时(温暖),羹齐视夏时(火热),酱齐视秋时(凉爽),饮齐视冬时(寒凉)。"提出饮食的寒热温凉与健康有关。《论语·乡党》记载孔子的饮食理念:"食不厌精,脍不厌细。"列述鱼馁而肉败、色恶、臭恶、失饪等10种不宜食用的情况,认为食物腐败变质将会严重影响人体健康。孔子的观点对后世有较大影响。

第四节 酒 与 汤 剂

在早期的医药卫生实践中,酒和汤剂的发明与使用起着十分重要的作用。

一、酒为百药之长

早在原始社会末期,人们就从果实发酵的过程中发现了酒,酒的发现与人工酿制在医学史上有着重大意义。酒在早期多用于祭祀祖先和医治病痛。"酒"字最早见于甲骨文(酒),表明液体贮存于容器中。一说以缶储粮,下雨后缶中积水,粮食经发酵后变成酒。对于发明人工酿酒的时间,历史上说法不一。《战国策》之"帝女令仪狄造酒,进之于禹"始于夏,《淮南子》之"清盎之美,始于耒耜"起于商。在仰韶文化中出土了各式用于盛水盛酒的陶器,龙山文化中则发现专用的酒器。1973

年河北藁城台西村发现一座比较完整的酿酒遗址,其中有大量用于盛酒的各式陶质容器。因此,一般认为人工酿酒始于夏代。

甲骨文有"鬯其酒"的记载。东汉班固《白虎通义》释为:"鬯者,以百草之香,郁金合而酿之,成为鬯。"东汉许慎《说文解字》曰:"以秬酿郁草,芬芳攸服以降神也。"说明"鬯其酒"既是一种用郁草酿成的芳香药酒,也是一种祭祀用酒,与医疗的关系十分密切。《说文解字》称:"醫,治病工也……从酉。"说明医与酒的关系密切。《素问》认为酒在古时"邪气时至,服之万全"。《汉书》中更有酒为"百药之长"的说法。

酒能"通血脉""行药势",适量饮用有兴奋或强壮作用,大量饮服则可产生麻醉作用。因此,酒应用于医疗实践是医学史上的重要成就。随着酒的用途逐渐扩大,人们发现它还可作为溶剂。将药物用酒浸泡后制成药酒,不仅能增强药效,而且方便服用。药酒在历史上久用不衰,至今依然是一种中药常用剂型。在实践中人们又发现并学会利用酒的消毒和防腐性能,考古发掘证实,秦代以前人们就用酒来处理尸体。显然,《周礼》有关"浴尸"的记载是正确的。商周时期,酒的产量较高、用途较广,在社会发展中已占有重要地位。《周礼》有"酒正"官职,主"掌酒之政令",负责酒的制作与管理,这从一个侧面反映了当时社会对酒的重视。

二、伊尹与汤液

关于汤液创制的传说,历史记载大多与伊尹有关。如《史记·殷本记》说:"伊尹以滋味说汤。"晋代皇甫谧《针灸甲乙经·序》载:"伊尹以亚圣之才撰用神农本草,以为汤液。"后世很多著作赞同并沿用这一说法。传说伊尹原是商汤王娶妻时陪嫁的奴隶,初为汤王厨师,后被起用为宰相。伊尹既精烹饪也通医药,曾与汤王以医病之理讨论国事:"用其新,弃其陈,腠理遂通,精气日新,邪气尽去,及其天年。"因而深受汤王赏识。伊尹所提"阳朴之姜,招摇之桂",既是调味品也可用来治病,因此根据烹调饮食经验加工药物从而提高配制汤液的方法是很可能的。《汉书·艺文志》经方记载《汤液经法》32卷,相传为伊尹所撰。而事实上,汤液的创制发明,是无数先民通过长期的生活实践,从采药用药与烹调饮食中总结和积累的结果。

汤液是中医主要剂型之一。汤液的发明与使用,将生药转变为熟药,既可减低药物的毒副作用,又便于服用和发挥药效;使单味药使用向多味药使用转变成为可能。药物品种的增多可以提高疗效,同时多种药物配制成复方,标志着方剂的诞生,为临证用药经验的进一步研究和总结提供条件。因此,汤液创制是中医药发展的一个重要环节。

第五节 主要医学人物

春秋时期出现以医谋生的职业医师。职业医师的产生,宣告历史上巫医统治时代的结束,是中医药发展的重要标志之一,也为中医药理论与经验的整理总结提供必要条件。

一、医缓

医缓,又作医爰,是春秋时期秦国名医。《左传·成公十年》记载他奉命为晋侯治病的故事,使

"病入膏肓"成为中国文化史上的著名典故。当时,晋侯因噩梦而患病,于是"求医于秦,秦伯使医缓为之"。医缓精心诊断后,直言不讳地指出:"疾不可为也。在肓之上,膏之下,攻之不可,达之不及,药不至焉,不可为也。"医缓指出疾病的所在部位,用药物或针灸均难以奏效。因其诊断与晋侯之梦正相合,故晋侯不但没有责备,反而赠以厚礼,赞之为良医。

二、医和

医和是春秋时期秦国医生。《左传·昭公元年》记载,医和曾奉秦景公之命为晋平侯治病,诊后指出:"疾不可为也,是谓近女室,疾如蛊,非鬼非食,惑以丧志。"说明他已经注意到房室起居与健康的关系。他进一步提出:"天有六气……曰阴、阳、风、雨、晦、明也。分为四时,序为五节,过则为灾。阴淫寒疾,阳淫热疾,风淫末疾,雨淫腹疾,晦淫惑疾,明淫心疾。"医和的"六气致病说",成为后世病因学说的萌芽。

拓展阅读文献

1. 马伯英.《山海经》中药物记载的再评价[J].中医药学报,1984,(4):7-11.
2. 马力.医巫同源与分离[J].贵州大学学报,1998,(6):51-54.
3. 姜殿伟.医和释蛊——读《秦医缓和》札记[J].辽宁中医学院学报,2003,5(4):414-415.
4. 何敏,曹瑛.从《周礼》看中国古代的医事制度[J].辽宁中医药大学学报,2006,(5):26-27.
5. 姜奕轲.从《左传》看中医基本理论的形成及其发展轨迹[J].浙江中医药大学学报,2008,32(1):8-9.
6. 何乃举,季清华,何乃文,等.甲骨文里读中医[J].光明中医,2008,(7):1024-1027.
7. 季清华,何乃举,何乃文,等.关于甲骨文中医脑文化名字的考释[J].中医临床研究,2012,(24):110-111.
8. 练晓琪,纪晓建.《山海经》对古代中医学著作影响管窥[J].内蒙古中医药,2012,(9):130-131.
9. 吕中茜.酒为百药之长[J].湖北中医杂志,2012,34(10):32-33.
10. 甄雪燕,王利敏,梁永宣.伊尹创汤液[J].中国卫生人才,2013,(3):86-87.

第三章 战国至东汉时期的医学

(公元前475年—公元220年)

导学

本章主要介绍了战国～东汉时期秦汉墓中出土的医药文献和文物，中医理论体系及辨治原则的初步确立，养生学在这一时期的发展，秦汉时期著名的医家，以及中外医药交流。

1. 掌握《黄帝内经》《黄帝八十一难经》《神农本草经》《伤寒杂病论》的主要内容、成就及其意义。
2. 熟悉马王堆汉墓及其他汉墓出土医书的主要内容和价值；扁鹊、华佗的生平、医学成就和影响。
3. 了解养生学在这一时期的发展状况。

公元前475年，我国进入秦、齐、楚、燕、赵、魏、韩七国争雄的战国时期。公元前221年，秦始皇结束了春秋战国以来诸侯割据混战的局面，建立了秦朝。公元前202年，刘邦建立西汉。公元25年，刘秀定都洛阳，建立东汉。公元184年，爆发了以张角为首的黄巾起义，加速了东汉的灭亡。公元208年，发生了赤壁之战，曹操兵败。公元220年，曹丕废汉献帝自立，国号魏；次年刘备称帝，国号汉；公元229年，孙权称帝，国号吴。至此，三国鼎立局面形成。

在思想领域，战国时期产生了儒家、道家、墨家、法家、阴阳家等流派，形成了"百家争鸣"的局面，奠定了中国文化的基础。西汉初期奉行清静无为的黄老哲学，汉武帝时期施行"罢黜百家，独尊儒术"的儒家学说。东汉时期谶纬神学泛滥，唯物主义思想家对谶纬神学猛烈抨击，推动了中国哲学的发展。

战国至东汉是中医药发展的重要阶段，诸汉墓医药文物的出土，反映了战国秦汉时期的医药学发展水平；《黄帝内经》《难经》的出现，标志着中医学理论体系的初步形成；《神农本草经》的成书，标志着中药学理论体系的初步构建；《伤寒杂病论》的问世，初步确立了中医辨证论治原则；扁鹊、淳于意、华佗、张仲景、董奉等卓有建树的医学家，都对中医药发展做出了突出贡献。

第一节 医药帛书和简牍

在东汉蔡伦发明造纸术之前，文字记载主要依靠帛、竹简或木牍。近年出土的秦汉医药帛书和简牍是战国至东汉时期中医药发展的丰富素材。

一、云梦秦简

1975年12月,在湖北云梦睡虎地秦墓中,发掘出大批记载秦代法律的竹简。云梦秦简共有1 155枚,内容丰富,涉及面广。主要是秦代的法律制度、行政文书,其中也涉及法医的内容。主要包括活体、现场和尸体勘查。活体检查方面,重点对损伤部位、程度进行鉴定,并规定判断损伤程度的法医标准。现场勘查方面,记有他杀、自缢、穴盗3个不同案例。尸检方面,主要鉴定他杀和缢死。秦律中还规定麻风患者必须强制性隔离,集中到"疠迁所",这是迄今中国医学史上最早设立的麻风病隔离所。云梦秦简为研究秦代政治、法律、经济、文化、医学提供了真实史料。

二、马王堆汉墓医书

马王堆汉墓医书是1972—1974年初在湖南长沙马王堆3号西汉古墓出土的帛书和简牍,共计14种,3万多字。据考证,这些医书是在汉文帝十二年(前168年)陪葬的,各书编撰年代不一,分别是春秋时期到秦汉之际的作品。

(一) 医帛

1.《足臂十一脉灸经》和《阴阳十一脉灸经》甲本、乙本

两书扼要论述十一条经脉的循行走向及所主治疾病,是我国现存最早有关经脉的文献。与《灵枢·经脉》相比较有四点不同:其一,两部"灸经"只记载人体十一条经脉,比《灵枢·经脉》少手厥阴经;其二,两部"灸经"所论经脉的循行走向多以向心性为主,彼此互不衔接,而《灵枢》所载十二经脉循行走向已有衔接规律;其三,两部"灸经"所叙经脉与脏腑之间无必然联系,而《灵枢》所载十二经脉与脏腑均有密切联系,且有规律可循;其四,两部"灸经"对经脉的命名尚不统一,而《灵枢》皆以手足三阴三阳命名。

2.《五十二病方》

该书现存1万余字,分为52题,每题都是治疗一类疾病的方法,少则1方,多则20余方。现存医方283首,用药247种。涉及病名103个,所治包括内、外、妇、儿、五官各科病证,尤以外科病证为多,如外伤、动物咬伤、痈疽、肿瘤、肛痔等。对痔疮的手术,已有结扎术、摘除术、瘘管清除术等。对某些病证的描述,达到相当水平。如"伤痉,痉者,伤,风入伤,身信(伸)而不能诎(屈)";"伤而颈(痉)者……其病甚弗能饮者,强启其口,为灌之",这就清楚描述痉病(破伤风)的两个主要症状,角弓反张和牙关紧闭;冥病(麻风)主要症状是面部皮损、鼻缺、指断如虫啮穿;谈到疥病时,主张用雄黄、水银治疗,这些记述在中国医学史上也是最早的。

该书记述的药物,以植物药为主,动物药次之,矿物药居末。记载药剂大多是由2味药以上组成的复方。如治"疽"病方之一,原有白蔹、黄芪、芍药、桂、姜、椒、茱萸7味药组成,并根据疽病的不同类型,加大主药的剂量,提出"骨疽倍白蔹,肉疽倍黄芪,肾疽倍芍药",体现早期的辨病施治思想。《五十二病方》真实反映了西汉以前的医学水平,是我国现存最早的方书。

3.《导引图》

该图是我国现存最早的彩绘医疗体育帛画。长约110 cm、宽约53 cm,描绘44个不同姿势的导引动作。其运动大致可分为肢体运动、呼吸运动和持械运动3类。该图还记载用导引术防治某些病候的名称,如"引聋",即以导引防治耳聋。《导引图》绘有模仿多种动物动作的导引术式,这些

术式可以起到伸展肢体、宣导气血、增强体质、防治疾病的作用。这是古代仿生学在医疗体育中的具体运用。《导引图》生动地反映2 000多年前中国古代医疗体育的真实情况,为源远流长的古代导引术提供确凿的实物证据。

4.《却谷食气》

这是一篇有关辟谷炼气的文献,介绍我国独有的养生术。原文约有500字,惜已残缺不全,现今可辨认270余字,主要记载导引行气方法和四时食气宜忌。篇中提出要根据月朔望晦和时辰早晚及不同年龄特征来行气,讲究呼吸吐纳,吐故纳新。并提出要顺应四时阴阳变化规律来行气,如做到"春食一去浊阳""夏食一去阳风""冬食一去凌阴"。这些内容对研究我国气功源流,以及后世的养生康复,都有意义。

5.《脉法》

这是医家传授弟子脉法的文献。因缺损过甚,仅剩300余字,内容已无法完全知晓。仅见脉在人体中的生理、病理和作用,并认识到脉法是一门深奥的学问,"必须书而熟学之"。提出"取去余而益不足"的原则,与《黄帝内经》中"实则泻之,虚则补之"的治则一致。《脉法》所提出的"圣人寒头而暖足",对于养生保健有一定意义。

6.《阴阳脉死候》

这是有关诊断的最早文献,100余字。载有5种死候的具体症状和特征,与《灵枢·经脉》关于"五死"的叙述相近,其著述年代应早于《灵枢》。

7.《养生方》

原篇6 000余字,因残缺严重,现存3 000余字。残存内容有食疗、食养方和内治方、外治方。所述内容主要强调补益健身,体现古人重视养生健体、关注养颜美容和性保健。

8.《杂疗方》

原篇600余字,残缺严重,根据现存文字分析,《杂疗方》主要论述男女性功能的补益,并涉及产后埋葬胎衣法、补中益气方药和蜮、蛇等伤的防治。

9.《胎产书》

这是迄今我国发现的最早妇产科文献。800余字,残缺不全,残存内容以养胎、埋胎、转胞、求子及产后处理等为主,强调择时受孕、孕期保健、优生优育等观点。该篇所载胎教是中国医学史上的最早论述,后世如徐之才的逐月养胎法和巢元方的十月养胎法,与其有一定的历史渊源,它是研究我国古代优生学的重要文献。

(二) 医简

马王堆汉墓出土的医简共有4种,主要论述养生术和房中术。提出遵循天地四时阴阳变化规律、注意饮食起居和控制喜怒哀乐、坚持气功导引、调适和节制房室生活诸养生原则,在性医学、优生学和养生学方面对后世有借鉴意义。其中,《杂禁方》为祝由方;《十问》假托黄帝、尧、舜、禹等与诸医家、术士的问答,集中讨论房室养生保健,因共有10组问答,故名《十问》;《合阴阳》记载房中养生理论和男女交媾房中术;《天下至道谈》最早提出房室养生观点。七损,指7种有害的两性交媾;八益,指将气功导引与房室活动相结合的8种有益的两性交媾。《内经》记载"七损八益"语焉不详,今人根据《天下至道谈》就可明了"七损八益"的原本涵义。

三、张家山汉简

1983年底至1984年初,在湖北江陵张家山所发掘的3座西汉前期墓葬中,考古工作者相继发现大批竹简。其内容包括法律、历史、历法、算数、医学等。其中,医学方面有《脉书》和《引书》。这是继马王堆汉墓出土医书后,又一次重大的医学考古发现,可与马王堆简帛相得益彰。

《脉书》今存 2 028 字,65 简,分 5 部分。内容大体与马王堆出土的《阴阳十一脉灸经》《阴阳脉死候》《脉法》类同。第 4 部分用四言韵体文论述人体骨、筋、血、脉、肉、气等生理机能及其发病为"痛"的证候特征。第 1 部分中所论述 67 种疾病的名称及简要症状,涉及内、外、妇、儿、五官科病证。

《引书》今存 3 235 字,113 简,与马王堆《导引图》相比,前者无图而以文字说明导引动作,后者有图而无文字说明。《引书》论述四季养生之道,记载导引术 110 种,其中描述术式 85 种,用于治病者 50 种。并讨论致病因素和防治方法,指出:"治八经之引,炊(吹)、呴(呴)、虖(呼)、吸,吸天地之精气,实其阴,故能毋病。"

四、武威汉简

1972 年 11 月,在甘肃武威县旱滩坡发掘出一座东汉早期古墓,墓主人可能是一位年长医生。有 78 枚竹简,14 枚木牍,因简中有"治百病方"字样,故又称《治百病方》。内容涉及内、外、妇、五官临证各科以及药物和针灸等。比较完整的方剂有 30 多种,如治伤寒逐风方、治久咳逆上气汤方、治金创止痛方、治妇人膏药方、治目痛方等。药物有 100 多味,以植物药为主。并较详记载药物的制作、剂型及用药方法等,如以白蜜冶合诸药制作蜜丸的方法,沿用至今。用药方法多种多样,如内服法中,有以酒、米汁、酢浆、豉汁等作为药引,以助药物发挥作用;外治法中,则有敷目、塞耳、指摩、涂之、灌鼻等。针灸记载三里、肺俞、泉水等穴位及用针法、禁忌等。武威汉简从一个侧面反映了汉代中医药发展的真实情况。

五、成都老官山汉墓出土医书

2012 年 7 月,在四川成都天回镇老官山发掘出 4 座西汉时期古墓葬,确定墓葬时代约在西汉景帝、武帝期间,略晚于湖南长沙马王堆和湖北江陵张家山汉墓。出土了随葬陶器、漆器、玉器、钱币等 600 多件,还有一批珍贵的医药文物文献,包括 920 支医简、一座人体经穴漆人、一批中药材等。该 920 支医简大致分为 9 部医书和一部律令文书《尺简》。9 部医书中除《逆顺五色脉藏验精神》外,余均无书名,根据简文内容,研究者定名为《敝昔诊法》《诊治论》《六十病方》《诸病》《十二脉(附相脉之过)》《别脉》《刺数》《医马书》。

1.《敝昔诊法》

全书共 55 支简,基本为残简,且字迹残损严重,专论五色脉诊,有 5 支简简首载"敝昔曰"字样,故名。该书包含了天人相应的思想,首先提出"五色通天",围绕"赤、白、仓(苍)、黄、黑"五色论述脉诊,并论及从脉象判断五脏病的病机、病状,为扁鹊脉法的整理和研究提供了非常重要的原始信息。还有多条条文涉及疾病预后判断。

2.《诊治论》

全书共 57 支简,字迹残损较多,主要论及脉诊、"五死"、治未病、疾病诊断,并记载"石""发"疗法。该书病种分为五死、五风、五痹等。五死包括形死、气死、心死、志死、神死,五风及五痹未能见全文。

3.《六十病方》

全书约 212 支简,竹简保存较为完整,共约 9 000 字(不含缺文)。因目录列出 60 种病方及编号,故名《六十病方》。全书共载方剂81首,用药达170余种,所用药物大多为有着重要临床价值且沿用至今的药物,如酒、姜、桂、附子、乌头、蜀椒、细辛等。所载方剂以复方为主,药物配伍呈现出一定规律性。所载治疗病症近百个,其中包括内科43症,外科12症、妇科2症、儿科1症和五官科2症。《六十病方》中不少病名在《汉书·艺文志》中出现,如痹、瘅、疝、风、寒热、伤中、癫等,说明该书与汉代医学文献目录中的"经方"相吻合,很明显属于《七略》中"经方"的范畴。

4.《诸病》

全书共230余支简,医简保存较为完整,3 300余字(不含缺文),专论各科疾病的病因、症候、鉴别诊断、预后及调摄,是我国迄今为止发现的第一部全面论及各科疾病病因、病机、症候、鉴别诊断的中医疾病学专书。全书共记载200余个病症,分属于不同的大类病症。所载疾病以内科病为主,涉及外科、妇科、男科、五官科、伤科等,且每类疾病又按辨证分为多种,如风病按脏腑辨证分为心风、肝风、脾风、肺风、胃风,癃病按气血津液辨证分为血癃、气癃、石癃,这反映出当时疾病辨证已涉及脏腑辨证、气血津液辨证、病因辨证、病位辨证。

5.《十二脉(附相脉之过)》《别脉》

两书共含医简52支,竹简保存较为完整。出土时初定书名为《经脉书》,整理者认为这部分内容包括较为独立的两个部分,其体例和内容均有明显不同,可分别称为《十二脉》和《别脉》两种。

《十二脉》记载人体12条经脉循行和病候,较马王堆汉墓出土的《足臂十一脉灸经》(简称《足臂》)《阴阳十一脉灸经》(简称《阴阳》)"十一脉"多1条"心主之脉",与《灵枢·经脉》十二经脉系统一致。该书是迄今为止最早论述"心主之脉"循行和病症的文献,也是我国最早完整论述现行十二正经经脉的文献,可能是经脉系统由"十一脉"向现行"十二脉"演变的真实形态。

"相脉之过"论述"有过之脉"的诊察,与马王堆汉墓帛书、张家山汉墓医简内容相似。

《别脉》共含9支简,字迹残损较多。全书专门论述9条"别脉"的循行、病症和灸法,故名。该书所载经脉循行模式和病候与十二经脉系统的基本特征不相吻合,或为当时另一经脉体系。

6.《刺数》

全书共含45支医简,保存基本完整,字迹有少许不清。该书分为总论和各论两部分。总论论述针刺治疗的总体原则;各论记载了40种疾病的针方,每首方内容包括病证、穴位(部位)、刺激量,所载治疗病种涵盖痛症、神志病、脏腑病、皮肤科、五官、妇科等。该书是关于针刺法及其临床运用的最早记载,所载40首针方亦是现存最古老的针方。

7.《逆顺五色脉藏验精神》

全书共含医简66支,基本为残简。主要记载色诊、脉诊、致病原因、治疗方法等内容,论及脉诊的损至、逆顺、预后,色诊的相乘及五脏相关,不同方位风邪致病的症状和预后,石法、灸法的宜忌等,反映了当时中医诊断方法所达到的水平。比如书中提到:"人一息脉二动曰平,人一息脉三动曰三澶,三澶者夺精。人一息脉四动曰四澶,澶者夺血。人一息脉一动曰少气,人一息脉六动曰重,重者死。人三息脉一动曰争,争者夺血。"体现了当时脉诊的水平。

8.《医马书》

全书共含医简184支,基本为残简,文字残损严重。专论马病的诊治,是我国迄今为止发现的第一部兽医学专著。该书论述多种马病的病名、病位、病因病机、病症表现、治疗方法和方药,以及预后、疗效、治疗宜忌、将护方法等。

第二节 中医药理论体系的确立

先秦两汉时期是中医学理论形成的重要历史阶段。这一时期流传下来的医学著作、医家传记等,是十分珍贵的医学遗产。近代以来许多地下文物的发掘,又为研究这一时期的中医药学补充了大量珍贵资料。说明从战国到两汉时期,我国中医药学已经发展到相当的水平。在长期经验积累的基础上,产生了《黄帝内经》《黄帝八十一难经》《神农本草经》《伤寒杂病论》4部经典医著,这标志着中医药理论体系的确立。

一、《黄帝内经》

(一)《内经》的作者与成书年代

《黄帝内经》简称《内经》,是我国现存最早的中医理论经典著作,书名首见《汉书·艺文志·方技略》。据《汉书·艺文志》记载,当时有医经七家,共计216卷,可惜多已失传,仅存《内经》。《内经》之前,曾有更古老的医学文献。有人统计,《内经》引用的古代医书多达21种。仅《素问·病能论》提到的古医书就有《上经》《下经》《金匮》《揆度》《奇恒》《从容》《五色》等。可以说,《内经》是在前代文献基础上,经过不断搜集、整理、综合成书的。

《内经》的成书年代及作者,现已不可确考。从全书内容来看,该书各篇篇幅长短悬殊,如《素问·经络论》通篇只有144个字,而《素问·至真要大论》却有6 000余字。文字风格体例也不一致,有的古朴,有的类似汉赋,有的所举事例是汉代才出现的。如《素问·宝命全形论》称百姓为"黔首",当是秦或秦以前的称呼;该书也有汉武帝时才使用的将"寅"作为岁首的记载,如《素问·脉解篇》说:"正月太阳寅,寅,太阳也",可断定为汉武帝太初元年(前104年)以后的文字。因为秦代和汉初皆用颛顼历,而颛顼历以亥月为岁首,直到汉武帝太初元年才改以寅月为岁首。另外,该书有些篇章之间还存在互相解释的关系,如《素问·针解》和《灵枢·小针解》都以解释《灵枢·九针十二原》为主,表明《针解》和《小针解》是在《九针十二原》之后成篇。由此推断,《内经》一书并非出自一时一人之手,而是取材于先秦,在战国至秦汉时期,经许多医家搜集、整理、综合而成,甚至还包括东汉乃至隋唐某些医家的修订和补充。《四库全书总目提要》介绍《黄帝素问》时说:"其书云出上古,固未必然,然亦周、秦间人传述旧闻,著之竹帛。"此说基本正确。

《内经》包括《素问》和《灵枢》两部分,原书各9卷,每卷9篇,各为81篇,合计162篇。《素问》在隋唐时仅存8卷,其中第7卷的9篇已佚。唐代王冰注解该书时,曾说从其先师张公处得到一秘本,补充了《天元纪大论》等7篇。然仍缺2篇,即第72篇《刺法》、第73篇《本病》,存目无文。宋代刘温舒补充了2篇具体内容,附录于该书之后,称为"素问遗篇"。《灵枢》原来仅剩残本,北宋元祐八年(1093年),高丽进献《黄帝针经》,宋哲宗随即下诏颁发天下。南宋史崧把"家藏旧本《灵枢》九卷"加以校正出版,这是《灵枢》现存的最早版本。

(二)《内经》的主要内容与成就

《内经》内容十分丰富,全面阐述人与自然的关系,人体生理、病理、诊断、治疗及疾病预防等。

《素问》主要论述脏腑、经络、病因、病机、病症、诊法、治疗原则以及针灸等。《灵枢》着重介绍经络腧穴、针具、刺法及治疗原则等。两者都运用阴阳五行学说，阐明因时、因地、因人、因病制宜等辨证论治的原理，体现人体与自然统一的整体观念。正是这种重要观念，为中医理论的形成奠定了基础。《内经》的基本精神和成就可以概括为以下几个方面。

1. 注重整体观念

《内经》既强调人体本身的统一性、完整性，又强调人与自然环境、社会环境密切相关。这种整体观念贯穿于中医生理、病理、诊断、治疗等各个方面。

《内经》认为人体是以五脏为中心，通过经络把六腑、五体、五官、九窍、四肢百骸等全身组织器官相连成有机的整体。人体正常生理活动一方面要靠各脏腑组织发挥自己的功能，另一方面又要靠脏腑之间相辅相成的协调作用和相反相成的制约作用，才能维系相对的动态平衡。因为人体的脏腑、组织、器官在生理上、病理上是互相联系、互为影响的，所以在诊治疾病时，即可通过五官、形体、色脉等外在变化的合参，了解机体内部脏腑病变，从而作出正确的诊断。并在治疗时强调把人的全身作为统一的整体，纵观全局来辨证论治。

《内经》认为，人和自然也是一个整体。《素问·宝命全形论》说："夫人生于地，悬命于天，天地合气，命之曰人。人能应四时者，天地为之父母。"《灵枢·经水》亦说："此人之所以参天地而应阴阳也，不可不察。"《内经》在总结前人认识的基础上，得出"人与天地相应"的论断。从四季气候对人体的影响来看，自然界一年中有春温、夏热、秋凉、冬寒的气候变化，人体受其影响也随之以不同的生理功能并与之适应。如《灵枢·五癃津液别》指出："天寒衣薄则为溺与气，天热衣厚则为汗。"气候变化对人体疾病的产生也有着密切关系，各个不同季节有不同的流行病和多发病。如《素问·金匮真言论》载："春善病鼽衄，仲夏善病胸胁，长夏善病洞泄寒中，秋善病风疟，冬善病痹厥。"同时，四季气候变化是否正常，也将直接影响人体健康。气候正常，民少病；气候异常，民多病。在人与自然的关系中，不仅四季气候对人体有影响，而且地理环境的不同，对人体也有一定影响，特别是地方性疾病的发生与地理环境有着密切的关系。《素问·异法方宜论》举例说："故东方之域，天地之所始生也，鱼盐之地，海滨傍水，其民食鱼而嗜咸……鱼者使人热中，盐者胜血，故其民皆黑色疏理，其病皆为痈疡。"指出不同的地理环境，有着不同的气候和风俗习惯，也就可以产生不同的地方病。

《内经》在分析病因病理时，特别强调精神与社会因素对疾病发生的影响。提出喜、怒、惊、忧、恐等过激的情志变化，都可以损伤人体，导致疾病。如怒则伤肝，悲则伤肺等。《素问·疏五过论》指出："凡未诊病者，必问尝贵后贱，虽不中邪，病从内生，名曰脱营；尝富后贫，名曰失精……暴乐暴苦，始乐后苦，皆伤精气。"这就是说，有些没落人士因社会地位的变化，如先贵后贱、先富后贫，或有先喜后忧、先甜后苦的遭遇，心灵必然会受到打击，继而引发情志的剧烈变化，这类人虽不中邪，但疾病也可以由内而生。所以《内经》强调要保持心理健康，做到清静、寡欲，方能避邪。《素问·上古天真论》说："恬淡虚无，真气从之，精神内守，病安从来！"这是古人健康长寿的诀窍，也是古代养生的经验总结。《内经》有关医学心理和医学社会学的合理论述，是中医学的宝贵财富。

2. 重视脏腑经络

《内经》认为五脏六腑是维系人之生命的重要器官。《素问·灵兰秘典论》介绍了心、肝、脾、肺、肾、胃、胆、大肠、小肠等各自的不同作用。《内经》还进行早期的医学解剖，《灵枢·肠胃》记载，人的大小肠长度与食管长度的比例为35∶1，与近代解剖测得比例为37∶1很接近。《内经》还认识到经脉在人体内是循环不已的。《素问·举痛论》说："经脉流行不止，环周不休。"这是最早涉及血液循环的记载，颇有意义。

《内经》重视经络学说，《灵枢·经脉》说："经脉者，所以能决死生，处百病，调虚实，不可不通。"对于十二经脉的名称、循行走向、络属脏腑及其所主疾病，《内经》均有明确的记载。对任脉、督脉等也有所论述。《内经》所论述的脏腑经络学说，是中医基本理论的核心内容，也是中医辨证论治最重要的理论基础；离开脏腑经络学说，中医的辨证施治就无法进行。这表明脏腑经络学说在中医学中具有至关重要的地位。

3. 运用阴阳五行学说

阴阳五行学说，是先秦时期的一种哲学思想，起源于商周之际，后来被引用进入医学。阴阳最早见于《周易》。五行最早载于《尚书·洪范》，该书说金、木、水、火、土为洪范九畴（治理天下的大法）之一。阴阳和五行原先并无联系，战国后期，邹衍首先将阴阳和五行学说相结合，成为一种影响广泛而深远的哲学思想，并为各门学科所运用。从马王堆出土简帛医书来看，有的已谈到阴阳，但只字未涉五行。由此可见，真正系统地将阴阳五行学说引入医学者，首推《内经》。

《内经》将阴阳的对立统一看成是宇宙间万事万物产生、发展、变化的普遍规律，《素问·阴阳应象大论》说："阴阳者，天地之道也，万物之纲纪，变化之父母，生杀之本始，神明之府也，治病必求于本。"正常情况下，人体阴阳是平衡的，一旦这种平衡遭到破坏，人体就会生病。《素问·生气通天论》指出："阴平阳秘，精神乃治，阴阳离决，精气乃绝。"《内经》认为疾病的发生，其根本原因是阴阳失去动态平衡，出现偏胜偏衰的结果，所以临床尽管病情千变万化，均可用"阴阳失调"的机理加以概括。《素问·阴阳应象大论》说："阴胜则阳病，阳胜则阴病。阳胜则热，阴胜则寒。"这些都成为后世辨证施治的理论基础。由于疾病的发生发展是阴阳失调的结果，所以一个善于诊断疾病的医生，诊察病人色泽和切按病人脉象时，必须首先辨别病证的阴阳属性，《素问·阴阳应象大论》说："善诊者，察色按脉，先别阴阳。"只有分清阴阳，才能把握疾病的本质，做到执简驭繁。

五行学说是以金、木、水、火、土五种物质的性能作为代表，用以推演事物正常或异常变化的机理，五行学说的论理方法是以相生、相克为基础。在医学上利用五行不同属性和相生相克关系来说明人体生理、病理及其与外界环境的关系，从而指导临床诊断和治疗。《内经》提出在正常情况下五脏之间必须有生有克，才能维持平衡而有生化。在病理方面，《内经》以五行生克乘侮的规律来解释疾病的传变关系，如肝病传脾为木乘土，脾病传肝为土侮木。该书同时也以五味归属五行，以说明药物功能。在此基础上，《内经》强调医生必须掌握五行生克理论，来指导诊断和治疗。

除此以外，《内经》对病因、病机、诊法、治则、预防、养生等内容也都有详细阐述，对中医学的发展产生深远影响。

（三）《内经》的影响

《内经》全面总结秦汉以前的医学成就，是我国早期的一部医学论文总集。《内经》的产生标志着中医基础理论的初步奠定。秦汉以后虽然医学仍有所发展，但在基本原理上未能超越《内经》范畴，直到今天，它在中医临床实践中仍有很大的现实指导意义。

历代著名医家和有创见的医学流派，主要是在《内经》理论基础上发展起来的，所以后世称该书为"医家之宗"。《内经》在国际上，也有不可忽视的影响，日本、朝鲜等国，曾把《内经》列为医学生必读课本，该书部分内容还相继被译成日、英、德、法等国文字。

《内经》在中国医学史上的功绩是不可磨灭的，但囿于当时的科学水平和历史条件，《内经》难以避免局限性。比如《灵枢·邪客》说："天圆地方，人头圆足方以应之。天有日月，人有两目。地有九州，人有九窍。"这些牵强附会的取象比类，在阅读和研究《内经》时应予以注意并加以思考。

二、《黄帝八十一难经》

(一)《难经》的作者与成书年代

《黄帝八十一难经》,简称《难经》或《八十一难》,共3卷(亦有5卷本)。

《难经》的作者不详,传说为战国时秦越人(扁鹊)所作。查考《史记·扁鹊传》和《汉书·艺文志》,均无此记载。《难经》书名最早见于东汉张仲景的《伤寒杂病论·自序》:"撰用《素问》《九卷》《八十一难》。"但《伤寒杂病论》及《隋书·经籍志》都只提到书名而未言及作者姓名。直到唐代杨玄操《难经注》和《旧唐书·经籍志》,才提出《难经》的作者是秦越人。《难经》是继《内经》之后的又一部中医古典著作,成书年代大约在东汉。《难经》作者有待进一步考证,秦越人之说殆不可信。

(二)《难经》的主要内容与成就

《难经》以问答释难的形式编撰而成,主要阐释《内经》精义,集中讨论81个问题,故又称《八十一难》。全书所述以基础理论为主,还分析一些病证。其中一至二十二难为脉学,二十三至二十九难为经络,三十至四十七难为脏腑,四十八至六十一难为疾病,六十二至六十八难为腧穴,六十九至八十一难为针法。

该书内容简要,辨析精微,尤其对脉学有详细而精辟论述,首倡"独取寸口"的诊脉方法。该书最早提出"奇经八脉"的名称,系统论述奇经八脉的循行路线、功能特点、病变证候以及与十二正经的联系等,弥补《内经》经络学说的不足。该书提出"左肾右命门说"和"无形三焦说",对中医基础理论和诊断学作出了贡献。清代徐大椿《医学源流论》对《难经》的成就作出充分肯定:"其中有自出机杼,发挥妙道,未尝见于《内经》而实能显《内经》之奥义,补《内经》之所未发,此盖别有师承,足与《内经》并垂千古。"

三、《神农本草经》

(一)《神农本草经》的作者与成书年代

《神农本草经》,简称《本草经》《本经》,是我国现存最早的药物学专著。首载于南朝梁阮孝绪《七录》。《神农本草经》撰者不详,托名"神农",成书年代,有战国说、秦汉说、东汉说。一般认为,该书并非出自一人一时之手,大约是秦汉以来许多医药学家不断搜集药物学资料,直至东汉时期才最后加工整理成书。原书在唐初失传,现今传本是后人从《太平御览》《证类本草》等辑佚而成。《神农本草经》辑复本的版本较多,其中以清代顾观光辑本、日本森立之辑本以及清代孙星衍、孙冯翼合辑本较为完善。

(二)《神农本草经》的主要内容与成就

《神农本草经》3卷,也有4卷本("序录"或"序例"单列1卷),内容十分丰富,反映我国东汉以前药物学的经验与成就。

1. 创药物三品分类法

《神农本草经》收载药物365种,其中植物药252种、动物药67种、矿物药46种。将药物按性能功效的不同而分为上、中、下三品,"上药一百二十种为君,主养命以应天,无毒,多服久服不伤人,欲轻身益气不老延年者,本上经。中药一百二十种为臣,主养性以应人,无毒有毒,斟酌其宜,欲遏病补虚羸者,本中经。下药一百二十五种为佐使,主治病以应地,多毒,不可久服,欲除寒热邪气破积聚愈疾者,本下经"。(森立之辑《神农本草经·序录》)这是我国药物学最早最原始的分类方法,三品分类法虽有分类过于笼统,划分标准界限不清等缺陷和不足,如瓜蒂是催吐药,应列入下品,却列在上品;龙眼是补养药,应定为上品,却列于中品等,但提出上品药物"主养命",使人强壮,延年益寿;下品药物"主治病",多毒,不可久服;中品药物介于两者之间的药物分类方法,这对启迪后人研究药物分类和指导临床应用仍有意义。

2. 概述中药学基本理论

(1) 论述方剂君臣佐使的组方原则:《神农本草经·序录》指出:"药有君臣佐使,以相宣摄合和,宜用一君二臣三佐五使,又可一君三臣九佐使也。"说明方剂按君、臣、佐、使的配伍原则组合,可以更好地发挥治疗作用,从而克服其毒性和不良反应。

(2) 提出药物七情和合理论:《神农本草经》指出:药物"有单行者,有相须者,有相使者,有相畏者,有相恶者,有相反者,有相杀者。"在这7种药物的配伍中,相须、相使是最常用的配伍方法,故提出"当用相须、相使者良";相畏、相杀是应用毒、剧药物的配伍方法,故提出"若有毒宜制,可用相畏、相杀者";相恶、相反是属于用药禁忌,故提出"勿用相恶、相反者"。该书对近200种药物的配伍宜忌作了说明,可以看出,药物之间的关系非常复杂,但只要配合得宜,便可奏效。

(3) 完整提出四气五味的药性理论:《神农本草经》明确指出:"药有酸、咸、甘、苦、辛五味,又有寒、热、温、凉四气,及有毒无毒。"要求医者要明了药物四气五味和有毒无毒的情况,这成为历代研究药性、指导中药应用的基本原则。对于有毒药物的应用,告诫须特别谨慎:"若用毒药疗病,先起如黍粟,病去即止。不去,倍之;不去,十之,取去为度。"强调必须从小剂量开始,逐渐增加剂量,奏效即止,以免造成药物中毒的严重后果。

(4) 阐述药物采集、加工、炮制和制剂:《神农本草经》指出,药物"阴干暴干,采造时月,生熟,土地所出,真伪陈新,并各有法",强调要选择适宜的采集时间,掌握药物的生熟程度,还要了解地理环境对药物的影响。收藏药物时,有的宜阴干,有的宜晒干。还要对药物真伪新陈及质量优劣进行鉴别。关于药物制剂,指出:"药性有宜丸者,宜散者,宜水煮者,宜酒渍者,宜膏煎者,亦有一物兼宜者,亦有不可入汤酒者,并随药性,不得违越。"主张应根据药性和病情,采用不同的药物剂型。

3. 记载临床用药原则和服药方法

在临床用药实践中,该书强调:"欲疗病,先察其源,先候病机,五脏未虚,六腑未竭,血脉未乱,精神未散,食药必活。若病已成,可得半愈。病势已过,命将难全。"指出药物并非万能,贵在可治之时尽早防治。关于临床用药原则,《神农本草经》认为:"疗寒以热药,疗热以寒药,饮食不消以吐下药,鬼疰蛊毒以毒药,痈肿疮瘤以疮药,风湿以风湿药,各随其所宜。"体现其辨证用药和辨病用药结合的主张。

在服药方法上,《神农本草经》根据病位所在,对服药时间作了详细规定:"病在胸膈以上者,先食后服药;病在心腹以下者,先服药而后食;病在四肢血脉者,宜空腹而在旦;病在骨髓者,宜饱满而在夜。"这些认识,虽略显机械,但对后世中医时间用药的研究与临床应用还是具有一定的启迪与指导价值。

4. 论述药物的功效和主治

《神农本草经》总结秦汉时期的药物治疗经验,详述药物的主治和作用。如人参"主补五脏,安精神,定魂魄,止惊悸,除邪气,明目,开心,益智,久服轻身延年";麻黄"发表出汗""止咳逆上气";大黄"荡涤肠胃";吴茱萸"主温中下气止痛";水蛭"主逐瘀血";甘草"解毒";茵陈治"热结黄疸";海藻"主瘿瘤气";菊华(花)"主诸风,头眩肿痛,目欲脱,泪出,皮肤死肌,恶风湿痹,久服利血气";黄连"主热气,目痛,眦伤泣出,明目,肠澼,腹痛下利,妇人阴中肿痛"等。这些见解,经长期临床实践并反复检验,证明大多是正确的,其中许多药物的药理作用已为现代科学研究所确认。该书收载药物主治内、外、妇、五官等各科病证 170 多种,仅治痹药物就有 82 种之多。《神农本草经》还载有许多轻身、延年、耐老药物,如人参、菊花、天门冬、甘草、干地黄、菟丝子、牛膝、麦门冬、薯蓣、石斛、决明子等,尽管有些药物的作用尚待进一步验证,但无疑对研究抗衰老颇有启发。

5. 我国制药化学的滥觞

《神农本草经》记载的无机药物化学知识,当时已具一定的水平。如丹砂,历代应用甚广,《神农本草经》中早就记载"能化为汞"。丹砂是硫化汞(HgS),加热则发生化学变化,最后生成二氧化硫和汞。这种对丹砂加热分解出汞的认识是很可贵的。再如石胆(胆矾),《神农本草经》记载"能化铁为铜""成金银"等,这些认识虽较为原始,但确是我国制药化学之滥觞。

总之,《神农本草经》集东汉以前药物学大成,系统总结秦汉以来的用药经验,是我国第一部药物学经典著作。限于当时的历史条件和科学水平,该书难免存在一些错误,例如水银"久服神仙不死"、赤箭"主杀鬼"等。但瑕不掩瑜,《神农本草经》的药物学成就,对后世药物学的发展有着十分重要的影响。

四、《伤寒杂病论》

(一)《伤寒杂病论》的作者与成书

张仲景(约 150—219 年),名机,南郡涅阳(今河南邓县穰东镇,一说今河南南阳市)人,是东汉末年杰出的临证医学家。张仲景自幼好学,博学多才,曾经被荐举为孝廉,相传做过长沙太守,因此被人称为"张长沙",他的方书亦被称为"长沙方"。但是,他是否做过长沙太守,史学界尚无定论。

张仲景年轻时随同郡张伯祖学医,经过多年刻苦钻研及临床实践,医术远超其师。张仲景生活在东汉末年,当时政治黑暗,社会动乱,民不聊生,各地纷纷爆发农民起义,统治者残酷镇压,战火绵延,天灾频繁,疫病流行,到处是"白骨露于野,千里无鸡鸣"的惨状。据张仲景《伤寒杂病论·序》记载,他的宗族原有 200 多人,可是自汉献帝建安元年(196 年)以来,不到 10 年时间,有三分之二的人死亡,其中死于伤寒的占十分之七。张仲景目睹这种人间惨剧,心中悲痛欲绝,决心"勤求古训,博采众方",深入研究《素问》《九卷》《八十一难》《阴阳大论》《胎胪药录》等医药古籍,结合自己临床实践,摸索出治疗伤寒的规律。在不懈努力下,终于著成《伤寒杂病论》这部临证医学名著。

张仲景一生著作很多,据文献记载,除《伤寒杂病论》外,还有《疗妇人方》2 卷、《五脏论》1 卷、《口齿论》1 卷等,可惜都已散佚。

(二)《伤寒杂病论》的主要内容和成就

《伤寒杂病论》约在建安十一年(206 年)成书,原书 16 卷,对外感热病的发生和发展提出独创的见解,对 40 多种杂病的防治作了系统阐述。书成之后,由于兵燹战乱,原书散乱于世,其中伤寒部分经西晋王叔和收集、整理、编次,成为《伤寒论》。杂病部分由北宋翰林学士王洙在馆阁发现蠹简《金匮玉函要略方》,北宋林亿等人据此,删去伤寒内容,保留杂病和妇科病,并把方剂分列各证之下,整理编成《金匮要略方论》3 卷,简称《金匮要略》。现今流传的《伤寒论》和《金匮要略》,实际上是在《伤寒杂病论》原著基础上分编而成。

1.《伤寒杂病论》确立辨证论治原则

张仲景继承《黄帝内经》等古典医籍的基本理论,总结当时人们同疾病作斗争的经验,以六经论伤寒,以脏腑论杂病,提出包括理、法、方、药系统的辨证论治原则,使中医的基础理论与临床实践紧密结合。

(1)《伤寒论》确立六经辨证论治原则:《素问·热论》提出六经传变的理论:"伤寒一日,巨阳受之,故头项痛,腰脊强。二日阳明受之,阳明主肉,其脉挟鼻络于目,故身热,目痛而鼻干,不得卧也。三日少阳受之,少阳主胆,其脉循胁络于耳,故胸胁痛而耳聋。三阳经络皆受其病,而未入于脏者,故可汗而已。"三阳经传尽,又传入三阴经:"四日太阴受之……五日少阴受之……六日厥阴受之。"这种以六经传变形式对外感热病的论述,给张仲景研究伤寒病以很大的启示。

张仲景在深入研究《素问·热论》的基础上,把外感发热病在发展过程中各个阶段呈现的各种症状,概括为6个类型,即太阳病、阳明病、少阳病、太阴病、少阴病、厥阴病,并以此作为辨证论治的纲领。张仲景的六经辨证强调脉证合参,在证候变化方面有表里、寒热、虚实之别,又以阴阳为总纲,三阴多属于虚证、寒证,三阳多属于热证、实证。在治法上采用八法治疗原则(除把"消"称为"利"外,其他如汗、吐、下、和、温、清、补七法都已明确提出),从而奠定中医辨证论治的基础。

《伤寒论》除介绍各经病证的特点和相应治法外,还说明各经病证的传变、合病、并病以及因治疗不当而引起的变证、坏证与补救方法等。通过六经证候的归纳,可以分清诸证主次,认识证候的属性及变化,从而在治疗上掌握原则性和灵活性。正如《伤寒论》第十六条所言:"观其脉证,知犯何逆,随证治之。"这是张仲景对辨证论治原则所作最扼要的概括。《伤寒论》不仅为外感热病提出辨证纲领和治疗原则,同时也为中医临床各科诊治提供了辨证论治准则。

(2)《金匮要略》确立脏腑辨证论治原则:《金匮要略》6卷,25篇,以证治内伤杂病为主,也涉及妇科、外科等。全书包括64个病证,书中包涵许多可贵的医疗经验。例如,对疟疾、黄疸、虚劳、痰饮、反胃等杂病的辨证和治疗,直到今天仍有较高的实用价值;在妇科病方面,对于脏躁、闭经、妊娠病、产后病等均有详细的记载和行之有效的治法;在外科病方面,提到疮痈、肠痈等证。《金匮要略》的辨证论治精神与《伤寒论》一致,只是不以六经分证,而以病证分篇。以脏腑论杂病,根据脏腑病机进行辨证,从而确立中医脏腑辨证论治原则,并开后世脏腑辨证之先河。在病因方面,《金匮要略》最早提出"三因致病说"。张仲景根据《内经》"虚邪贼风,避之有时""饮食自倍""起居无节"等有关病因的思想观点,提出:"千般疢难,不越三条:一者,经络受邪入脏腑,为内所因也;二者,四肢九窍,血脉相传,壅塞不通,为外皮肤所中也;三者,房室、金刃、虫兽所伤。以此详之,病由都尽。"把复杂的病因概括为三方面,对病因学的发展作出重要贡献。南宋陈言的三因学说,就是在此基础上进一步发展而成的。

2.《伤寒杂病论》对方剂学的贡献

《伤寒论》载方113首(实为112首,禹余粮丸有方无药),《金匮要略》载方262首,除去重复,两书实收方剂269首,使用药物达214种,基本上涵盖临床各科的常用方剂,诸如桂枝汤、四逆汤、炙甘草汤、大承气汤、麻杏石甘汤、芎归胶艾汤等,故被誉为"方书之祖",至今仍是临床处方用药的基础。

(1)组方严谨灵活:《伤寒杂病论》中的方剂多体现君、臣、佐、使严格的配伍原则,同时根据病情变化及兼证的不同,又有加减变化的灵活性。如麻黄汤是治疗伤寒表实证的代表方剂,药仅4味,却充分体现君臣佐使的组方原则。根据病情和兼证的不同,处方加减化裁,如麻黄加术汤、麻杏苡仁汤、大青龙汤等,都源于麻黄汤。在因证立法、以法系方和遣方用药上,都积累了丰富的实践经验和方剂理论知识。

(2)剂型种类多样:《伤寒杂病论》剂型种类之多是前所未见的,超过以往医籍和简牍所载医方内容。具体有汤剂、丸剂、散剂、洗剂、酒剂、熏剂、滴耳剂、吹鼻剂、肛门栓剂、阴道栓剂等,基本适应临床各科治疗的需要,至今仍被广泛应用。

(3) 方剂疗效可靠:《伤寒杂病论》所载大部分方剂,经过后世长期的临床实践,证明疗效可靠,切合临床实际。如白虎汤治暑温、白头翁汤治痢疾、茵陈蒿汤治黄疸、酸枣仁汤治不寐、肾气丸治消渴等,都被后世医家所沿用,并被尊称为"经方"。有些方剂虽然药味相同,但药物剂量不同,以致引起君臣佐使的组合发生变化,出现不同的治疗效果,如小承气汤、厚朴大黄汤、厚朴三物汤3方的组成便是实例。因此后人赞誉《伤寒杂病论》"药味增减,分量轻重,差之毫厘,失之千里"。

《伤寒杂病论》是我国医学史上影响最大的著作之一,它的问世,为我国临床医学发展奠定坚实的基础。成书以来就一直指导着后世医家的临床实践,后世以六经辨证的原则治疗外感热病,用脏腑辨证的原则治疗内伤杂病,甚至连处方也沿用原方。历代有成就的医家,如唐代孙思邈,宋代朱肱、庞安时都重视研究《伤寒论》,并结合个人临床经验,提出许多新的见解。由于《伤寒杂病论》具有很高的实用价值,因而1 800多年以来,成为历代医家辨证论治的典范。唐宋以来,《伤寒杂病论》的影响还远播海外,日本、朝鲜等国都将该书奉为医学经典,加以深入研究。

《伤寒杂病论》是一部中医经典著作,但受历史条件和科学水平的限制,仍难免存在某些局限性。因此在学习过程中,不能墨守成规、食古不化。

第三节 养 生

养生,又称摄生、道生、卫生等。所谓"生",是生命、生存、生长之意;所谓"养",是保养、调养、补养、护养之意。"养生"一词,最早见于《庄子·内篇》。老子所著的《道德经》,首先提出"摄生""长生"等养生概念。

春秋战国时代,以老庄为代表的道家养生、以孔孟为代表的儒家养生,构成这一时期养生的主流。此外,《管子》《韩非子》《吕氏春秋》等书,也都记载有丰富的养生史料。

《老子》养生思想的核心是"道法自然""返朴归真""清静无为""少私寡欲"。《老子》明确提出"虚其心,实其腹""致虚极,守静笃""专气致柔,能婴儿乎"的养生理念。庄子继承并发展老子"道法自然"的养生观。《庄子·内篇》有《养生主》,专题叙述养生理论。《庄子·刻意》说:"吹呴呼吸,吐故纳新,熊经鸟申,为寿而已矣。此道引之士、养形之人,彭祖寿考者之所好也。"提出"心斋""导引""呼吸吐纳"等有关精神、形体及气息养生的具体方法。

孔子注重人格精神修养和伦理道德的规范,倡导"仁者爱人""己所不欲,勿施于人"的仁爱精神,注重用儒家仁、义、礼、智、信、孝、悌的伦理道德来加强人性修养,最终实现"仁者寿""智者寿"的养生目标。孔子还提出"坐忘""五毋""三戒"等许多修身养生原则及饮食起居的养生方法。如《孔子家语》指出:"食肉者,勇敢而悍;食气者,神明而寿;食谷者,智慧而夭。"孟子进一步弘扬孔子的人格精神,提出"我善养吾浩然之气"的养生格言,并指出:"养心莫善于寡欲。"

《吕氏春秋》向来被视为杂家之作,其"天、地、人"一体的思想,在养生学上影响深远。《先己篇》提出:"凡事之本,必先治身,啬其大宝。用其新,弃其陈,腠理遂通。精气日新,邪气尽去,及其天年。此之谓真人。"《论人篇》指出:"太上反诸己,其次求诸人。"说明最好的养生方法,是向自身寻求。《尽数篇》提出:"圣人察阴阳之宜,辨万物之利以便生,故精神安乎形,而年寿得长焉……故凡养生,莫若知本,知本则疾无由至矣。"《贵生篇》指出:"所谓全生者,六欲皆得其宜也。"全书分 12 纪,按不同月令提出养生法则,开启后世四季养生的先河。该书还提出"运动养生""饮食养生"的具体原则。强调"流水不腐,户枢不蝼,动也。形气亦然,形不动则精不流,精不流则气郁",并记载"作舞以宣导之"的养生保健方法。

秦汉时期是中医养生学的奠基阶段。根据《汉书·艺文志》著录,房中家、神仙家都属于养生家。可惜房中 8 家著作 186 卷、神仙 10 家著作 250 卷、经方中的《神农黄帝食禁》7 卷,以及《黄帝杂饮食忌》《老子禁食经》《神农食忌》《扁鹊食禁》等均已亡佚。

《内经》在吸取和总结秦汉以前养生成就的基础上,建立中医养生学的基本观念和基本法则,奠定了养生学理论基础,对中医养生学的发展和形成起到承前启后的作用。《内经》有关养生的内容,散见于《上古天真论》《四气调神大论》《生气通天论》《阴阳应象大论》《本神》等篇章之中。《内经》养生学说的基本观念主要有 4 个方面:① 法于阴阳,调于四时。强调"提挈天地,把握阴阳",掌握并顺应自然界的阴阳变化规律,提出"春养生、夏养长、秋养收、冬养藏""春夏养阳,秋冬养阴"的具体养生法则。② 重视正气,内因为主。《内经》将提高机体素质、增强人体抗病能力看成是养生的重要措施。《素问·上古天真论》指出:"恬惔虚无,真气从之,精神内守,病安从来。"正气内虚是发病的内在因素,外因必须通过内因起作用才能致病,即《素问·评热病论》所说:"邪之所凑,其气必虚。"③ 形神并俱,尽其天年。《内经》强调养生不但要加强形体的锻炼和保养,同时,也要注意精神调摄。做到"形与神俱",才能达到"度百岁乃去"的养生目的。④ 保养肾精,积精全神。《内经》认为"夫精者,身之本也"。肾为先天之本,肾所贮藏的精气,是促进人体生长发育和生殖的物质基础,是生命的根本。因此,养生以保养精气神为核心,以保养肾精为第一要义。《内经》明确指出"故智者之养生也,必顺四时而适寒暑,和喜怒而安居处,节阴阳而调刚柔,如是则僻邪不至,长生久视"。《内经》探讨人体生、长、壮、老、已的规律和保养身心健康、却病延年的方法。养生方法涉及精神调摄、形体锻炼、饮食调养、环境适应、四时摄养、起居规范、针灸按摩、熏洗敷贴、导引气功以及药物调养等方面。

现在能见到的汉代养生文献,除《黄帝内经》和马王堆汉墓帛书外,西汉的《淮南子》《春秋繁露》也有丰富的养生论说。刘安《淮南子》提出"精气为人"的论题,强调养性、养德,指出:"良医者,常治无病之病,故无病;圣人者,常治无患之患,故无患也。"董仲舒《春秋繁露》提出"积精""爱气""静神"的养生理念,认为"治身者以积精为宝""养生之大者,乃在爱气"。

东汉张仲景《伤寒杂病论·自序》呼吁社会各界人士要留神医药、养生为本。他说:"怪当今居世之士,曾不留神医药,精究方术。上以疗君亲之疾,下以救贫贱之厄,中以保身长全,以养其生。"批评世俗之人"孜孜汲汲唯名利是务",指出"若人能养慎,不令邪气干忤经络,适中经络,未流传脏腑,即医治之。四肢才觉重滞,即导引、吐纳、针灸、膏摩,勿令九窍闭塞"。该书记载的当归生姜羊肉汤等名方开后世药膳之先河。

华佗创编的五禽戏是导引练形养生的典范。他不仅精通医术,擅长外科手术,而且"晓养性之术,年且百岁,而犹有壮容"。华佗重视导引对健康长寿的作用,曾对弟子吴普说:"人体欲得劳动,但不当极耳。动摇则谷气得消,血脉流通,病不得生,譬犹户枢不朽是也。是以古之仙者,为导引之事,熊经鸱顾,引挽腰体,动诸关节,以求难老。"在《庄子》"熊经鸟伸"和《淮南子》"六禽戏"的基础上,华佗创编以模仿 5 种动物活动姿态来健身养生的五禽戏。他对弟子说道:"吾有一术,名曰五禽之戏,一曰虎、二曰鹿、三曰熊、四曰猿、五曰鸟,亦以除疾,兼利蹄足,以当导引。体有不快,起作一禽之戏,沾濡汗出,因上著粉,身体轻便,腹中欲食。"实践证明,常练虎戏可使人强壮,精力旺盛;练鹿戏能固腰肾,壮筋骨;练熊戏能增强脾胃功能;练猿戏能使人敏捷,动作灵活;练鸟戏能增强呼吸功能,提高平衡能力。操练五禽戏可使头、身、腰和四肢关节得到锻炼,确有健身益寿之功。吴普"施行之,年九十余,耳目聪明,齿牙完坚"。另一弟子樊阿坚持常年操练,百岁以后,仍然头发乌黑,精神健旺。

第四节　著名医家

从战国至两汉时期,中医人才辈出,著名医家除张仲景外,还有战国时期精于望诊、切脉的扁鹊,西汉时创制我国现存最早医案"诊籍"的淳于意,东汉时精于针术的郭玉和发明麻醉术、施行腹部手术的外科鼻祖华佗等。

一、扁鹊

扁鹊是我国历史上第一个有正式传记的医家。《史记·扁鹊仓公列传》记载,扁鹊姓秦,名越人,渤海郡郑(鄚)人(一说今河南郑州市一带,一说今河北任丘县鄚州镇),或说齐国卢邑人(今山东济南长清县)。大约生活于公元前5世纪。扁鹊年轻时做过客馆的主管,舍客中有一叫长桑君的老人,擅长医术。扁鹊便随长桑君学医,学成后长期在民间行医。扁鹊医疗经验丰富,据说编撰过医学著作,《汉书·艺文志》著录《扁鹊内经》9卷、《扁鹊外经》12卷,可惜都已失传。

扁鹊精通望、闻、问、切四诊,尤以望诊和切脉著称。在晋昭公时,晋国大夫赵简子患病,5天不省人事,众大夫十分惊恐,召请扁鹊前往诊治。扁鹊诊察后退出,赵简子家臣黄安于上前询问,扁鹊说:"主君的血脉很正常,你们不用惊慌。从前秦穆公也曾这样,过7天就苏醒了。如今你们主君的病情跟他相同,不出3日一定会好。"过了2天半,赵简子果然苏醒。扁鹊到齐国,齐桓侯将他敬如上宾,扁鹊入朝参拜后,对齐桓侯说:"主君有病在腠理,不治将加重。"齐桓侯说:"我没病。"扁鹊退出后,齐桓侯对左右侍臣说:"医生贪图功利,竟将医治无病之人视为自己的功劳。"过了5天,扁鹊又拜见齐桓侯,说:"主君有病在血脉,不治恐会加重。"齐桓侯又说:"我没病。"待扁鹊退去,齐桓侯很不高兴。5天之后,扁鹊再次拜见齐桓侯,说:"主君的病在胃肠,不治将加剧。"齐桓侯仍不予理睬,心中甚怒。5天以后,扁鹊再拜见齐桓侯,一见面转身就走。齐桓侯感到奇怪,派人询问其中缘故,扁鹊说:"病在腠理,用汤药、热熨法能治疗;病在血脉,可用针刺;病在肠胃,用药酒能取效;而病入骨髓,即使掌管生命的神也已无奈。如今主君之病已深入骨髓,我无能为力。"5天之后,齐桓侯重病暴发,派人去召扁鹊,扁鹊已逃离。齐桓侯拒绝及时医治的结果,只能抱病而亡。

扁鹊重视综合治疗,治病手段灵活多样,不仅善用汤剂,还常配合应用针灸、按摩、熨帖、手术等多种疗法。一次,扁鹊路过虢国,见都城中正在为虢太子暴死举行消邪祈福的祭祀,便向虢君的属官中庶子询问情况,听了中庶子的回答后,他断定虢太子没有死,而是患了一种假死的尸厥证。于是,他令弟子子阳用针刺刺激穴位,虢太子很快苏醒。随后,又让弟子子豹用五分之熨和八减之剂,交替敷熨虢太子两胁,不久患者已能坐起。随后继续用药物调理20天后,虢太子完全康复。后世"起死回生"的典故就出于此。

扁鹊治学严谨,谦虚谨慎,行医足迹遍及当时的齐、赵、卫、郑、秦诸国,每到一处,都能根据当地百姓的实际需要诊治疾病。如到赵都邯郸,听说当地人都很尊重妇女,他便治疗妇人病。到周都洛阳,见当地人特别敬重老人,便治疗耳目痹等老年病。到咸阳,知秦人珍爱儿童,就治疗小儿疾病。扁鹊为人谦和,从不居功自傲,当他治好虢太子的尸厥证,人们夸他有起死回生之术时,他谦虚地回答:"死者不能复生,病人未死,才能治愈。"司马迁在《史记》中归纳扁鹊"六不治"的行医之道,其中"信巫不信医者不治",是对扁鹊注重实际、反对迷信的最好概括,值得后人学习。

二、淳于意

淳于意,姓淳于,名意。临菑(今山东淄博市)人,是西汉时期唯一见于正史记载的医家。曾任齐国太仓长(齐国都城粮仓的主管),故又称"仓公"。他年轻时酷爱医学,曾拜公孙光为师,后又从师于公乘阳庆,尽得其传,医术颇精,决诊死生多有效验。他经常游走于诸侯之国。一次,因得罪权贵,遭人诬告而入狱。其小女缇萦,表示愿意随父去国都长安申辩,并直接向汉文帝(公元前179—前157年在位)上书,陈述父亲之冤,并说父亲医技精湛,恳求以身赎父。汉文帝看后为其笃实精诚所感动,当即释放淳于意。此后,汉文帝召见淳于意,详细询问他给患者治病的细节和疗效,淳于意一一作答,并且着重叙述25个病人的医案,当时称为"诊籍",包括病人的姓名、贯里、职业、病状、诊断、病理分析与治疗预后等内容。司马迁《史记·扁鹊仓公列传》详细记录了这些内容,成为我国现存最早见于文献记载的医案。

淳于意擅长望诊。"诊籍"记载,有一次他在酒宴上看到齐王后之弟宋建,"见其色,太阳色干",判断宋建4~5天前始发腰痛及小便不利,建议抓紧治疗。宋建告之,4~5天前确因扭腰出现腰脊疼痛,小便不利,至今未愈。淳于意当即予以"柔汤",18天后病就痊愈。

淳于意脉理娴熟,诊病重视切脉。一次他诊治一位持续高烧的病人,依据脉象,知为寒邪所伤,便对患者说:"此病得之当浴,流水而寒甚,已则热。"患者点头称是,淳于意以汤液火剂发汗逐热,3剂而愈。"菑川王美人怀子而不乳",淳于意前去诊治,嘱病人以酒饮一撮莨菪,随即产儿。凡此,均反映淳于意医术之高明。

淳于意对某些疾病病因也有比较正确的认识。齐中大夫患龋齿,淳于意诊后指出,造成龋齿的原因是"得之风,及卧开口,食而不漱"。这是由于受风、睡时张口和食而不漱所致。治疗拟用灸左手阳明脉,苦参汤漱口,很有见地。

淳于意为人谦诚。在其口述的25则病案中,既有成功经验,也有失败病例,对于误诊失治的差错,他并不掩饰。汉文帝问他:"诊病决生死,能全无失乎?"答道:"时时失之,臣意不能全也。"这种实事求是的科学态度,值得推崇。

三、郭玉

东汉初年,有位老翁常在四川涪水旁垂钓,姓名失传,人称涪翁。他精通针术,是一位出身贫寒而又热心为百姓治病的民间医生。每遇患病之人,就用针刺治疗,即时奏效。涪翁著有《针经》《诊脉法》等,惜已失传。程高听说涪翁医术高明,便到涪水边寻访,请求拜他为师,涪翁并未马上接受。经过几年观察考验,知道程高学医动机纯正,才把医术传授给他。程高学成以后,也和涪翁一样,隐居乡里,长期在民间行医。

郭玉年轻时拜程高为师,成为涪翁的再传弟子,也精通针术和脉学。东汉和帝(89—105年在位)时,郭玉出任太医丞,诊治疾病疗效明显。汉和帝为考察他的医术,一次,令手长得白嫩的嬖臣,与一女子躲在帐中,让郭玉各诊一手,询问所患疾病。郭玉说:"左阳右阴,脉有男女,乃不同性别之人,我怀疑其中必有缘故。"汉和帝听后称赞他的医术高明。

郭玉仁爱而不自傲,为百姓治病,都取得明显疗效,但给王公贵族治病效果却不理想。于是,汉和帝就让这些贵人穿上破旧衣服,改换居处,然后再去请郭玉治疗,结果疗效完全不同,往往一针就病愈。汉和帝召见郭玉,追问其中原委,郭玉直言不讳:"夫贵者处尊高以临臣,臣怀怖慑以承之,其为疗也,有四难焉:自用意而不任臣,一难也;将身不谨,二难也;骨节不强,不能使药,三难也;好逸恶劳,四难也。针有分寸,时有破漏,重以恐惧之心,加以裁慎之志,臣意且犹不尽,何有于病哉?此其所为不愈也。"就是说,权贵不知摄生,患病后又骄横自负,不遵医嘱;而医生替他们治病,时刻处于恐惧状态。在这种情况下治疗,疗效就无法保证,分析颇为透彻。

四、华佗

华佗,字元化,沛国谯(今安徽亳州市)人,约生于2世纪初,卒于建安十三年(208年)以前,是东汉杰出的医家。他博学多才,淡泊名利,长期在民间行医,足迹遍及今江苏、山东、河南、安徽等地,深受百姓爱戴。沛相陈珪荐举他为孝廉,太尉黄琬征召其做官,都被谢绝。因医术高超,晚年被曹操召为侍医。曹操患头风病,发作时头痛眩晕,华佗针刺即愈。后来华佗告假回乡,并托故不返。曹操多次催归遭拒,怒而将其杀害。华佗临死前,拿出1卷书给狱吏,说该书可治病救人,但狱吏怕事拒受。华佗也不勉强,将书烧毁。因此华佗著作未能传世。

华佗医术尤以外科著称。早在1800多年前,他就对针药不能奏效的病人,使用中药全身麻醉剂——麻沸散,施行腹部手术,成为中医外科鼻祖。据西晋陈寿《三国志》记载:"若病结积在内,针药所不能及,当须刳割者,便饮其麻沸散,须臾便如醉死,无所知,因破取。病若在肠中,便断肠湔洗,缝腹膏摩,四五日差,不痛,人亦不自寤,一月之间,即平复矣。"这种中药全身麻醉手术,不仅在中国医学史上是空前的,而且在世界麻醉学和外科手术史上也是首创。华佗发明的麻沸散对后世麻醉术的发展影响深远。

华佗精通内、外、妇、儿、针灸各科,他治疗内科疾病,强调辨证论治。郡守府中小吏倪寻和李延同时患头痛身热之证,向华佗求治。他诊断后认为倪寻当用下法,李延应用汗法,众人不解。华佗说:一为内实之证,一为外实之疾,故应采用不同治法。经治疗两人都痊愈,这是中医同病异治的具体体现。

华佗还善用情志疗法,有一位郡守患病,华佗认为使他盛怒可以得愈。于是大量收取他的钱财而不施行治疗,还弃病人而去,并留下书信故意辱骂。郡守被激怒,令手下追杀华佗,郡守儿子了解内情,私下嘱咐下属不要追杀。郡守怒恨交加,吐出数升黑血后,疾病告愈。

华佗精于脉诊。广陵太守陈登患病,胸中烦闷,面赤不食,华佗诊脉后说:"府君胃中有虫数升,欲成内疽,食腥物所为也。"华佗配制2升汤药,嘱病人先饮1升,此后再全部服完。"食顷,吐出三升许虫,赤头皆动,半身是生鱼脍也,所苦便愈。"华佗说:"此病后三期当发,遇良医乃可济救。"以后陈登果然病发,恰巧华佗不在,太守不幸病故。还有一次,李将军妻子病重,请华佗诊治,华佗诊脉后说:"夫人因孕后受伤,胎儿未能产下。"将军回答:"怀孕时确实受过伤,但胎儿已下。"而华佗依照脉象,认为胎儿未去。将军不以为然。华佗走后,李妻病情稍见好转,但百日后又发作,再请他诊治,华佗说:"脉理如前,是两胎,先生者去血多,故后儿不得出也。胎既已死,血脉不复归,必燥著母脊。"针药并施后,李妻腹痛急迫宛如临产,华佗又说:"死胎枯燥,势不自生。"使人探之,果得死胎,人形可识,但其色已黑。足见华佗对妇科疾病也很有研究。

第五节　中外医药交流

这一时期,随着中外经济、文化的发展,中国与其他国家开始进行医药交流和往来。《汉书·地理志》载:"乐浪海中有倭人,分为百余国,以岁时来献见云。"倭人即公元前后日本北九州一带的居民。可见,我国汉代与日本已有来往。在此之前,秦始皇二十八年(前219年),徐福(市)等上书言海上有三神山,于是秦始皇遣市入海求仙。相传徐福通医术,带童男童女、技艺百工来到日本,被日本人尊为"司药神"。

《史记》载,汉武帝在元朔三年(前126年)和元狩元年(前122年),两次派遣张骞出使西域,开辟了丝绸之路,拓展了中原与西北、西南边疆地区以及域外的经济、文化、医药交流。汉和帝永元九年(97年),班超再度出使西域,从而使西域的红花、葡萄、胡桃、胡麻、大蒜、苜蓿及其他药材不断输入内地。《后汉书·西域传》载:"桓帝延熹九年(166年),大秦(罗马帝国和东罗马帝国)王安敦遣使自日南(今越南中部地区)徼外献象牙、犀角、玳瑁。"据史学家认为,象牙、玳瑁并非欧洲产物,或系当时商人假借罗马帝国名义,企图获得中国政府给予商业上的优待。这种中外医药的交流促进了中医学的发展。

拓展阅读文献

1. 裘锡圭.长沙马王堆汉墓简帛集成[M].北京:中华书局,2014.
2. 梁华龙,王振亮.张仲景学术研究大成丛书[M].北京:人民军医出版社,2016.
3. 张雷.马王堆帛书《五十二病方》出土37年来国内外研究现状[J].中医文献杂志,2010,(6):52-55.
4. 和中浚,李继明,赵怀舟等.老官山汉墓《六十病方》与马王堆《五十二病方》比较研究[J].中医药文化,2015,(4):22-34.
5. 李雯,赵争.从成都老官山汉墓医简看早期经脉理论[J].中国针灸,2016,(12):1314-1318.
6. 郑健飞.马王堆医书释文校读及残片缀合札记[J].文史,2017,(1):5-27.
7. 邹勇.黄帝内经五运六气理论的时空背景[J].浙江中医药大学学报,2017,(3):201-204.
8. 李笑宇,张广中.古代医家对伤寒杂病论皮肤病的认识[J].吉林中医药,2017,(3):223-225.

第四章 魏晋南北朝的医学

（公元 220 年—公元 581 年）

导学

本章主要介绍了魏晋南北朝时期中医理论的发展，针灸学、方剂学、本草学的成就，中医养生理论的初步形成。
1. 掌握《脉经》《中藏经》《针灸甲乙经》《肘后备急方》《刘涓子鬼遗方》《小品方》《吴普本草》《本草经集注》《雷公炮炙论》的主要内容及其成就。
2. 熟悉王叔和、皇甫谧、葛洪、陶弘景等医家的生平。
3. 了解这一时期养生、服石与炼丹的发展状况。

东汉末年，政治黑暗，民不聊生，爆发了黄巾军等农民起义，出现地方割据，形成魏、蜀、吴三足鼎立局面。265 年西晋王朝建立，280 年灭吴，中国实现了短暂的统一。之后是战事连绵，分裂动荡的南北朝时期，直到 581 年隋朝建立，才结束南北对峙局面，中国进入封建社会高度发展繁荣的隋唐时期。

长达 360 多年的魏晋南北朝时期，北方少数民族不断进入中原，促进了民族融合。北方汉族南迁，又把先进的生产技术和文化带到长江流域。这一时期，科学文化进步引人注目。南朝齐人祖冲之求得圆周率，创制"大明历"，确定回归年，求出"交月点"，并改进闰法，使之更符合天象实际。西晋裴秀创制了见于文字记载的最早历史地图集《禹贡地域图》。北魏郦道元完成了我国最早的地理学专著《水经注》，考证精慎，史料翔实。东魏贾思勰写成了我国现存最早的一部完整农书《齐民要术》，总结了 6 世纪以前黄河中下游地区农业和畜牧业生产经验。南北朝出现的"灌钢法"，明显提高了钢的硬度和韧性，能"斩甲过三十札"，是当时世界先进的一种冶炼技术。大量寺院、庙塔和云冈、敦煌、龙门石窟等建筑和开凿，反映了当时匠师的卓越技艺，是稀世的文化艺术珍宝。

在意识形态领域，随着佛教兴起和道教盛行，两汉时期独尊儒术的局面被打破，形成儒、道、佛并存，玄学流行的局面。在丰富我国宗教文化的同时，对中医学的发展也颇具影响。儒家"修身、治国、平天下"和以"仁"为核心的观念对中医医德的形成有较大影响。道教追求长生，提倡无为，推崇炼丹，并相伴而兴的"服石"之风，虽对社会和医学发展有负面影响，但其倡导的养生思想和方法及炼丹过程中发现的化学药物对医学也有一定推动作用。佛经传入所带来的外来文化和医药知识，促进了中外文化和医学的交流。

这一时期，中医药理论得到比较系统的整理。王叔和撰写《脉经》并整理编次《伤寒论》，旧题华佗《中藏经》问世，全元起注释《内经·素问》的《素问训解》，皇甫谧编著《针灸甲乙经》，都对后世产生了深远影响。一批重要方书也纷呈出现，如葛洪的《肘后救卒方》，龚庆宣的《刘涓子鬼遗方》，陈延之的《小品方》，范东阳的《范汪方》、姚僧垣的《集验方》等。药物学也出现了不少著作，如吴普的

《吴普本草》，陶弘景的《本草经集注》，雷敩的《雷公炮炙论》。大量方药著作都代表了当时的医学发展的实际水平。养生思想活跃，炼丹服石盛行，诞生了不少医家及其著作，造就了这一时期的医药的另一特色。

第一节 中医药理论的发展

魏晋时期，脉学取得较大成就，医家王叔和对我国 3 世纪以前的脉学进行较系统整理和总结，撰成《脉经》，为中医脉学发展奠定基础。王氏还搜集整理《伤寒论》，使之流传后世，对中医的发展产生了及其深远的影响。旧题《中藏经》以脏象理论为核心，探索辨证、诊治、用药方法，是一部理论与临床紧密结合的著作。齐梁间医家全元起对《内经·素问》进行了最早的注释。

一、王叔和与《脉经》

我国的脉诊起源很早，先秦时期已有较丰富的脉学史料。例如，《周礼》中有切脉以察脏腑病变的记载；《左传·昭公元年》记述秦公派遣医和诊治晋侯之疾，医和以色脉互参详论其病的史实。《史记·扁鹊仓公列传》有"至今天下言脉者，由扁鹊也"之说，可见扁鹊在战国秦汉时期被公认为脉学鼻祖。《黄帝内经》收载大量秦汉以前的脉学资料，论述 40 多种脉象，又提出三部九候诊法和气口人迎脉诊法。《难经》最早提出寸口诊脉法，"十二经皆有动脉，独取寸口，以决五脏六腑死生吉凶之法"（《难经·第一难》），并论述脉学的基本理论，但尚未形成专著。

两汉时期，脉诊已普遍应用于临床，成为中医诊病的重要组成部分。东汉医家张仲景的《伤寒杂病论》把脉、病、证、治融为一体，体现该时期医家的丰富脉诊经验。至魏晋时期，王叔和对脉学进行了第一次较系统总结，撰成《脉经》，奠定我国脉学发展的基础。

（一）王叔和的生平

王叔和，名熙，西晋高平（一说山东巨野，一说山西高平）人。早年曾是走方医，后因医术精湛，被选任太医令。宋代张杲《医说》引张湛《养生方》，言及王叔和"博好经方，尤精诊处；洞识摄养之道，深晓疗病之源"，并记述王氏重视饮食调摄的养生主张。唐代甘伯宗《名医传》称其"性度沉静，通经史卜，穷研方脉，精意诊切，洞识摄养之道"。近代有学者认为，王氏任晋太医令之事，还有待进一步考证。

王叔和博通经方，精于诊病，在临床中体会到脉诊的重要性，但当时脉象缺乏规范和统一，给诊病带来诸多不便。如《脉经·序》指出："脉理精微，其体难辨，弦紧浮芤，辗转相类，在心易了，指下难明。"说明准确体察脉象尤难，若指下有误，必致贻误病人。当时流传的上古脉学文献，多深奥难懂，且零散而不系统，于是王叔和系统整理总结《内经》《难经》及扁鹊、华佗、张仲景等医家的有关论述，并结合自己临床经验，著成《脉经》。

（二）《脉经》的主要成就

《脉经》10 卷 98 篇，包括脉诊、脉形、脉象与脏腑关系，脉象阴阳分辨以及妇人、小儿脉的辨识等内容。该书主要成就如下：

1. 确立"寸口诊脉"的脏腑定位

诊脉部位,前人有"遍诊法"和"三部九候诊法"记载,王叔和在研究古人诊脉部位的基础上,明确指出"寸口者,脉之大会……五脏六腑之所终始,故法取于寸口也。"进一步确立《难经》提出的寸口诊脉法的主导地位,推广其临床应用。并把寸、关、尺三部脉象分候脏腑,即左手寸部主心与小肠,关部主肝与胆;右手寸部主肺与大肠,关部主脾与胃;两手尺部均主肾与膀胱等。王氏确定的寸口脉象内应脏腑的理论,成为后世临证脉诊法的准则。

2. 整理归纳二十四脉,规范脉象名称

《脉经》之前的医书,脉名繁多,脉象种类尚未统一,含义亦模糊不清。王叔和为统一其标准,把前代医书论及的脉象认真梳理,将众多脉象名称归纳为浮、芤、洪、滑、数、促、弦、紧、沉、伏、革、实、微、涩、细、软、弱、虚、散、缓、迟、结、代、动24种。王氏还对这些脉象逐一描述其指感,并对相似脉象进行鉴别,使常见脉象有了明确的特点和命名标准,这对临证医学的发展,无疑具有重大推动作用。

3. 强调脉诊与临床治疗结合

王叔和认为,脉法是诊断疾病的重要方法,正确诊断是辨证治疗的基础,因此,《脉经》在阐述脉理的基础上,紧密联系临床实际,将脉象特点、证候表现和治疗结合起来进行论述,颇有临床指导意义。如"寸口脉迟,上焦有寒,心痛,咽酸,吐酸水。宜服附子汤、生姜汤、茱萸丸,调和饮食以暖之""关脉缓,其人不欲食,此胃气不调,脾气不足。宜服平胃丸、补脾汤,针章门,补之"等。此外,王叔和还对危重病证出现的"怪脉""败脉"作了描述,如《平杂病脉》有"脉来乍大乍小,乍长乍短者为祟"等。《诊三部脉虚实决死生》有"三部脉如屋漏,长病十日死。三部脉如雀啄,长病七日死。三部脉如釜中汤沸,朝得暮死,夜半得日中死,日中得夜半死"等,这里王氏用"屋漏""雀啄""釜中汤沸"等词语描述病危脉象,使学者容易理解和应用。但由于历史的局限,《脉经》也存在不足之处,如提出所谓"王脉""囚脉""相脉"等名称,需要我们加以分析甄别。

《脉经》重点阐述脉学,还论述针灸理论和临证治疗。对经络和辨证取穴的针灸治疗,尤其是脉诊与脏腑经络辨证的结合、针灸和药物并用的治疗方法,都有精辟论述,对针灸临床也有指导意义。《脉经》并涉及相当的伤寒内容,对后世仲景学说的研究,颇有启迪。

王叔和《脉经》是我国现存最早的脉学专著,全面总结公元3世纪以前的脉学成就,确立和完善"独取寸口"的诊脉方法,在规范脉名、确定各种脉象特点以及寸关尺三部分候脏腑理论等方面都进行系统阐述,从而促进中医临床的发展。

王叔和对医学的贡献,除了系统总结脉学撰著《脉经》外,另一个是整理编次《伤寒杂病论》。由于《伤寒杂病论》成书后,屡遭战乱兵燹,不久即散佚,是王叔和首先对该书有关伤寒的内容进行搜集、整理和重新编次,使之得以流传后世,极大促进晋唐以后临证医学的发展。王叔和对伤寒部分的整理,是以仲景所论各种治疗方法的"可"与"不可"条文进行编次排列,如"不可发汗证""可发汗证""不可灸证""可灸证"等,开按治法分类研究《伤寒论》之先河。张仲景的《伤寒论》经王叔和整理编次,得以流传后世,对中医学的发展产生深远影响。但后世医家对其编次《伤寒论》,褒贬不一。如明清有些医家对王氏多有非议,指责王叔和对仲景原著"多所改易窜乱",使后人无法窥其原貌,以致形成"错简"一派。然而赞誉者认为仲景之伤寒学经王叔和之力而得以保存至今,若无叔和编次之举,仲景之书恐早已湮没,如元代王安道赞其"功莫大矣"。王氏距仲景生活年代最近,所编次之书也比较接近仲景原著内容,伤寒学说没有失传,王叔和功不可没。

二、《中藏经》

《中藏经》又名《华氏中藏经》,成书年代不详,相传为东汉名医华佗所撰,它是唐以前一部重要的医学著作。

(一)《中藏经》的作者

邓处中(生平不详,自称为华佗外孙,据考证实为宋代人)曾为《中藏经》作序,说其从华佗寝室遗藏中所获,后人认为此说不足信。《中藏经》书名最早见于南宋郑樵《通志·艺文略》,关于该书的作者及著述年代,后世众说纷纭。一般认为,此书系后人伪托之作。有人认为书中文义古奥,似是六朝人手笔;也有人认为原书是华佗弟子吴普、樊阿等依据老师遗义而辑录,再经后人辗转传抄;还有人认为是宋代邓处中所撰。近来研究大多持真伪杂糅之说,言该书虽非华佗原著,却是后人根据华氏部分佚文辑录增补而成。

(二)《中藏经》的主要成就

《中藏经》3卷,上卷主要论述人与自然的关系,以及阴阳五行、脏腑学说、病因病机、脉色证治等基本理论;中卷讨论痹证、中风、痈疽、水肿等杂病诸候,察色按脉决死生之法;下卷记载诸病治疗药方60余首。全书以阐述藏象理论为核心,吸取古代各家医经精华,探索辨证、诊断、用药方法,是一部理论与临床紧密结合的著作。其主要成就如下。

1. 初步形成脏腑辨证学说

《中藏经》突出的学术成就是把《素问》《灵枢》等书中分散零碎的脏腑病证理论集中、条理和系统化,初步形成中医脏腑辨证学说,并将天人合一的整体观与阴阳五行、寒热虚实辨证等有机结合。尤以脉、证为中心分述五脏六腑病证的寒热虚实,对后世脏腑辨证理论的发展和完善影响深远。

2. 丰富杂病的认识和治疗

《中藏经》对中风、痹证、积聚癥瘕、杂虫、劳伤、传尸、痈疽、五丁、脚弱、水肿、淋证等病证进行详细探讨,每病均有详细分类及病因病机分析。虽然这些病证在《内经》《难经》《伤寒杂病论》中大多可以见到,但《中藏经》对其病因病机、治则治法的认识颇有独到之处,进一步丰富了辨证思路和治疗方法。

3. 记载切实可用的治疗方法

《中藏经》将理论与临床紧密结合,论治兼有。《论诸病治疗交错致于死候》详细解释汤、丸、散、下、吐、汗、灸、针、补、按摩、导引、蒸熨、澡洗、悦愉、和缓、水、火等治法的作用及具体用法,以及误治后可能出现的后果,对临床极具参考价值。

千百年来,《中藏经》伪书之名不绝于耳,但仍然不能掩盖这部著作的成就。唐代孙思邈《千金要方》第11卷至20卷,就是在《中藏经》脏腑辨证的基础上发展而成,内容较之更为详尽。

第二节 针 灸 学

魏晋南北朝时期的针灸学取得显著成就,出现我国现存最早的针灸学专著——皇甫谧《针灸甲乙经》。该书对《内经》《难经》及秦汉以来的针灸进行系统整理与总结,为后世针灸的发展奠定基础。

皇甫谧与《针灸甲乙经》

(一) 皇甫谧的生平

皇甫谧(215—282年),字士安,幼名静,晚年自号玄晏先生。西晋安定郡朝那(宁夏固原市彭阳县古城镇)人,后随叔父迁居新安(今属河南洛阳市)。谧自幼家境贫困,躬自耕作,但暇必读书,竟废寝忘食,对经史百家颇有研究。性情沉静,勤于著述。一生所著甚丰,有《帝王世纪》《高士传》《逸士传》《列女传》《玄晏春秋》等史学著作,是一位颇有名望的学者。《晋书·皇甫谧传》言其"有高尚之志,以著述为务",林亿在校订《甲乙经》的序言中称皇甫谧"博综典籍百家之言"。晋武帝曾征召他入朝为官,被他婉言谢绝。他在《释劝论》中阐述医学的重要性,钦佩历代名医的精湛医术,如言"若黄帝创制于九经,岐伯剖腹以蠲肠,扁鹊造虢而尸起,文挚徇命于齐王,医和显术于秦晋,仓公发秘于汉皇,华佗存精于独识,仲景垂妙于定方",表示要发奋学医,精研岐黄。晋武帝爱惜其才华,赐予很多书籍。

皇甫谧平素羸弱,加之长年劳累,常服寒食散,致使精神衰颓。42岁时因罹患风痹证后而潜心钻研医学,"习览经方,手不辍卷,遂尽其妙",自此,致力针灸学研究。他深感当时针灸书籍"其义深奥,文多重复,错互非一",不易学习和流传,故以《素问》《针经》《明堂孔穴针灸治要》3部医籍中有关针灸内容为依据,总结秦汉以来针灸之成就,并结合自己临证经验,于魏甘露年间(256—259年),编撰成《黄帝三部针灸甲乙经》(简称《针灸甲乙经》或《甲乙经》),这是我国现存最早的一部针灸学专著。皇甫谧尚有《寒食散论》1卷,惜未传后世。

(二)《针灸甲乙经》的主要成就

《针灸甲乙经》12卷,128篇。内容丰富,既叙述人体脏腑的生理功能和病理变化,又重点归纳整理经脉腧穴、考订腧穴部位、临证针灸治疗和操作手法。1~6卷是中医学的基本理论与针灸学的基本知识;7~12卷是临床经验总结,包括各种疾病的病因、病机、症状和腧穴主治。该书按生理、病理、诊断、治疗等内容进行归类编排,层次清晰。其主要成就如下。

1. 系统整理人体腧穴

皇甫谧对《素问》《针经》《明堂孔穴针灸治要》3部医书所述及的腧穴进行全面系统的归纳整理,如对腧穴的名称、部位、取穴法等逐一考订,重新厘定腧穴位置,并增补新穴位。《甲乙经》整理厘定的腧穴有349个,其中双穴300个、单穴49个,比《内经》增加189个穴位。经《甲乙经》整理、定位的腧穴,在很长时期内成为针灸取穴的标准。

2. 提出分部划线布穴法

《甲乙经》在论述人体十二经脉、奇经八脉、十五络脉、十二经别和十二经筋的生理功能、循行路线和发病特点的基础上,又采用分部划线布穴的方法,把人体的腧穴,按头、面、项、肩、胸、背、腹、四肢等35条线路排列,方便临床应用。这一穴位排列方法,对后世有一定影响,唐代甄权《明堂图》、孙思邈《千金方》论述针灸腧穴的内容,均宗其例。

3. 阐明针灸操作方法和针灸禁忌

《甲乙经》以大量篇幅阐述临证施针原则、针灸操作方法和注意事项,如指出:"用针之理,必知形气之所在,左右上下,阴阳表里,血气多少,行之逆顺,出入之合。"提示要掌握针刺时机,根据病人体质、病情轻重而采用不同的刺灸法。同时又强调取穴要准确,"凡刺之道,必中气穴",才能取得疗效。《甲乙经·气血周身五十营四时日分漏刻第九》专论人体气血循行流注时间及掌握气至时刻进行针刺补泻的方法。该书所述气血流注径路,基本上与十二经脉的循行次序相同,这对后世形成子午流注针法有一定影响。

《甲乙经》提出针刺的操作手法,贵在坚握有力,"如临深渊、手如握虎",指出:"持针之道,坚者为宝。正指直刺,无针左右,神在秋毫。"要求施针时精神集中,留意病人的神态变化,审察血脉的虚实。《甲乙经》还记载每个穴位的针刺深度、留针时间、艾灸壮数和不宜深刺及禁灸的穴位,其中禁针穴 8 个、不宜深刺穴 4 个、不宜久留针穴 1 个、刺不宜多出血穴 3 个、禁灸穴 31 个。所列禁忌各穴,大多为临床证实,足资后世借鉴。

4. 总结临床针灸治疗经验

《甲乙经》7~12 卷专述针灸治疗,涉及内、外、妇、儿、五官等科疾病病因、病机、证候、针灸治法、禁忌和预后。其中内科杂病 38 篇,外科 3 篇,妇儿科各 1 篇,五官科 5 篇。全书共列 200 多种病证的针灸治法 500 多条,所载腧穴主治,至今仍有较高的实用价值。

《甲乙经》既保存大量的古代医学文献,又为后世针灸的发展建立规范。该书自西晋太康三年(282 年)刊行,就受到医学界的高度重视,被作为学医者必读之书。如《千金要方》云:"凡欲为大医,必须谙《素问》《甲乙》《黄帝针经》《明堂流注》……诸部经方。"唐宋两代的医学教育,都把《甲乙经》列为学生学习和考试的主要内容之一。宋以后重要针灸著作的内容,都是在《甲乙经》基础上发展起来。就是对当代针灸理论研究和临证治疗,《甲乙经》仍有一定的指导意义。《甲乙经》对国外医学的影响也较深远。南北朝至隋唐,随着中外文化交流的日益频繁,《甲乙经》传到朝鲜和日本,成为两国医学生必修之书。

总之,《甲乙经》是《内经》《难经》之后对针灸学的又一次全面总结。把针灸治疗和脏腑经络的生理、病理紧密结合起来,对人体腧穴、针灸操作方法和临证治疗等方面都作了较系统的论述,确立了针灸的理论体系,并为针灸成为临床独立学科奠定基础。

第三节　方剂学的成就

魏晋南北朝时期战乱频繁,政局动荡,是中华民族第二次大融合的重要时期。医家有更多机会从事医疗实践,大批医著相继问世。据记载,魏晋南北朝时期的医方书籍近 200 种,它们多以记述个人经验为主,注重临床实效,有力地促进了这一时期医学的发展。

一、葛洪与《肘后救卒方》

《肘后救卒方》,又称《肘后备急方》《肘后方》,东晋葛洪著。原书 3 卷,今本《肘后备急方》经后人增补为 8 卷,主要记载一些常见病证的简便疗法和急救疗法,是中国医学史上第一本临床实用手册。

(一) 葛洪的生平

葛洪(284—364 年),字稚川,号抱朴子,丹阳句容(今江苏南京句容)人。东晋著名医学家、博物学家、炼丹家、道家。

葛洪出身名门望族，祖父葛系是三国时期吴国的吏部尚书，父亲葛悌曾出任吴国中书郎等职。13岁时父亲去世，与母亲扶柩还乡，开始自食其力的农樵生活。由于家境败落，葛洪靠上山砍柴换取读书用品，学习勤奋，经常苦读到深夜。从青年时期开始，葛洪对神仙导引之法产生兴趣，师从叔祖父葛玄弟子郑隐学习炼丹术。东晋太安二年（303年），因平息农民起义，葛洪被任命为伏波将军，赐关内侯。中年时，晋元帝及晋咸帝都曾以高官厚禄赐召葛洪做官，被他拒绝。葛洪生性寡欲，不好荣利，他取字稚川，别号抱朴子，就是表示其朴实、不为物欲所诱惑之志。由于葛洪一心致力于炼丹术的研究，因此主动要求到盛产炼丹原料的广州（治今广东广州市）一带做县令。到广州后，葛洪拜南海太守鲍靓为师。鲍靓不但把炼丹技术毫无保留传授给他，还将女儿鲍姑许配葛洪，鲍姑后来成为著名的女灸师。从此以后，葛洪隐居在罗浮山中，边炼丹、采药，边从事著述，直至去世。

葛洪著书颇丰，但大多已不传，据史籍记载，其中与医学相关的著作有《金匮药方》100卷、《神仙服食方》10卷、《服食方》4卷等。流传至今的主要有《抱朴子》和《肘后救卒方》。葛洪一生主要从事炼丹和医药，不仅对临床急症医学成就突出，而且在制药化学方面贡献卓著。

（二）《肘后救卒方》的主要成就

《肘后救卒方》是葛洪的代表性医学著作，尽管卷帙不多，但内容丰富，是魏晋南北朝时期重要的医学典籍，也是现存最早的急症诊治专著。葛洪在阅读《黄帝内经》《金匮要略》等医书及百家杂方的基础上，总结自己治疗心得，完成《金匮玉函方》100卷。之后，葛洪考虑到《金匮玉函方》卷帙浩繁，难于携带检索，便将其中常见疾病、急病等内容编成《肘后救卒方》3卷，以便临床急救检索之需。"肘后"是指随身携带以备急用，"救卒"意在救治突然发生的急病。《肘后救卒方》是一部以治疗急症为主的综合性医著，突出简、便、廉、验的用药特点。其主要成就如下。

1. 传染病的认识

葛洪是最早记述恙虫病的医家。该病是由恙虫的幼虫（恙螨）作媒介而散播的一种急性传染病，流行于我国东南沿海一带。直到20世纪20年代，国外才逐渐发现恙虫病的病原是一种比细菌小得多的"立克次体"，而葛洪早在没有显微镜的1 600年前，就把恙虫病的病原、症状、发病地点、感染途径、预后和预防，描述得十分清楚，并指出此病见于岭南，这与今天临床所见相似。

《肘后方》记载一种瘈犬（疯狗）咬人引起的病症。葛洪首次提出，应用狂犬的脑组织敷贴在被咬伤的创口可以治疗狂犬病，因为狂犬脑中含有抗狂犬病的物质。后世学者认为，这种方法具有"以毒攻毒"的理念。直到19世纪，法国科学家巴斯德始从狂犬的脑组织中成功培养出狂犬病疫苗，因此葛洪被认为是人工免疫疗法的先驱。

《肘后方》第一次准确而详细地描述天花的症状："比岁有病时行，乃发疮头面及身，须臾周匝，状如火疮，皆戴白浆，随决随生，不即治，剧者多死。治得差者，疮瘢紫黑，弥岁方灭。"因"以建武中于南阳击虏所得，乃呼为虏疮"，故将天花命名为"虏疮"。《肘后方》对麻风病症状的描述也很具体，并记载当时对麻风病人实施的隔离措施。该书首次记载结核病（尸注、鬼注），不仅详细记载病状和发病过程，还明确指出结核病具有传染性。

2. 急症医学的贡献

葛洪创立的急症治疗技术，大大提高我国古代的急症治疗效果，包括人工呼吸法、救溺倒水法、腹穿放水法、导尿术、灌肠术等。《肘后方》记载外伤急救的方法，如将开放性创伤口称为"疮"，提出多种伤口止血的方法。还首次采取竹板固定法治疗四肢骨折，这也是小夹板固定治疗骨折的最早记载。

3. 针灸疗法的贡献

《肘后方》对针灸疗法也有较多阐述,尤其倡导灸法治病。《肘后方》列述的 72 种病症中,有近一半采用灸法治疗;列述针灸医方 109 首,其中灸方 99 首,并对灸法治病的临证选穴、操作方法、治疗效果和禁忌等都作了详尽阐述,丰富了灸疗的理论与实践。另外,《肘后方》首次记载了隔物灸,为后世灸法的发展作出贡献。

4. 药物学的贡献

《肘后方》收载药物约 350 种。葛洪在《肘后方》中最早记载中药青蒿抗疟,为后世抗疟药物青蒿素的开发奠定了基础。葛洪对豆豉的应用很有特色,全书载有用豆豉的单、复方 40 多首,是《肘后方》使用频率最高的药物,他创用的葱豉汤至今仍是中医临床常用方剂。《肘后方》用牛奶和松叶等食疗方法治疗脚气病,现代研究:证明这些食物和药物含有丰富的 B 族维生素,可以有效防治 B 族维生素缺乏引起的脚气病。

南朝梁时,陶弘景对《肘后救卒方》作了一次增补,名为《补阙肘后百一方》,金代杨用道等在《肘后百一方》基础上又增补为《附广肘后备急方》,流传至今。

二、刘涓子与《刘涓子鬼遗方》

《刘涓子鬼遗方》,又称《神仙遗论》《痈疽方》,东晋刘涓子撰,南朝齐龚庆宣整理,是我国现存最早的中医外科专著,总结了魏晋南北朝时期外科的主要成就。

(一)刘涓子的生平

刘涓子(约 370—450 年),东晋末至南朝宋时期的医家,京口(今江苏镇江)人,东晋时曾任彭城(今江苏徐州)内史。刘涓子精医术,擅长外科。晋安帝义熙六年(410 年),随刘裕北征,以精湛医术在军中享有盛名,著《刘涓子鬼遗方》10 卷。

(二)《刘涓子鬼遗方》的主要成就

《刘涓子鬼遗方》序言记载,该书是刘涓子在丹阳郊外巧遇"黄父鬼"时所遗留的一部著作,后经龚庆宣整理后传世。《隋书·经籍志》著录该书 10 卷,北宋以后则仅存 5 卷。《刘涓子鬼遗方》主要内容包括金创战伤、痈疽疮疡、皮肤疥癣、瘰疬瘘疮等,医学理论主要源于《灵枢·痈疽》篇。其主要成就如下:

1. 外科痈疽的认识与治疗

魏晋以后,服石之风渐盛,痈疽发病率大增,《刘涓子鬼遗方》载方 140 余首,其中治疗金疮外伤的方剂共计 34 首,其余均为治疗痈疽之方,可谓痈疽证治专著。该书对痈与疽首先从病机和症状作出明确鉴别,对痈疽等证的辨脓十分精细。除辨别成脓与否以外,还特别指出发病部位与愈后的关系,说明严重痈疽证引发全身性感染的不良预后,并强调成脓即早切开、针烙引流等原则。

2. 确立内治法

魏晋南北朝,正处兵戎战乱时期,金创战伤的治疗颇受重视。同时,外科提倡应用内治法,诸如清热解毒、凉血祛瘀等内消方法。对体质壮实的痈疽患者,主张早期可较多应用清热、解毒、消肿等药物;对体质虚弱的痈疽患者,则注重应用扶正祛邪。痈疽后期,溃脓颇多,气血不足时,也宜多用补托方药。《刘涓子鬼遗方》开创了外科内治的全新思路,为后世外科消、托、补三大治则的确立,奠定了基础。

3. 丰富外治法

《刘涓子鬼遗方》集前代医家经验并有发挥，收载多种剂型的外用方药与治疗技术，包括灸、贴、敷、围、洗、溻、熏、针、烙、浴等外治法，以及应用止血、收敛、止痛、解毒等方药。该书还载有战争中腹部外伤后肠脱出的回纳方法，因此，被誉为中国早期的军事外科医著。

《刘涓子鬼遗方》反映魏晋南北朝时期外科领域的主要成就与经验，对后世影响较大，唐代名著《千金要方》《外台秘要》等的外科部分，大多录自该书。

三、陈延之与《小品方》

《小品方》，又称《经方小品》，陈延之撰，是南北朝时期一部实用价值较大的方书，曾广为流传，被后代医家奉为绳墨。

（一）《小品方》的作者及流传

作者陈延之，南朝宋医家。原书12卷，书名最早见《隋书·经籍志》。在六朝后期、隋唐以及同时期的日本医书中，《小品方》被其他书籍多次引用，如《千金要方》《外台秘要》《医心方》等。后人辑注葛洪《肘后方》时也补入《小品方》部分内容。该书还被隋唐政府规定为学医者的必修教材。日本学者小曾户洋研究认为，《小品方》的成书上限为454年，下限为473年。该书约在宋代亡佚，当代高文柱有《小品方辑校》（1983年）。1985年，日本学者真柳诚、小曾户洋在东京前田育德会尊经阁文库发现镰仓末期钞本残卷，经过与《外台秘要》《医心方》所引用《小品方》佚文对照，确定为《经方小品》即《小品方》。1992年日本北里研究所附属东洋医学综合研究所将其影印刊行。今严世芸等有该书辑本，收录在其主编的《三国两晋南北朝医学总集》。

（二）《小品方》的主要成就

《小品方》是中国南朝一部著名方书，全书12卷，编次有序，包括内、外、妇、儿、急症等，以及服石解散、本草药性与灸法要穴。其主要成就如下。

1. 集南北朝前的诊治经验

《小品方》从理论上提出伤寒、温病分治学说，明确指出伤寒、温病、时行的不同，还提出"伏温成温说"，突破"伏寒化温"的局限。《小品方》有关外感热病的理论与临床实践，为明清温病学说的确立奠定了基础。《小品方》重视妇幼保健，促进妇产与儿科独立发展的进程。该书反对早婚，载有妊娠得病和羸弱妇人欲去胎方，说明当时已经有了人工药物流产方法。《小品方》首次明确记载瘿病（地方性甲状腺肿大），详细描述脚气病的症状。在急救方面，则载有内伤杂病中某些危急重症的治疗方法，涉及各种创伤的处理，以及溺水、窒息、缢死、中毒等的抢救，内容十分丰富。

2. 记载丰富的治疗方法

据《小品方》佚文统计，该书治疗方法除口服汤、丸、散、膏等内治法外，还载有灸法、熨法、口含法、外涂法、粉扑法、洗局部法、洗浴法、吹耳鼻法、灌注法、外塞法、点眼法等多种外治法。由此可见，陈延之对临证有针药并举、内外齐下、多法同治的综合治疗特点，在外科疾病治疗中尤为突出，这为后世医家研究中药剂型和给药途径提供了新的思路。

3. 强调用药节度，提倡简便廉验

《小品方》强调必须根据病人的体质和病情酌情用药，发挥《内经》因时、因地、因人、因病制宜的辨证施治思想。《小品方》组方用药力求简单，寻取方便，所采录方剂均是几味药物的小方，很少有10味药以上的处方，并且提出"山草中可自掘取"药源的主张，体现用药简便、廉验的特点。

总之,《小品方》反映当时处方用药和临床医学的发展水平,虽然囿于历史条件,不免存在某些局限,但仍为推进医学理论及诊疗技术的发展作出了贡献。

第四节 本草学的成就

魏晋南北朝时期,药物学有了进一步的发展,药物知识和用药经验不断丰富,药物品种也日益增多。此时,一批药物学著作相继出现,见于史籍记载的药物学专著已达110种。吴普《吴普本草》和陶弘景《本草经集注》成为这个时期药物学成就的代表,尤其是《本草经集注》,不但增加药物品种,而且确定本草学的科学分类、体例和本草著作的编写模式,对后世中药学的发展影响深远。

一、吴普与《吴普本草》

《吴普本草》是东汉名医华佗的弟子吴普所著,首见于南朝梁阮孝绪(497—536年)《七录》和陶弘景的《本草经集注·序录》,是中国历史上第一部有明确作者的本草学著作。

(一)《吴普本草》的作者及流传

吴普,汉魏时期医家,广陵(今江苏扬州)人。其生卒年代正史无考。据《后汉书·华佗传》载,"普依准佗疗,多所全济";操练师授"五禽之戏",耄耋之年,耳聪目明,齿完牙坚。可见,吴普是华佗医学的主要继承人。又《华佗别传》载,吴普年将九十,魏明帝(曹叡)呼之,使为禽戏,普以年老手足不能相及,粗以其法语诸医。魏明帝在位之时(226—239年),正值吴普年将90岁之际。据此推断,吴普约生活于东汉永和至魏嘉平年间(136—254年)。

《吴普本草》约在北宋时亡佚,该书内容大部分被唐宋时期的医学著作和类书等引载,如欧阳询《艺文类聚》、徐坚等《初学记》等。其中以宋代李昉等所撰《太平御览》引录为最多,共引载药物191味。此外,《嘉祐本草》引载药物40味,唐慎微《证类本草》引载药物20味,苏颂《本草图经》引载药物6味。《吴普本草》现有3种辑复本存世,一是清代焦循辑佚的《吴氏本草》(1793年),载药168种;一是当代尚志钧辑佚的《吴普本草》,载药202种;一是当代严世芸等主编的《三国两晋南北朝医学总集·吴普本草》。

(二)《吴普本草》的主要成就

《吴普本草》原书6卷,载药441种。该书反映《神农本草经》成书后至汉魏时期民间医家的用药经验,而且保存了早期重要本草学文献,对后世有一定影响。其主要成就如下。

1. *药物知识丰富,论述内容广泛*

该书收载药物除了沿用和充实《神农本草经》的正名、性味、功用、别名和产地等内容外,又增设药物生态、形态、采集、炮制加工、配伍宜忌等项目。对药性介绍较详,多汇集前代各家之说,一药多论。药物的别名,《神农本草经》多不载,或偶尔载一二种,《吴普本草》则一一记载。如"贯众"收载8个异名,"防葵"收载6个别名,"麦门冬"则收载秦、楚、越等不同地区的7种别名。记载药物别名,对防止同名异药和异名同药的错误现象,在统一药名方面有一定意义。《吴普本草》又增补《神农本草经》部分药物功用,如淫羊藿"坚骨"、生大豆"杀乌头毒"等,吴普均予以补入。该书论述药物功效时,很难见到《神农本草经》中"神仙不老""服后成仙"等类似记载。由此可见,作为临床医药学家的吴普,更重视药物的实际效果,较少受神仙方士之说的束缚。对药物采集时间、加工炮制、畏恶宜忌等内容的介绍也颇为深入。该书收载药味比《神农本草经》多76种,表明当时认识药物较汉代又有新的发展。

2. 注意药物毒性,纠正《本草经》某些不当记载

《吴普本草》特别注意药物的毒性作用,例如"麻蕡",《神农本草经》言其"久服通神明,轻身",《吴普本草》则云:"叶上有毒,食之杀人。"明确指出麻蕡的毒性作用。矾石一药,《神农本草经》记载其"坚筋骨齿,轻身不老,增年",《吴普本草》则引用岐伯"久服伤人骨"之语,陈述己见,予以纠正。"麻蕡""矾石"在《神农本草经》中均列为"无毒,多服久服不伤人"的上品,吴普不拘泥经文,敢于提出不同见解,体现可贵的创新精神。其他如翘根"以作蒸饮酒,病人"、芫花根"久服令人泄"等药物的毒性作用,《吴普本草》也有详细记载。

3. 汇集众医用药经验,保存早期本草文献

吴普编写该书时,参阅多种古代本草文献,广泛汇集前代名医用药经验。从《吴普本草》辑复本可知,该书引载托名神农、黄帝、岐伯、雷公、桐君、扁鹊、医和等医家的著作达10种之多。这些医籍、本草文献,现存世者仅有《神农本草经》辑复本1部,其他虽见史书记载,但均佚失。《吴普本草》使这些重要的本草史料得以保存,让后人能窥见魏以前本草学发展的梗概。

《吴普本草》对后世药物学和植物学乃至农学,都产生较大影响。南朝梁陶弘景编撰《本草经集注》时,把《吴普本草》作为主要参考书。北魏贾思勰所撰《齐民要术》,辑录《吴普本草》部分内容。唐以后的《蜀本草》《嘉祐本草》《本草图经》《证类本草》等书,均收录《吴普本草》部分药物资料。明代李时珍《本草纲目》所引吴普之说,多转录于《证类本草》。由此可见,《吴普本草》学术影响之深远。

二、陶弘景与《本草经集注》

《神农本草经》问世后,历经东汉至魏晋南北朝约400多年,本草学有进一步发展,药物知识和用药经验逐步积累丰富,新药品种不断增多。为此南朝梁医家陶弘景对这一时期的药物进行系统总结,撰成《本草经集注》。

(一)陶弘景的生平

陶弘景(456—536年),字通明,晚年又号华阳隐居,卒谥贞白先生,丹阳秣陵(今江苏南京句容)人,南朝梁著名道家、医药学家。据史书所载,陶氏十分好学,"一事不知,深以为耻",10岁已"读书万余卷,善琴棋,工草隶",19岁做诸王侍读。齐武帝永明十年(492年),陶氏上表辞禄,隐居句容茅山。梁氏代齐后,陶弘景深受梁武帝器重,朝廷大事常向他咨询,故有"山中宰相"之称。因少时读葛洪《神仙传》,颇受道家思想影响,故在隐居时常遍历名山,寻访仙药,炼丹修道,且兼行医业。陶氏"性好著述,尚奇异,顾惜光景,老而弥笃。尤明阴阳五行,风角星算,山川地理,方图产物,医术本草,著帝代年历",一生著作较多,除《本草经集注》外,还有《效验方》《药总诀》《补阙肘后百一方》《养生延命录》《养生经》《古今刀剑录》等。

陶弘景在医疗实践中,有感于魏晋以来的本草书,"或三品混糅,冷热舛错,草石不分,虫兽无辨",不能很好指导临床用药,决心对本草书勘订整理。他不但认真总结前人药学成果和自己用药心得,而且注重搜集民间用药经验,遂以《神农本草经》为基础,撰成《本草经集注》。

(二)《本草经集注》的主要成就

《本草经集注》是陶弘景在整理充实《神农本草经》365 种药物的基础上,又从《名医别录》中选出 365 种药物合编而成的一部药物学著作。其中新增的药物用墨笔书写,《本草经》原收载的药物则用朱笔书写。这种方式,有助于后人对古医药文献的研究。《本草经集注》7 卷,收载药物 730 种。其主要成就如下。

1. 补充新药,首创按药物自然属性分类

陶弘景对《神农本草经》收载的 365 种药物逐一进行整理,纠正传抄中的部分错误,并增加新发现的 365 种药物,使药物品种增加 1 倍。陶氏鉴于《神农本草经》的"三品分类法"不能准确反映药物性能,于是创用按照药物自然属性的分类法,将药物分为玉石、草木、虫兽、果、菜、米食、有名未用等 7 类。陶氏所制的药物自然属性分类法,是药物分类的进步,沿用近千年,成为我国古代药物分类的标准。

2. 方便临床,提出"诸病通用药"

陶弘景根据临证用药需要,按照药物效用进行分类归纳,提出"诸病通用药"。《本草经集注》以病为纲,列举 80 多种疾病的通用药物,并注明药性,便于临证选用。如治风通用药有防风、防己、秦艽、川芎等,治水肿通用药有大戟、甘遂、泽泻、巴豆等,这对医生处方用药有很大参考价值。陶弘景创用的按药物效用分类归纳法,亦为后世本草著作所效法。

3. 重视炮制,详论药物加工修治方法

《本草经集注》收录药物采集、加工和炮制方法,如介绍中药采集时的去节、去须、去毛、去壳、擘破、细切、捣碎、剉炙、熬、蒸等操作方法和药物修治的具体要求。同时,对药物采集的时月、古称分量折合、丸散汤膏的制法要点、煎汤合药注意事项、药物炮制和制剂方法等内容,均有详细论述。该书还介绍汤剂、酒剂、散剂、丸剂、膏剂 5 种剂型。

《本草经集注》是这一时期主要的本草著作,继《神农本草经》之后药物的又一次整理和总结。该书初步确立本草著作的编写新体例和中药分类新方法,在本草史上占有重要地位,是一部具有重要历史价值的本草学著作。《本草经集注》已佚,主要内容保存在《证类本草》等书中,日本森立之、今人尚志钧、严世芸等各有其辑复本。

三、雷敩与《雷公炮炙论》

中药炮制,由来已久。《灵枢·客邪》篇中"半夏秫米汤"的半夏,已注明经过炮制,《伤寒杂病论》对药物炮制要求记载甚详,如麻黄去节、杏仁去皮尖、牡丹皮去心、大黄用酒浸等。自汉代以来,中药炮炙方法不断改进,经验不断积累,至南朝宋时,出现我国第一部炮制专著——雷敩的《雷公炮炙论》。

(一)作者及著作流传

雷敩,南朝宋药学家。其生平事迹,各家文献记载不一,明代徐春甫《古今医统》称"雷公为黄帝臣,姓雷名敩",北宋苏颂则说是隋人。言雷敩为刘宋时人,大多依据南宋赵希弁《郡斋读书后志》之说:"《雷公炮炙》三卷,古宋雷敩撰,胡洽重定,述百药性味炮熬煮炙之方。"重定者胡洽原名为胡道洽,后因避讳而改名,系南朝宋人。李时珍《本草纲目·序例》也提出:"《雷公炮炙论》,刘宋时雷敩所著,非黄帝时雷公也。"目前,多数学者认为,《雷公炮炙论》为南朝宋雷敩所撰。

《雷公炮炙论》在元代前后亡佚,其内容被历代本草著作引用。北宋唐慎微《证类本草》收载该书 234 种药物,明代李时珍《本草纲目》也转录 254 种药物。明代李中梓曾辑录《炮炙论》,但错误缺漏不少。1932 年四川张骥有该书辑本。今人尚志钧《雷公炮炙论》辑校本,搜集资料比较完整,是研究雷氏学术经验的重要参考书。

(二)《雷公炮炙论》的主要成就

雷敩擅长药物炮制,约于 5 世纪撰成《雷公炮炙论》。该书 3 卷,载药 300 种,系统记述药物的性味、煮熬、炮制、修治等理论和具体操作方法。其主要成就如下。

1. 记载多种炮制方法

该书述及的炮制方法有炮法、炙法、焙法、煨法、蒸法、煮法、去芦、去足、制霜、制膏、酒制、蜜制、药汁制等 10 多种,几乎包括当今通用的炮制方法,内容丰富,论述详尽。所记载的炮制方法,经现代药理实验证明,大多正确,如巴豆加麻油同煮以减轻巴豆的毒性;大黄剉蒸以防被酵素酶解而失效;苏木、沉香含挥发油,不宜用大火高温;乌头则应以高温炮制减其毒性等。

2. 药物修治规定详细

对药物修治,如净制、粉碎、干燥、储藏等方面,该书都有详细要求,仅药材粉碎,就有细锉、捣细、捣筛极细、杵粉、研、酵磨、槌破等不同。干燥方法有阴干、暴干、晒干、风干、日干、吹干、悬令干等之分。对某些药物则要求"忌铅器""忌铁器""忌铜器""忌风""忌火"等,这些注意事项和规定都有一定科学性。

3. 炮制范围涉及广泛

该书论述药物炮制,包括炮制时间、不同药物修治要求、醪醯辅料取舍和用量、操作工艺流程、文武火候的掌握、中药饮片的储存、药材真伪优劣鉴别和注意事项等,涉及面广泛、系统全面。该书所述中药炮制内容,受到历代制药业的重视。如描述炮制火力的"文火""武火""中火"等专用术语,沿用至今。

《雷公炮炙论》系统总结南北朝以前有关中药加工炮制的经验,成为我国现存第一部炮制学专著。该书论述的药物炮制方法,对后世中药炮制的发展有较大影响。后世中药传统炮制工艺"炮制十七法",就是在《雷公炮炙论》基础上发展起来的。

第五节 养 生

魏晋南北朝是我国古代养生发展的一个重要时期,养生思想和养生方法在前代基础上取得长足进步,中医养生理论初步形成。

这一时期,随着佛教兴起和道教流行,两汉时期儒学独尊的局面被打破,儒释道开始并立,同时玄学流行。养生领域也因玄学、儒学、佛学和道家学说的介入,逐渐形成以人生、生命、形神为中心的议题。但由于历史条件的限制,此时的养生思想也存在良莠不齐、鱼目混珠的现象,金丹大药、成仙之学也曾盛极一时。然而总体来说,这一时期的养生有 3 个特点:一是养生理论在发展过程中融医、儒、道、佛诸家养生学说于一体,各取其长;二是养生家积累丰富的养生经验,并提出具体的养生方法;三是养生著作颇丰,在传承《内经》养生观的基础上,理论有所创新和发展。当时的养生家为后人留下不少养生文献,如嵇康《养生论》、葛洪《抱朴子》、张湛《养生要集》、陶弘景《养性延命录》等。

一、炼丹与服石

(一) 有关炼丹的文献

中国炼丹术,是制药化学的前身,它随着金属冶炼业一起发展。人们在冶炼金属过程中,积累了丰富的化学知识和矿物药的使用经验,由此也脱胎出方士们的炼丹术。炼丹术源于战国时期,先秦方士为迎合统治者"长生不老"的欲望,吸取冶金技术,用于专门炼制旨在长生的"灵丹妙药",因此炼丹术被夸张渲染成神奇的方术。

炼丹术在两汉时期发展很快,不仅有大量方士从事炼丹活动,而且出现多部炼丹著述。据今人陈国符考证,现存的《太清金液神气经》《黄帝九鼎神丹经》《太清金液神丹经》,都是先于《周易参同契》问世的汉代炼丹著作。《淮南子·人间训》记载以铅为原料的炼丹方法,药物学著作《神农本草经》也有汞制剂和砷制剂治疗疾病的记载。东汉魏伯阳《周易参同契》,则第一次把易理和炼丹联系起来,从哲学高度对炼丹家的经验进行概括和总结,被视为现存最早的炼丹著作。魏伯阳对炼丹的目的、原料、设备和方法等进行概述,在理论和实践上都对中国炼丹术产生重大影响,如介绍汞易蒸发的特点、汞与硫黄的化合现象等。

魏晋南北朝时期道教兴盛,导致炼丹术盛行,炼丹著作较多,最著名的炼丹家是晋代葛洪。葛洪是医药学家、道家、炼丹家,代表作《抱朴子》,分内、外篇。有关炼丹术的论述主要在《内篇》中。该书介绍30余种炼丹法,记载许多制药化学的实验过程,如"丹砂烧之成水银,积变又还成丹砂"。《抱朴子》提到"铅性白也,而赤之以为丹,丹性赤也,而白之以为铅",是记述铅能变成铅丹、铅丹又能分解还原为铅的过程。当时,葛洪炼丹所涉及的原料有雄黄、曾青、胆矾、硝石、云母、磁石、食盐、锡、卤盐、砷等。其通过炼丹所积累的丰富冶炼经验和化学知识,为制药化学作出了很大贡献。

陶弘景是葛洪之后的又一位重要炼丹家,曾用朱砂、曾青、雄黄等炼出"色如霜雪"的"飞丹",他整理总结炼丹经验,著成《合丹法式》,另有《集金丹黄白要方》《服云母诸石药消化三十六水法》等炼丹著作。陶弘景在炼丹、制药化学和本草学上都取得相当的成就。

(二) 炼丹的意义和影响

盛行的炼丹术,虽然带有服药成仙、长生不老的迷信色彩,但客观上促成制药化学的开端。古人在炼丹实践中,积累大量化学知识,尽管理论不完善,但炼丹实践所记录的过程却有重要价值。炼丹术后来经印度、阿拉伯地区传入欧洲,并因此成为近代化学发展的重要基础,英国著名中国科学技术史专家李约瑟说:"整个化学的最重要的根源之一(即使不是唯一重要的根源),是地地道道从中国传出去的。"足见中国炼丹术对近代化学发展的影响作用。

与此同时,炼丹术又给中医制药提供许多新的炼制方法。炼丹过程中陆续出现新的药物,并逐渐应用于临床,如《神农本草经》就有水银主治疥癣、痂疡白秃、杀皮肤中虱的记载;葛洪《肘后备急方》用红升丹拔毒生肌,《崔氏方》以白降丹治疮疽、发背、疔毒等。炼丹获得的药物在医疗中取得较好效果,提高和扩大了化学药物的效用和范围,丰富了我国传统药物学的内容。因此,炼丹术可视为近代制药化学的先驱。

(三) 服石

寒食散,又名行散、五石散。魏晋南北朝时,一些士大夫受到方士追求长生不老和纵欲生活影响,幻想通过服用矿物药,以期延年益寿,"羽化成仙",因此服石之风大兴。当时流行的矿物类药方是寒食散,由石钟乳、紫石英、白石英、赤石脂、硫黄组成,故称"五石散"。因服后身体烦热,必须"寒衣、寒饮、寒食、寒卧、极寒益善",名为"寒食散"。服用这种散剂,身体发热,人们常袒身露体行走以散热,故又称"行散"。

寒食散在魏晋南北朝时期开始流行,服石成风,结果造成因服散而中毒者不知其数,轻者生痈疽、全身溃烂、神志癫狂或残废,重者丧生。皇甫谧也因服石成痹,追悔莫及。据史书记载,魏晋南北朝直至唐代许多帝王如晋哀帝、北魏明元帝、唐宪宗、唐穆宗、唐敬宗、唐武宗、唐宣宗等,都因服寒食散而丧生。所以,后来出现治疗服石后疾病的方书,就有《皇甫谧曹歙论寒食散方》2卷、释道洪《寒食散对疗》1卷、释智斌《解寒食散方》2卷等,形成这一时期医学发展中的特殊现象。

二、养生代表人物

(一)嵇康

嵇康(223—262年),字叔夜,三国魏谯国铚(今安徽淮北濉溪县南、涡河北)人,官至中散大夫,"竹林七贤"之一。嵇康是魏晋时期的文学家,崇尚老庄,常修养性服食之事,虽在40岁遭司马昭所杀,但在中国养生史上占有十分特殊的地位。嵇康撰有《养生论》3卷,养生主旨为"清虚静泰,少私寡欲",这是嵇氏清谈"玄学"思想在养生方面的真切反映。《养生论》是中国养生史上第一篇较全面、较系统的养生专论,后世养生大家如陶弘景、孙思邈等均有借鉴。

(二)葛洪

葛洪在养生方面也有很大贡献,其《抱朴子·内篇》有较详细的阐述,注重预防,提出"养生以不伤为本",不伤即养,具体列出近30个"不"。如"冬不欲极温,夏不欲穷凉""不欲极饥而食,食不过饱""不欲多睡""目不久视"等,涉及四时寒热、饮食宜忌、坐卧行逸等。告诫人们在日常生活中要处处注重预防,以不伤人体正气为养生基本点,即所谓"养其气所以全其身",强调良好的生活习惯是延年益寿的基础。葛洪还对导引、吐纳等养生术十分重视。《抱朴子》载有龙导、虎引等导引术以及"坚齿""明目""聪耳""胎息"等功法,其中有关"胎息"的论述在气功史上首次出现,对后世影响很大。

(三)陶弘景

陶弘景自幼仰慕葛洪,致力于养生之道。他收集彭祖、张湛、胡昭、封君达等养生家的论述,结合自身体会,编成《养性延命录》2卷,是我国早期的一部养生专著,包括饮食起居、精神摄养、服气疗病、导引按摩、药物补益等内容。陶弘景认为,人之寿夭不在天,善养生者长寿,指出:"养生之法,但莫伤之。"切忌劳逸、饮食、房室等过度。另著有《真诰》20卷,记载药饵、导引、按摩等养生法,其中《协昌期》介绍摩面、拭目、挽项、叩齿、咽津、栉发等头面按摩术,简便易行,为后世所效法。

(四)颜之推

颜之推(约531—595年),字介,北齐文学家,琅琊临沂(今属山东)人。所著《颜氏家训》20篇,较全面反映颜之推的养生观和家风理论,其中《养生》专论养生之道,反映他以儒家传统思想为立身治家之道,颇有价值。他提倡药饵养生法并身体力行,年七十余时,仍能"目看细字,须发犹黑",足见常服槐实的效果。另外,该书还记载一些"朝士"常服杏仁、枸杞、黄精之类药物,从中得益。值得注意的是,服食养生也要谨慎从事,不能草率。

第六节 中外医药交流

魏晋南北朝时期由于贸易往来的开辟,佛教的不断传入和外交使团的互访,中外医药交流进入一个新阶段。

一、中朝医药交流

中朝两国,疆土毗连,自古以来文化交流十分密切,中朝之间往来,大多依靠陆地交通。魏晋南北朝时期,两国交流更加频繁。4世纪中叶,中国僧侣先后携带佛经汉译文,相继到达百济和新罗等地。由于佛典"五明"中有"医方明",所以僧侣本身掌握医药知识。这些僧侣在朝鲜出入于宫廷,边传佛法,边治疾病。因此,当时朝鲜曾一度盛行僧侣医学。此后,葛洪《肘后方》、陶弘景《本草经集注》以及中国的养生术及炼丹、炼金术,也相继传到朝鲜。公元562年,吴人知聪携带医书赴日时,途中路经朝鲜半岛时传授汉医学,进一步促进朝鲜医学的发展。医事制度方面,百济仿中国南北朝时期制度,将医者与药者分工成太医丞和药藏丞,设置医博士和采药师。我国魏晋南北朝时期,朝鲜医学已达到一定水平。《北史·百济传》记载:"又知医药,箸龟与相术,阴阳五行法。"陶弘景《本草经集注》也收载一些朝鲜出产的药物,如五味子、昆布、芜荑等。

二、中日医药交流

中日两国是一衣带水的邻邦,历史上中日交流颇多,中国医学对日本影响较大。早期,中日间的往来由于受到航行船舶难以掌握季风规律的影响,中国医学一般经过朝鲜传入日本。公元550年,中国灸治术传入日本。日本钦明天皇十三年(552年),中国南朝梁简文帝赠日本政府《针经》一部。公元562年,吴人知聪携带医书《明堂图》等共164卷到日本,中医书籍传入日本。对古代日本医学,尤其是针灸的发展,产生重要影响。

三、中印医药交流

魏晋南北朝时期,随着佛教的传入,印度医学陆续被介绍到中国。北周时,印度所译《五明论》,其中包涵印度医学内容。中印两国都是文明古国,当时医学都较发达。南北朝时期,印度医学对中国医学有一定影响。如佛学讲究四大学说,葛洪《肘后备急方》经梁陶弘景整理后更名为《补阙肘后百一方》,并且提出:"人用四大成身,一大辄有一百一病,是故深宜自想。"显然受到印度"四大说"影响。当时,僧人常用印度医学和中国医学结合的观点,阐明医学理论。如晋穆帝升平五年(361年),当有人问僧医于法开"高明刚简,何以医术经尔"时,他回答:"明六度以除四魔之病,调九候以疗风寒之疾。"同时,这一时期印度对中国医学和医家也有所了解。北魏时,敦煌高僧宋云去乌场国(在北印度)取经,在其《行纪》谈及华佗医术在印度传播的情况。我国的药物通过丝绸之路输入印度,如:茯苓、人参、当归、远志、乌头、附子、麻黄、细辛、胡椒、干姜等药,被誉为"神州上药"。

此外,我国还从其他国家输入一些医方书。如《隋书·经籍志》著录有《干陀利国治鬼方》10卷、《新录干陀利治鬼方》5卷。据考证,南朝宋时所称的干陀利,即今印度尼西亚苏门答腊,其中的治鬼方或与印度八支中之鬼病科相似。

拓展阅读文献

1. 朱建平.中国方剂发展史[M].北京：学苑出版社，2009.
2. 蒋力生.略论《脉经》的学术成就与版本系统[J].江西中医药，2007，38(1)：79-80.
3. 谭春雨.《中藏经》理论传承及成书时间探考[J].中医文献杂志，2009，(1)：33-35.
4. 王左原，金香兰，刘理想，等.论晋代葛洪的防病养生思想[J].中国中医基础医学杂志，2009，15(7)：496-497.
5. 张晶.中医脉学文献源流探微及《脉经》学术贡献[J].山东中医药大学学报，2011，35(2)：164-165.
6. 葛君芸，刘密，常小荣，等.葛洪《肘后备急方》针灸学术思想刍议[J].山东中医杂志，2013，32(10)：701-703.
7. 田丙坤，邢玉瑞.皇甫谧《针灸甲乙经》研究进展[J].中国针灸，2014，34(11)：1135-1140.
8. 张玉辉，杜松，金香兰.陶弘景养生学术思想探析[J].中国中医基础医学杂志，2015，21(1)：19-21.
9. 吕辛福.论嵇康的和谐养生思想[J].青岛科技大学学报(社会科学版)2016，32(3)：117-120.
10. 胡安徽.《吴普本草》的植物形态价值[J].陕西中医药大学学报，2016，39(3)：83-85.

第五章 隋唐五代时期的医学

（公元 581 年—公元 960 年）

导学

本章主要介绍隋唐五代时期国家医药管理和教育机构——太医署，《黄帝内经》整理和注释，综合性医著、本草学、病因证候学和临证各科的成就，中医养生的发展，以及中外医药交流。

1. 掌握《备急千金要方》《千金翼方》《外台秘要》《四部医典》《新修本草》《本草拾遗》《食疗本草》《海药本草》《诸病源候论》等著作主要内容、医学成就，《重广补注黄帝内经素问》的特点及意义。

2. 熟悉太医署的组成与发展，现存最早的伤科、产科、儿科专著的主要内容和特点。

3. 了解养生学的发展状况；中外医药交流情况。

公元 581 年，杨坚夺取北周政权，建立隋朝，定都长安。公元 589 年，南下灭陈，至此，动乱了 400 多年的中国又一次进入统一时期。隋的统一，加强了南北经济文化的联系，有利于各民族的融合和经济文化的进一步发展，医学也较前更进了一步，巢元方的《诸病源候论》即反映出人们当时对疾病病源和证候的深刻认识。隋王朝也很重视医学，编撰了《四海类聚方》2 600 卷，建立了医学管理和教育机构——隋太医署。然而，这种政治稳定、经济繁荣的局面只持续了 20 多年，隋炀帝在位期间，骄奢淫逸，雄兵黩武，横征暴敛，实行一系列残暴的政策，导致了农民起义在全国各地蜂拥而起，在起义军的严重打击下，隋王朝只存在了 37 年即告灭亡。

公元 618 年，李渊称帝，建立了唐朝，定都长安。唐初统治者汲取隋亡的教训，政治清明，轻徭薄赋，鼓励生产，国力逐渐强盛，出现了历史上著名的"贞观之治"和"开元盛世"，成为当时世界上极为富庶和高度文明的大国，是我国封建社会的鼎盛时期。然而，盛极而衰，公元 755 年，范阳、平卢节度使安禄山叛乱，史称"安史之乱"。此后，唐王朝逐渐衰败，中央集权力量削弱，藩镇纷纷割据自立。公元 907 年，朱温代唐，建国为梁，史称后梁。历史进入五代十国时期，此后，北方先后换了五个朝代，分别是后梁、后唐、后晋、后汉和后周。南方则在相近的时间出现了九个并列的割据政权，即前蜀、吴、吴越、楚、南汉、闽、南平、后蜀和南唐，再加上北方建都于太原的北汉，被称为"十国"。中国重新陷入长达 200 多年的战乱割据状态。直到公元 960 年，赵匡胤夺取后周政权，建立了宋王朝，中国才又一次恢复了统一的局面。

隋唐五代是中国历史上的一个重要时期，唐王朝是中国历史上最强大的封建帝国，不仅社会稳定、经济繁荣，科学文化也高度发展。隋朝刘焯造的《皇极历》是当时世界上最精密的历法，唐代天文学家僧一行在世界上第一次发现了"恒星自行"的现象。公元 868 年，唐人王玠印造的《金刚般若波罗密经》是我国现存最早的雕版印刷书籍。隋唐时期医学著作的大量涌现,与印刷术的进步有很大关系。在思想领域,儒、道、佛的发展也促进了中医学的发展。儒家的"中和""天人合一""阴阳""五行""气本论"等思想,为中医理论的进一步发展提供了哲学基础。佛教从东汉末年传入我国,魏晋后逐渐本土化,隋唐时期达到了鼎盛阶段。佛教不仅给我国带了印度医学,其"四大说""缘起论""戒定慧""慈悲"等,对中医理论及医德思想的产生都有一定的影响。道家的"清净""无为""道法自然"等思想,对中医养生理论的构建影响颇深。

第一节 政府医药机构——太医署

我国古代最早的医学教育机构形成于魏晋时期,《唐六典》卷十四《太常寺》记载:"晋代以上手医子弟代习者,令助教部教之。"南北朝时期,宋文帝元嘉二十年(443年),"太医令秦承祖奏置医学,以广教授"。北魏太和元年(477年)九月,孝文帝"诏群臣定律令于太华殿",设有"太医博士""太医助教"。至此,有了医学校教育的雏形。隋唐时期,医学教育出现了较快发展的态势,在沿袭中医传统家传式和师徒授受式教育的同时,进一步发展学校式的医学教育,建立政府医药兼教育机构——太医署。

一、隋太医署

隋代建立太医署,组成人员包括两部分,即行政管理人员和医药教学人员。行政管理人员有太医令、丞、医监、医正(表5-1)。太医令掌管诸医疗之法和医之政令,丞为太医令的助手,医监、医正协助太医令、丞管理行政事务和教学。医药教学人员有医博士、助教、咒禁博士、按摩博士、主药、医师、药园师等。

表5-1 隋太医署行政管理人员表

时 期	太医令	丞	医 监	医 正	总 计
隋文帝	2	1	—	—	3
隋炀帝	2	1	5	10	18

注:本表据《隋书》编制。

二、唐太医署

唐太医署设立于武德七年(624年),隶属于太常寺管理。太医署是最高医学教育机构,在教育行政管理、分科、学制、课程设置、考核等方面皆较前代更为完善,在中国古代医学教育史上占有重要地位。

唐太医署既是医学教育机构,也是医药行政单位。组成人员包括4部分,即行政、医疗、教学、药工。据《旧唐书·职官志》记载:"太医署令二人(从七品下),丞二人(从八品下),府二人,史四人,主药八人,药童二十四人,医监四人(从八品下),医正八人(从九品下),药园师二人,药园生八人,掌固四人。太医令掌医疗之法,丞为之贰。其属有四,曰医师、针师、按摩师、咒禁师,皆有博士以教之。"(表5-2)

表 5-2　唐太医署医学部师生人数一览表

职别 科别	博士	助教	师	工	生	典药
医科	1	1	20	100	40	2
针科	1	1	10	20	20	—
按摩科	1	—	4	16	15	—
咒禁科	1	—	2	8	10	—

注：本表据《旧唐书》编制。

医学教育设置有医科、针科、按摩科、咒禁科 4 科,另设药园 1 所(表 5-3)。《唐六典》载,医科之下又"分而为业,一曰体疗,二曰疮肿,三曰少小,四曰耳目口齿,五曰角法",其学制"体疗者七年成;疮肿少小五年成;耳目口齿四年成;角法三年成"。

表 5-3　唐太医署各专业课程设置一览表

科别	课程内容
医科	公共课:《明堂》《素问》《黄帝针经》《本草》《针灸甲乙经》《脉经》 分业教习:体疗、疮肿、少小、耳目口齿、角法
针科	公共课:同医科 专业课:《明堂脉诀》《神针》、九针之法
按摩科	公共课:同医科 专业课:消息导引之法、治损伤折跌之法
咒禁科	公共课:同医科 专业课:咒禁之法

注：本表据李国钧、王炳照《中国教育制度通史》编制。

在京都长安还置药园 1 所,内设府 2 人、史 4 人、掌固 4 人、主药 8 人、药园师 2 人、药园生 8 人、药童 24 人。药园不仅培养药学人才,还承担医科、针科、按摩科、咒禁科学生学习《本草》、辨识药物的带教工作。太医署对学生的考核十分严格,《唐六典》记载:"博士月一次试,太医令、丞季一试,太常丞年终总试。若业术过于见任官者,即听补替。其在学九年无成者,退从本色。"

唐代太医署是世界上最早的医学教育机构,比欧洲最早的医学校——意大利萨勒诺医学校(846 年)还早 200 多年。

除太医署外,唐代还建立了许多地方性的医学教育机构,但规模较小,如京兆、河南、太原三府,设有博士 1 人、助教 1 人、学生 20 人。都督府州均设医学教育,各县设置掌"医药陈设之事"的官员。唐王朝在中央及各州、府兴办医学教育,是我国古代医学教育发展的一大进步,对后世医学教育具有积极影响。

第二节　《内经》的整理与注释

《内经》在长期流传过程中,由于散佚和辗转传抄错漏,导致内容乖错,文字多有衍脱误倒,加之文义古奥,因此有必要对其进行整理和注释。隋唐五代时期,有不少医家从事这方面的工作,成就卓著者当推杨上善和王冰。

一、《黄帝内经太素》

《黄帝内经太素》是我国现存最早的《内经》注本,又名《黄帝太素》,简称《太素》。唐代医家杨上善编撰。杨上善,里居不详,唐高宗显庆年间(656—660年)任通直郎、太子文学、太子司议郎。杨氏精于医术,对《内经》研究颇深,奉敕注《内经》,著成《太素》30卷。另著有《黄帝内经明堂类成》13卷。

杨氏《太素》有三个特点:一是首创对《内经》的全面分类研究。他将《素问》《灵枢》原篇拆开,重新编次,分为摄生、阴阳、人合、脏腑、经脉、腧穴、营卫气、身度、诊候、证候、设方、九针、补泻、伤寒、寒热、邪论、风论、气论、杂病19大类,大类之下又分若干小类,并加以注释。二是尊重古传本而不妄改。杨氏在校释过程中,如发现传本经文有错讹之处,并不妄改,而是出校记说明;若经文有疑义者,则存疑待考,不牵强附会。凡此足以说明杨氏治学态度之严谨,也有利于后世辑佚钩沉。三是其训释多据《说文》《尔雅》《广雅》《释名》,并汇通医理而阐发。通过对《内经》的训诂与注释,阐明医理、辨析医义,便于人们更准确领悟经旨。

《太素》在南宋时亡佚。19世纪,日本学者在京都仁和寺发现了由世医丹波赖基抄写的《太素》古钞本残卷23卷。清光绪年间(1875—1908年),杨惺吾将该抄本影写回国,后经萧延平校勘于1924年出版兰陵堂刻本。1979年王雪苔从日本带回《(缺卷复刻)黄帝内经太素》,此书是据仁和寺新发现的卷子本刊印,补入卷16、卷21及卷22中的《九刺》《十二刺》两篇,国内现存《太素》25卷。

二、《重广补注黄帝内经素问》

《重广补注黄帝内经素问》,又名《次注黄帝内经素问》,为中唐时期王冰所撰,在《素问》注本中影响较大。

王冰,号启玄子,又作启元子。生于景云元年(710年),卒于贞元二十年(804年)。里居不详,师从郭斋堂玄珠先生。宝应年间(762—763年)为太仆令,故又称王太仆。王氏青年时笃好养生,留意医学,尤嗜《内经》。认为当时传世的《素问》"世本纰缪,篇目重迭,前后不伦,文义悬隔,施行不易,披会亦难,岁月既淹,袭以成弊",遂收集多种传本,以南北朝全元起《素问训解》为依据,将张公旧藏本与手中残本对校,历时12年,于宝应元年(762年)编撰成《补注黄帝内经素问》,后经宋林亿等人校勘刊行,流传至今。

王氏编次和注释《素问》的特点有三:一是对原书卷篇次序重新编次。王氏对原书卷篇顺序重新调整,如将原在第9卷的《上古天真论》《四气调神大论》移至卷首,并在调整中删除重出篇目,合并相关篇目,辑为24卷、81篇。调整后的《素问》,以养生、阴阳、脏象、诊法、病能、经络、治法等类为序,纲目清晰,内容系统,突出了"治未病"的预防医学思想。二是补亡续断。《素问》在流传中散佚第7卷,王冰自称将其师旧藏之卷的7篇大论补入,即《天元纪大论》《五运行大论》《六微旨大论》《气交变大论》《五常政大论》《六元正纪大论》《至真要大论》。虽然王氏补入的7篇大论是否为《素问》原文,尚存疑义,但其客观上丰富了中医学内容,补充了中医理论,尤其是运气学说,对后世有一定影响。三是注释发挥。王氏广泛引证多种古籍,对原文详加注释,其注文简明扼要,颇得经旨,深入浅出,易于理解,并对中医理论多有发挥之处。如注释"诸寒之而热者取之阴,热之而寒者取之阳"时,提出"益火之源以消阴翳,壮水之主以制阳光"的治疗大法,对后世临床具有很大的指导意义,被医家奉为圭臬。

王氏治学态度严谨,在增改经文时,凡所加字,皆朱书其文,使今古必分,字不杂糅,对《内经》的流传与中医理论的发展作出了重要贡献,北宋校正医书局医官林亿等评价:"三皇遗文,灿然可观。"

第三节 综合医著

隋唐时期社会稳定,经济文化繁荣,对医学发展有很大的影响,一些卷帙浩大的综合性医学著作相继问世,如公元7世纪隋王朝组织编撰的《四海类聚方》2 600卷(已佚)、《诸病源候论》、唐代的《千金方》《外台秘要》《四部医典》等。

一、《备急千金要方》与《千金翼方》

《备急千金要方》《千金翼方》合称《千金方》,唐代孙思邈撰。

孙思邈,唐代著名医学家。约生于隋文帝开皇元年(581年),卒于唐高宗永淳元年(682年),京兆华原(今陕西铜川市耀州区孙家塬)人。孙氏《备急千金要方·序》说:"吾幼遭风冷,屡造医门,汤药之资,罄尽家产。"因此立志学医,"青衿之岁,高尚兹典,白首之年,未尝释卷",终成大医。

孙氏鉴于古代诸家存世医书"部帙浩博,忽遇仓猝,求检至难",因此结合自己数十年经验,撰成《备急千金要方》(简称《千金要方》)。作者"以为人命至重,有贵千金,一方济之,德逾于此,故以为名也"。该书写成于永徽三年(652年),孙氏时年71岁。其后又集晚年近30年的经验,于永淳元年(682年)撰成《千金翼方》,以补《千金要方》之遗。《千金方》是唐代最具代表性的医药学名著,被誉为我国历史上第一部临床百科全书。

《千金要方》30卷,卷1为医学总论,卷2~卷4妇科病,卷5儿科病,卷6五官科病,卷7~卷21内科病,卷22~卷23外科病,卷24解毒并杂治,卷25备急诸术,卷26~卷27食治并养性,卷28脉法,卷29~卷30针灸。全书凡232门,载方5 300余首。《千金翼方》亦30卷,卷1~卷4药物,卷5~卷8妇科病,卷9~卷10伤寒,卷11儿科病,卷12~卷14养性,卷15补虚,卷16~卷24中风、杂病、疮痈,卷25色脉,卷26~卷28针灸,卷29~卷30禁经。全书189门,载方、论、法2 900余则。

《千金方》的主要医学成就如下:

(一)提倡高尚的医德修养

《千金要方》总论中有"大医精诚""大医习业"两篇,系统地阐述了医生的职业道德规范。他说:"凡大医治病,必当安神定志,无欲无求,先发大慈恻隐之心",对待病人"不得问其贵贱贫富,长幼妍蚩,怨亲善友,华夷愚智,普同一等皆如至亲之想"。作为一名医生要有"誓愿普救含灵之苦"的伟大志向,也要有"不得瞻前顾后,自虑吉凶,护惜身命。见彼苦恼,若己有之,深心凄怆,勿避险巇、昼夜、寒暑、饥渴、疲劳,一心赴救,无作功夫行迹之心"的献身精神。孙氏所提倡的医德修养,对于后世的影响极其深远。

(二)集唐以前医方之大成

《千金方》汇集唐以前医方6 500余首。其每门之下,先列举自《内经》以降各家相关理论,再根据不同证候附以方剂。这些方剂既有前代名医用方,又有当时民间流传的验方,还吸收了少数民族的医方和来自国外的医方。如书中既有张仲景的桂枝汤、麻黄汤等,又有民间验方齐州荣姥方、九江散等,还有少数民族的蛮夷酒、匈奴露宿丸等,波斯的悖散汤和天竺(印度)的耆婆方等。并且,他还根据自己的医疗实践,创立了许多新方,不少方剂直到现在仍广为应用,如犀角地黄汤、紫雪丹、独活寄生汤、千金苇茎汤、大小续命汤等。

(三)重视妇儿疾病

《千金要方》云:"先妇人、小儿,而后丈夫、耆老者,则是崇本之义也。"因此,孙思邈将妇人病冠于众疾之首,《千金要方》卷2~卷4和《千金翼方》卷5~卷8专论妇科疾病,涉及求嗣、调经、妊娠、产后、崩漏、带下、癥瘕等。如月经不调,孙氏认为其病因为风、寒、热、湿、饮食、劳倦、情志所伤,导致脏腑、气血、阴阳失调,治宜祛瘀、清热、补虚诸法,方用抵挡汤、桃仁散等。对养胎、胎教也有较深认识,如妇人受胎3月宜"口诵诗书,古今箴诫,居处简静,割不正不食,席不正不坐,弹琴瑟,调心神,和性情,节嗜欲"。

《千金要方》卷5、卷10、卷25、卷30和《千金翼方》卷11、卷26,多论小儿养护及疾病治疗。分为序列、初生、惊痫、客忤、伤寒、咳嗽、痞结、胀满、痈疽、瘰疬、杂病9门,有论有方。如对小儿护理,提出:"凡天和暖无风之时,令母将儿于日中嬉戏,数见风日,则血凝气刚,肌肉牢密,堪耐风寒,不致疾病。若常藏在帏帐之中,重衣温暖,譬犹阴地之草木,不见风日,软脆不堪风寒也。"孙氏不仅总结唐以前妇儿疾病诊治经验,并有所创新,对后世妇科、儿科的发展颇有影响,至今仍具有现实意义。

(四)积累丰富药物经验

孙思邈十分重视发掘自然界生物的药用价值,他遍走名山,实地考察和采炙药物,积累了丰富的药物经验。《千金翼方》载药800余种,详论药物产地、采收时节、炮制、性味、功用、主治等,其中包括当时133个州的519种道地药材。如地肤子"味苦,寒,无毒。主膀胱热,利小便,补中,益精气,去皮肤中热气,散恶疮疝瘕,强阴。久服耳目聪明,轻身耐老,使人润泽。一名地葵,一名地麦。生荆州平泽及田野,八月十月采实,阴干"。由于孙氏对药物学的突出贡献,被后世尊为"药王",并将他曾经隐居的耀县五台山,易名为"药王山"。

(五)强调综合治疗

孙思邈主张对疑难病证的治疗要针药并用,提出:"若针而不灸,灸而不针,皆非良医也;针灸不药,药不针灸,尤非良医也。"在针灸方面,孙氏绘有彩色《明堂经图》3幅(已佚),是已知针灸著作中早期的彩色经络图;并且明确提出"阿是穴"的名称和作用,这种以痛取穴法,直至今天还广为应用。孙氏还是食治疗法的积极倡导者,《千金方》专设"食治"门,他认为:"食能排邪而安脏腑,悦神爽志以资血气。若能用食平疴释情遣疾者,可谓良工。长年饵老之奇法,极养生之术也。夫为医者,当须先洞晓病源,知其所犯,以食治之。食疗不愈,然后命药。"孙氏在书中详述多种疾病的食治方法,如以羊靥治疗瘿疾。他并阐述饮食宜忌,主张因病而忌、因时而忌、因物而忌。这些记述丰富了中医治疗学的内容。

(六)积极倡导养生

《千金要方》卷27、《千金翼方》卷12多论养性。孙思邈指出:"夫养性者,欲所习以成性,性自为善,不习无不利也。性既自善,内外百病自然不生,祸乱灾害亦无由作,此养性之大经也。善养性者则治未病之病,是其义也。故养性者,不但饵药餐霞,其在兼于百行,百行周备,虽绝药饵足以遐年。"从衣、食、住、行诸方面,论述养性之术。孙氏主张小劳养形,"养性之道,常欲小劳,但莫大疲及强所不能堪耳。且流水不腐,户枢不蠹,以其运动故也"。还提出"行不妄失,起居有常""唾不至远,行不疾走,耳不极听,目不极视,坐不久处,立不至疲,卧不至懻""冬不欲极温,夏不欲穷凉"。在饮食上,倡导食宜清淡,"常宜轻清甜淡之物,大小麦面、粳米等为佳"。这些养生方法迄今仍有实用价值。

总之,孙思邈作为唐代著名的临床医学家、药物学家、养生家,对中医学发展作出了突出贡献。《千金方》代表盛唐的医学水平,北宋林亿评价说:"上极文字之初,下讫有隋之世;或经或方,无不采摭,集诸家之所秘要,去众说之所未至"。

二、《外台秘要》

《外台秘要》又名《外台秘要方》,简称《外台》。唐代王焘编撰。

王焘,生于唐总章三年(670年),卒于天宝十四年(755年),郿(今陕西宝鸡市眉县)人。自幼多病,喜好医术,又因母病,"数从高医游",使其医学知识达到一定水平,但尚未见到他行医的记载。8世纪初,曾在弘文馆(国家图书馆)任职20余年,有机会广泛涉猎医籍,"废寝缀食,锐意穷搜",于天宝十一年(752年),编成《外台秘要》。"外台",即兰台,古代宫中藏书之处,王氏将从宫廷藏书中收集到的"秘密枢要"之方汇编成书,以此得名。

《外台秘要》40卷,1 104门(今本为1 048门),载医方6 000余首,分门别类论述内、外、妇、骨、儿、五官各科疾病的病因、病机、诊断、治疗。全书皆先论后方,其中医论部分多引自《诸病源候论》,医方部分多采自《千金方》。其主要成就如下。

(一)整理保存大量古代医学文献

该书共引用69种文献,所引用资料均注明书名、卷次,若某一资料有数家出处也都一一注明。这种引书注明卷次的方法,在医学文献整理上意义非凡。如该书记载"《深师》疗胸痹连背痛、短气,细辛散方:细辛 地黄 甘草(各二两,炙) 桂心 茯苓(各五两) 枳实(炙) 白术 生姜 栝蒌实(各三两) 上九味捣筛,酒服方寸匕,日三。(《古今录验》《千金》同出第13卷中)"。并且,王氏所引用的医籍,如《深师方》《近效方》《救急方》等早已亡佚,其部分内容通过《外台秘要》得以保存流传。正如《四库全书提要》评价:"古书益多散佚,惟赖王焘此编以存。"故王焘被后世誉为"医学文献整理大师"。

(二)搜集整理推广民间单验方

该书搜集大量民间有效单方、验方,经整理后并予介绍推广。例如"许明疗人久咳欲死方:取浓榆皮削如指大,去黑,刻令如锯,长尺余,纳喉中,频出入,当吐脓血则愈"。又如"《救急》疗天行后呕逆不下食,食入则出方:以鸡子一枚,于沸汤中煮三五沸,则出水浸之,外寒内热则吞之,神效,无所忌"。

(三)载录了唐以前的医学成就

该书记载了许多唐以前我国医学发展的创造性成就,如收载已佚医书《近效方》《古今录验》小便味甜诊断消渴的方法,是世界上关于消渴病人特征的最早记载,比1670年西方维尔斯的认识早900年。又如治疗白内障的"金针拨障术",可以达到"一针之后,豁若开云"的效果。该书还记载了黄疸诊断和疗效观察上的重要进展,其转载《必效方》用白帛各记日期,浸泡于尿中,用以观察白帛黄染颜色深浅,以判断黄疸治疗效果和疾病预后。

总之,王焘在中医文献整理上的贡献功不可没,但是他对医学的某些认识,也是有失偏颇的,如他认为针"能杀生人,不能起死者",重视灸法而否定针法,就是很片面的。

三、《四部医典》

《四部医典》,又名《医方四续》,藏名简称《据悉》(rGyud-bzhi)。藏族医家宇妥·元丹贡布编撰。

宇妥·元丹贡布,唐开元十七年(藏历土蛇年,729年)生于拉萨西郊堆龙、吉纳附近,卒于唐大中七年(藏历水鸡年,853年)。曾祖父、祖父均为御医,他在家庭的熏陶下矢志从医,为开阔眼界,曾到过山西五台山和藏南、日喀则、康定等地,随名医学习;也曾在今印度、尼泊尔、巴基斯坦等地行医,既积有丰富的临床经验,又学习了许多民间医药知识,医学造诣日深,成为吐蕃王朝的首席侍医。宇妥·元丹贡布以早期吐蕃医学为基础,广泛吸收内地及各方医学,历经20多年,撰成藏医经典著作《四部医典》。它的问世,标志着藏医药理论体系的形成。由于宇妥·元丹贡布对藏医学的杰出贡献,因此被藏族人民尊称为"医圣""药王"。

《四部医典》分4部,凡156章,收方443首,载药1 002种。第1部《总则本集》(藏名《扎据》),为医学总论;第2部《论述本集》(藏名《协据》),记述人体解剖、生理、病因、病机、治则、药物、器械;第3部《秘诀本集》(藏名《门阿据》),详述临床各科疾病的症状、诊断、治疗;第4部《后续本集》(藏名《其玛据》),论述脉诊、尿诊、药物理论、外治法等。《四部医典》的编撰体例,以药王及其5个化身相互问答形式,采用七言或九言的诗歌体,系统论述医药知识。对于各种疾病的阐述,采用医学理论与临床经验相结合,每种疾病都分述病因、分类、症状、治疗,清晰明了,便于理解。

《四部医典》不仅对古代藏医学进行较全面的总结,反映了藏医特色和藏族医药学经验,而且吸收和借鉴汉族医学、印度医学、大食医学的医学理论和医疗经验,并有所创新。《四部医典》成书以来,作为最重要的藏医学经典著作,始终指导着藏族医生的临床实践,成为学习藏医的必读医籍,"不读《四部医典》,不可为人医",可见其书之重要。

第四节 本草学的成就

隋唐五代时期,经济发展,交通发达,中外交流日益频繁,外来药物大量传入,用药经验不断丰富。尤其在唐代,药物得到国家高度重视,颁布了第一部国家药典,并在太医署设置药园,培养药学人才,促进了药物学的发展。这一时期,无论是药学理论还是临床应用方面都取得长足的进步。

一、《新修本草》

《新修本草》又名《英公本草》《唐本草》。唐代苏敬、李勣等集体编撰,成书于显庆四年(659年)。苏敬鉴于南朝梁陶弘景《本草经集注》编著时的种种不足,一百多年来反复传抄之讹误,以及用药经验的不断积累,新的药物品种和功用亟待增补,更重要的是唐统一后,政府对药物十分重视,遂上表奏请编修本草。唐高宗李治批准,乃责令苏敬、李勣、长孙无忌等23人撰修,同时诏令在全国各地征集地道药材,绘制药图。撰者本着"《本经》虽阙,有验必书;《别录》虽存,无稽必正"的原则,以《本草经集注》为基础,但并不被其束缚,"下询众议""定群言得失",历时两年撰成《新修本草》。这是我国政府颁布的第一部国家药典,比欧洲第一部药典《纽伦堡药典》(1542年)早800余年。

《新修本草》54卷,分正文、药图、图经三部分。正文包括正经20卷,目录1卷,论述药名、分类、产地、采集、性味、功用、主治、用法;药图25卷,目录1卷,根据各地所产地道药材形态绘制成图;图经7卷,是所绘药物形态的文字说明,还有部分药物产地、采集、炮制、形态鉴别等内容。全书共载药物844种(一说850种),分为玉石、草、木、禽兽、虫鱼、果、菜、米谷、有名未用等9类。其主要成就:① 新增药物114种。该书除将陶氏《本草经集注》所载药物悉数收入外,又补充新发现药物和外来药物114种,如蓖麻子、蒲公英、刘寄奴等民间药物及安息香、阿魏、龙脑香、胡椒、诃黎勒、底野迦等少数民族地区或国外传入的药物。该书所有新增药物,均在其正文末标有"新附"二字,以示区别,不仅便于查阅,也反映编撰者严谨的治学态度。② 纠正以往本草书药物记载的错误。③ 该书的药图,是中国医药史上首次通过绘图来描记药物形态和颜色特征,作为识药标准的一种创举。

《新修本草》作为我国第一部国家药典,较系统地总结唐以前药物学成就,是图文并茂的药物学专著。在编撰过程中收载来自全国各地的地道药材,并附以药图、图经,这对于药物形态鉴别、真伪鉴定及学习药物知识等,都具有重要意义。该书问世后,沿用300余年,唐太医署将其作为医学校教材。

此书在宋以后亡佚。后世发现该书的早期版本主要是日本仁和寺藏本的残卷和清光绪二十五年(1899年)从敦煌石窟出土的卷子本残卷,后者现分别藏于大英博物馆和法国国家图书馆。当代尚志钧有《新修本草》的辑佚本。

二、《本草拾遗》

《本草拾遗》,又名《陈藏器本草》,唐代陈藏器编撰。陈藏器,四明(今浙江宁波市)人。陈氏素好医道,对本草颇有研究,鉴于《神农本草经》虽经陶弘景《本草经集注》补集药物365种、苏敬《新修本草》补集药物114种,然遗佚尚多,故再度考究,参考史书、地志、杂记、医方等书籍百余种,拾所遗,补所缺,解纷争,于开元二十七年(739年)撰成《本草拾遗》。因其重在拾摭《新修本草》遗漏之药物,故以"拾遗"名之。

《本草拾遗》10卷,分为3部分。第1部分是序例1卷,相当于药物总论。第2部分是拾遗6卷,共载《新修本草》未收之药692种(一说712种)。每药详述药名、产地、性状、采制、性味、毒性、药效、主治、禁忌等。第3部分是解纷3卷,主要是解决旧本草著作药物记载之纷乱,考证品种,订正讹误,辨析形态、性味相似易于混淆者。

《本草拾遗》作为国家药典《新修本草》刊行80年后问世、影响较大的民间本草著作,其主要成就是:① 新增药物692种。这些药物来源广泛,既含内陆又达滨海,既有汉族又有少数民族药物,还包括国外传入的药物,如罂子粟(内陆)、海马(滨海)、苍梧(壮族地区)、甘蓝(欧洲)。② 方剂功效分类的创新。该书序例将处方按功效分为"十剂",谓诸药有宣、通、补、泄、轻、重、滑、涩、燥、湿十种,并附具体药物说明,对后世临床影响颇大。如:宣可去壅,生姜、橘皮之属;通可去滞,通草、防己之属;补可去弱,人参、羊肉之属;泄可去闭,葶苈、大黄之属;轻可去实,麻黄、葛根之属;重可去怯,磁石、铁粉之属;滑可去着,冬葵子、榆皮之属;涩可去脱,牡蛎、龙骨之属;燥可去湿,桑白皮、赤小豆之属;湿可去枯,白石英、紫石英之属。③ 纠正旧说之讹误。如"姜黄性热不冷,《本经》云寒,误也;接骨木有小毒,《本经》云无毒,误也"。④ 拓充药物的功用、主治、用法。如首载以乌贼墨内服"治血刺心痛";又如"六月河中诸热沙,主风温顽痹不仁,筋骨挛缩,风掣瘫痪,血脉断绝。取干沙曝令极热,伏坐其中,冷则更易之"。这种以热砂热敷治疗痹证的方法,至今仍在民间应用。

《本草拾遗》原书早佚,但在当时流传甚广,《开宝本草》《嘉祐本草》《证类本草》和日本《和名类聚抄》《医心方》等书多有引用,其中《证类本草》引用药物488种,《本草纲目》转引药物368种,足见其重要的学术价值。明代李时珍评价说:"其所著述,博极群书,精核物类,订绳谬误,搜罗幽隐,自《本草》以来,一人而已。"

三、《食疗本草》

《食疗本草》,唐代孟诜于武周长安年间(701—704年)撰成,张鼎于开元年间(713—741年)增补。据《嘉祐本草》引书列传载,该书原为孟诜编撰的《补养方》,后经其弟子张鼎补订,因以食物药治病为主,故改名为《食疗本草》。

孟诜,唐代药物学家、养生家。生于武德四年(621年),卒于开元初年(713年)。汝州梁(今河南汝州市)人。自幼喜好医药方术,上元元年(674年)结识名医孙思邈,并以师礼事之,深受影响,精于食疗和养生术。他穷搜民间所传、医家所创,加以己见,集食药于一书,撰成唐代较全面的食疗专著。

《食疗本草》3卷,因原书早佚,实际载药数难以考寻。据《嘉祐本草》云:"《食疗本草》,唐同州刺史孟诜撰,张鼎又补其不足者89种,并旧为227条,凡3卷。"以此推测,该书至少收载食治药物227种,其中孟诜原著载药138种。该书主要论述食治药物的性味、功用、药用原则、用法、宜忌、鉴别及部分食物的加工储藏方法。作为古代著名的食疗专著,主要成就是:① 总结并丰富了食治药物。《食疗本草》残卷收载的26种食治药物,如木瓜、葡萄、冬瓜、藕等,来自《神农本草经》《名医别录》《千金要方》《新修本草》。该书还载前代本草书未收录的食治药物,如菠菜、绿豆、荞麦等。② 强调因人、因时、因地制宜的食治原则。如论"芋"曰:"十月以后收之,曝干,冬蒸服则不发病,余外不可服。"再如论"梨"曰:性寒,"金疮及孕妇不可食,大忌"。③ 重视食治药物宜忌。如论"鲤鱼"曰:"腹中有宿瘕不可食,害人。又,天行病后不可食,再发即死。"④ 重视动物脏器药用的价值。《食疗本草》应用动物脏器者60余处,如以驴骨煮作汤,浴渍身,治历节风;羊骨、麋骨除治虚劳。还主张"以脏养脏",如肾主补肾、肚主补胃病虚损等。

总之,《食疗本草》是一部内容丰富的古代营养学和食治疗法专著,对后世食疗学的发展产生重要影响。原书虽佚,佚文见《证类本草》《医心方》等书。当代有谢海洲的《食疗本草》辑复本、尚志钧的《食疗本草》(考异本)和郑金生、张同君的《食疗本草译注》。

四、《海药本草》

《海药本草》,唐末五代李珣编撰。李珣,字德润,生卒年代不详。祖籍波斯,据传祖先由"丝绸之路"来中国,唐代随国姓改李。唐末随僖宗入蜀,定居梓州(今四川绵阳三台县)。因家业香药,故深谙药理,曾遨游岭南,归来撰《海药本草》。该书是我国现存最早的一部以记载外来药物为主的本草著作,因外来药物主要通过海舶自国外输入,故称"海药"。

《海药本草》原书6卷,至南宋末年亡佚,所叙述的药物散见于《证类本草》及《本草纲目》等书。今存佚文中,有药物124种(一说131种、一说128种),其中16种药物为首载,如车渠、金钱矾、波斯白矾、瓶香、钗子股等。该书将药物分为玉石、草、木、兽、虫鱼、果等6类,详论药物形态、产地、品质优劣、真伪鉴别、采收、炮制、性味、主治、附方、用法、禁忌等。该书突出成就是：① 广收海药,稽其源委。该书注明外国产地的药物达96种,如金线矾"生波斯国"、人参"出新罗国所贡"。② 旁征博引,内容详细。虽佚文仅存药百余种,但引用之书多达40余部,如《汉书》《唐志》《山海经》等。对药物描述颇为详细,如荜茇味辛温,又主老冷心痛、水泻、虚痢、醋心、产后泄痢。③ 记载岭南药物。该书增加前人未载的岭南药物9种,如海红豆、海蚕沙、降真香等,详述岭南药物性味、功用、畏忌,如冲洞根"味辛温"、补骨脂"恶甘草"等。

《海药本草》荟萃五代以前外来药物之精华,是中外医药文化交流的产物,对我国古代药物学的发展有一定贡献。

第五节　病因证候学和临证各科的成就

随着众多医家临证实践的拓展,医学知识不断积累,在病因的探索和症状的描述方面,都取得了相当的成就。医学分科也日趋成熟,尤其唐太医署设置明确的分科医学教育,表明医学专门化程度已达一定水平。隋唐五代时期一些著名医家编撰内容宏富的综合性医著,也是这一时期临证医学全面发展的一种反映。

一、病因证候学

隋代医家本着"医之作也,求百病之本而善则能全"的精神,在病因证候学方面做出了重要贡献,由巢元方等人历时约5年,于隋大业六年(610年)编撰完成《诸病源候论》,是我国现存最早的病源证候学专著。

《诸病源候论》又名《巢氏诸病源候论》《诸病源候总论》《巢氏病源》。主撰者巢元方生卒年代、籍贯不详,在大业年间(605—617年)曾任太医博士,后升为太医令。《诸病源候论》全书50卷,凡67门,论述1 739种病候。以病为纲,每病之下详细论述病因、病机和症状,并附有"补养宣导"的具体方法。其主要成就如下。

1. 详细记载各科疾病

该书收录的疾病包括内科、外科、妇科、儿科、五官科等,收罗病证之广前所未见,且分门别类,使之更加系统化。以内科杂病为例,载有风病、虚劳病、消渴病、解散病、伤寒病、时气病等39种疾病的病因与病理。再进一步分类,载风病59种,如中风候、风口噤候、风痉候等;载虚劳病75种,如虚劳三焦不调候、虚劳寒冷候、虚劳痰饮候等;载伤寒病77种,如伤寒毒攻足候、伤寒毒流肿候、伤寒病后脚气候等。

2. 提出病因理论的新见解

《诸病源候论》突破了传统的病因理论,提出了新的病因说。如在"温病候"中提出,"乖戾之气"是传染性热病的致病因素,认为"人感乖戾之气而生病,则病气转相染易,乃至灭门,延及外人,故须预服药……以防之"。在传染病学史上具有重要意义。对于寄生虫病,该书详细描述其病源、传染途径、证候特点,而且指出其感染与饮食有关。如"寸白者……因腑脏虚弱而能发动。或云饮白酒,以桑枝贯牛肉炙食,并生粟所成";又云食生鱼后,即饮乳酪,亦令生之"。关于地方病,指出:"三吴已东及南,诸山郡山县,有山谷溪源处,有水毒病,春秋辄得。"引《养生方》云:"诸山水黑土中出泉流者,不可久居,常食令人作瘿病,动气增患。"强调某些疾病的发生和流行与地域气候关系密切。对于"漆疮",指出:"人有禀性畏漆,但见漆便中其毒……亦有自耐者,终日烧煮,竟不为害也。"已经认识到此类疾病与人的体质禀赋有关。

3. 确切描述疾病证候

该书对许多疾病证候的描述至详至微,为医生正确辨识各种病候提供借鉴。如消渴病:"夫消渴者,渴不止,小便多是也""其病多发痈疽""此人必数食甘美而多肥,肥者令人内热,甘者令人满,故其气上溢,转消渴。"再如赤白痢候:"凡痢皆由荣卫不足,肠胃虚弱,冷热之气,乘虚入客于肠间,虚则泄,故为痢也。然其痢而赤白者,是热乘于血,血渗肠内则赤也;冷气入肠,搏肠间,津液凝滞则白也;冷热相交,故赤白相杂。"

《诸病源候论》记载病证之广博,症状描述之详尽,病因见解之独到,反映我国7世纪时医学理论与临证医学的发展水平,对后世医学发展具有深远影响。唐代许多医著,如《千金方》《外台秘要》及宋政府编纂的《太平圣惠方》等都引用其大量内容。宋以后医学著作,在病源证候方面也多以本书为据,《四库全书总目》说:"《内经》之下,自张机、王叔和、葛洪数家外,此为最古,究其要旨,亦可云证治之津梁矣。"足见该书在我国医学史上的历史地位。

二、内科

隋唐五代时期,内科得到迅速的发展,大多体现在当时的综合性医著中。《诸病源候论》有27卷载录内科病证,详述病候784条,对绦虫病、消渴、麻风等诸多内科杂病的认识均已达到很高水平。《诸病源候论》《千金方》和《外台秘要》对一些烈性传染病如伤寒、天行、温病等亦都有详细论述和丰富的诊治经验。这些书对当时一些多发病,如风证、心病和各种气病,以及呕血、虚劳、消渴、脚气、水肿等都有新的认识,提高了临证诊疗水平;尤其是对脚气病的深刻阐述,是当时内科的重要成就。《千金翼方》把脚气病分为"肿""脚气攻心"等不同类型,采用猪肝、牛羊乳、赤小豆、大豆、苡仁、乌豆等食疗方法来治疗,并倡用谷白皮汤预防此病。《本草拾遗》不仅具体描述脚气病的临床表现,而且明确指出久食精白米是导致脚气病的重要原因。《外台秘要》认为肺痨患者可出现午后潮红、夜间盗汗、日久形销骨立等症状,已经把握慢性消耗性肺痨的基本特征;若伴有赤黑色大便或腹水,则是病情加重的征象。在"天行瘟病"中对天花自起疹、化脓、结痂整个过程出现的症状都有详细描述,并提出可根据痘疹的色泽、分布状况来推断预后。

《外台秘要》引用《近效方》明确记载消渴病人尿呈甜味,又引《必效方》载录黄疸病的尿诊法:"每夜小便中浸白帛片。取色退可验。"这是我国医学史上早期的检验诊断。另外,《千金方》采用动物肝脏治疗夜盲症,采用羊靥、鹿靥等动物甲状腺治疗甲状腺肿大,这些食疗方法也是内科治疗的重要发明。

三、外科

隋唐五代时期虽没有外科专著,但外科成就较前代却有很大发展。《诸病源候论》对肠痈的诊断,对肠吻合、血管结扎术等记载,均展示了外科发展的水平。唐代太医署专门设置"疮肿"专业,以培养专业外科医生,对外科的持续发展十分有益。《千金方》记载丹毒、瘰疬、带状疱疹、阴疮等外科疾病,并对其临床症状详细观察,作了具体描述。如"丹毒者,肉中忽有赤如丹涂之色,大者如手掌,甚者遍身,有痒有肿,无定色""凡项边腋下先作瘰病者,欲作漏也,累累然作疬子有核,在两颈及腋下,不痛不热"。另外,还载录疗三十六瘘方、赵婆疗瘰方、葱管导尿法和骑竹马灸法治疗痈疽等,这显然是对当时外科临床经验的总结。

四、伤科

现存最早的骨伤科专著是蔺道人的《仙授理伤续断秘方》。蔺道人是一位精通骨伤诊疗的僧人,在唐武宗"灭佛"期间,抵达江西乡村。将自己的医学理论知识、诊疗技术和《理伤续断秘方》,毫无保留地传授给一位经常热心帮助他的彭姓老者。此后,蔺道人就隐居异地。

《仙授理伤续断秘方》主要论述骨折与关节脱臼的治疗,特别对于一般骨折的治疗原则,至今仍为骨科临床所遵循。其主要成就是:① 较为系统地论述骨折的治疗常规,包括骨折部位冲洗、牵引、复位、敷药、夹板固定等具体步骤。对开放性骨折则主张先用快刀扩大创口,然后再清创、包扎。② 针对骨折复位固定,提出动静结合的治则。确保骨折复位后在有效固定的同时,患肢进行适当活动,以利更快恢复其生理功能,减少骨折后遗症的发生。③ 治疗肩胛骨脱臼,首次采用"椅背复位法",这是世界医学史上的首创。使用衬垫固定,运用伸拔、对臼、捺正等手法复位。操作方法简便易行,治疗效果良好。④ 该书收载40余首处方,运用外洗、外敷、内服等多种治法,成为后世骨伤病治疗的典范。由此可见,《仙授理伤续断秘方》是一部既有文献价值,又有临床价值的骨伤科专著。

五、妇产科

《诸病源候论》《千金方》都有关于妇产疾病的记述。前者有8卷载录妇科病,总计283论,具体探讨妇女多种疾病的病因、病机。所载"妊娠欲坠胎候",就是孕妇身体羸弱不能养胎,可采取药物人工流产。后者则将妇产门列于临证各科之首,广泛论述赤白带下、崩漏、求子等证候,尤其注重孕妇卫生保健。凡此对妇产科的迅速发展,起到积极推动作用。

现存第一部妇产科专著《经效产宝》,出现在唐代末年,撰者昝殷,成都(今属四川)人。他在大中六年(852年)收集有关经闭、带下、妊娠、坐月、难产、产后诸证的备验药方378首,撰成《产宝》3卷。公元897年,周颋补益并序,成现传本《经效产宝》,全书3卷,分41论,为妊娠病12论、难产4论、产后病25论。该书论述妊娠杂病、难产诸病及多种产后病证,并具体介绍临证多种治法。如对"胎动不安"的处置:"安胎有二法,因母病以动胎,但疗母疾,其胎自安;又缘胎有不坚,故致动以病母,但疗胎以母瘥。"这是根据不同原因所致胎动不安而采取的治疗原则。对于难产,主张"内以用药,外以用法",至今对临床仍有指导意义。对产后热结引起的大便不通,考虑到产妇育后的身体状况,反对内服攻下药,而采用蜜煎导坐药以通大便,既审慎又有效。对产后血晕证的救治,则用秤砣烧红后淬醋熏蒸,这种方法近代民间仍有使用。该书所载的"四物散",适用于妇科诸病,后世易散为汤,历千年临床检验而成为"妇科圣药"。

六、儿科

《诸病源候论》有6卷载录小儿疾病,共255候,认识到危害初生儿健康最常见疾病是"脐疮"(即新生儿破伤风)。《千金方》对小儿断脐、沐浴、包裹、哺乳、护养、早期教育等保育护理有较全面的论述,对伤风、咳嗽等小儿常见病的治疗也有较详记述。《外台秘要》将唐代以前治疗小儿疾病的丰富临床经验和有效方剂较好地保存下来。唐太医署医科分设儿科专业,重视儿科医生的培养,为儿科的独立发展创造了良好条件。

现存最早的儿科专著是《颅囟经》，大多学者认为该书是唐代作品，共 2 卷，现流行本是从《四库全书》辑复而成。该书最早提出小儿"纯阳"体质学说，所谓"三岁以下，呼为纯阳"。并首次记载用烙脐法有效预防小儿脐风。对小儿脉法和疾病治疗，也有较为系统的论述。如对小儿常见的惊痫、疳、痢、火丹等证，既有诊断，也有方药，切合临床实用。该书采用鳖甲治疗小儿骨蒸的方法，疗效较好，沿用至今。

七、五官科

《诸病源候论》详论口齿疾患 36 种，还介绍口腔保健的导引术，如叩齿、咽唾、漱口。对小儿耳鼻咽喉疾病也有专门论述，认为脓耳（中耳炎）治疗不当，便可引起严重的并发症。《诸病源候论·拔齿候》则记载对牙龈坏疽和龋齿拔齿的治法。唐太医署设置耳目口齿专业，专门培养五官科医生，大大促进了五官科的发展。《新修本草》载有当时医家发明的汞合金补牙技术，这在中外医学史上都有重要影响。

隋唐时期，还出现换义眼术和金针拨内障术。唐代诗人施肩吾《嘲崔嘏》："二十九人及第，五十七眼看花。"崔嘏尝失一目，以珠代之。金针拨内障术是佛门所谓的"金篦术"，由古代印度妙闻氏发明，经龙树菩萨推广普及，由天竺僧人传给陇上道人谢某。《外台秘要》有较为翔实的记载："当眼中央珠子乃有其障""宜用金篦决，一针之后，豁若开云而见白日。"金针拨内障技术在唐代著名诗人白居易、刘禹锡诗中有所反映。白居易写道："案上漫铺龙树论，盒中虚贮决明丸。人间方药应无益，争得金篦试刮看。"他通过阅读《菩萨龙树论》了解从印度传入我国的金针拨内障技术，在使用中药保守疗法失效后，希望接受金针拨内障手术，以治愈白内障眼病。刘禹锡写过一首《赠婆门僧人》："三秋伤望远，终日泣途穷。两目今先暗，中年似老翁。看朱渐成碧，羞日不禁风。师有金篦术，如何为发矇。"该诗具体描述自己白内障病情不断加深后出现的一系列症状：视力下降，视物不清，色盲、畏光、畏风、流泪。一种未老先衰的惆怅之情油然而生，最后吁请掌握金针拨内障技术的婆门僧人，为其施行手术治疗。

八、针灸

隋唐时期，政府相当重视针灸的发展。唐太医署设有针科，专门培养针灸医生。针灸医家甄权创制明堂图。唐代孙思邈绘制针灸史上著名的彩色经络腧穴图——三色明堂图。隋唐医家在实践中善用针灸治病，积累了丰富的临床经验，并提升了针灸理论。

在针灸理论方面出现新的学术观点。如巢元方将经络理论和脏腑学说相结合，在《诸病源候论·腰痛不得俯仰候》说："肾主腰脚，而三阴三阳十二经八脉，有贯肾络于腰脊者。劳损于肾，动伤经络，又为风冷所侵，血气击搏，故腰痛也。"解释"风口噤候"时则说："诸阳经筋，皆在于头。三阳之筋，并络入颔颊，夹于口。诸阳为风寒所客，则筋急，故口噤不开也。"甄权也曾对针灸孔穴进行厘定。王焘《外台秘要》采取以经统穴的方法，更便于临床实用。孙思邈倡用"同身寸法"："取病者男左女右手中指上第一节为一寸，亦有长短不定者，即取手大拇指第一节横度为一寸。"成为后世的取穴标准。

在针灸临床方面也取得新的经验。如孙思邈提出孔穴组对法，治疗方便实用。还倡导保健灸法，以强壮身体，预防传染病的发生。他强调"阿是穴"的临床疗效，拓展"以痛为腧"的针灸治疗作用。秦鸣鹤则以针刺百会、脑户为唐高宗治愈风眩证。据史书记载，通医的唐代名相狄仁杰曾用针刺治愈小儿鼻端赘疣。凡此，都反映了这一时期针灸的发展状况。

九、按摩

隋唐时期，按摩的成就表现在三个方面：一是养生保健的自我消息导引；二是医疗按摩广泛展开，尤其在骨伤和儿科领域普遍运用按摩来治疗相关病证；三是按摩医学教育的兴起，已培养专职按摩医生。隋、唐太医署，按摩作为医学教育四大专科之一，不仅置有按摩博士、按摩师，还有按摩工。在培养按摩医生方面，既注重医学理论的学习，也重视临床技能的训练，从而使按摩得到迅速发展。《唐六典》记载，按摩可以消除因风、寒、暑、湿、饥、饱、劳、逸引发的疾患，"凡人肢节腑脏积而疾生，宜导而宣之，使内疾不留，外邪不入。若损伤折跌者，以法正之"。由此可知，按摩疗法除用于骨伤疾患外，还适用于各种内伤杂病以及小儿疾病。如《外台秘要》记载治疗小儿夜啼："摩儿头及脊，验。"《诸病源候论》则有许多养生保健自我消息导引的记述。《千金要方》所提"天竺按摩法"和"老子按摩法"，也属于消息导引范畴的自我保健功法。

第六节 养 生

隋唐五代时期，养生学得到进一步发展与推广，对养生方法的研究也较前代更加具体而丰富。

一、食疗养生

食疗养生在我国历史悠久，隋唐五代时期更是食养、食疗发展的重要时期。

孙思邈继承《内经》的食疗思想，提倡食治为先，强调"安身之本，必资于食""不知食宜者，不足以全生""食能排邪安脏腑，悦神爽志以资气血"。他的食疗思想对隋唐时期，乃至后世的食疗学发展都产生了很大的影响。在其所著的《备急千金要方·食治》中共列可供食疗的药食物154条，计236种，在《千金翼方·养性服饵》中收载药饵方59首，如黄精膏、地黄汤、彭祖延年柏子仁方等，可补养防病，益寿延年，均奠定了食疗养生的基础。

孟诜通于医学，精于养生，曾师事孙思邈。其喜研摄生、食治之学，搜集兼具医疗和营养价值的食物，撰成《食疗本草》3卷，是我国唐代较全面的营养学和食疗专著。该书内容丰富，载食疗食物更达到261种之多，如书中载"白蒿之叶生按醋淹为菹，则甚益人"，按现代分析，白蒿含有多种维生素，对金黄色葡萄球菌、大肠杆菌等在体外有抑制作用。可见至今仍有较高的研究价值。

昝殷对摄生、食疗颇有研究，于唐大中年间（847—859年）撰《食医心鉴》3卷，原书宋代以后失传，今本是日人自《医方类聚》中辑出，共1卷。主要记述中风、脚气、消渴及部分妇儿科疾病的食疗方药，所载食疗方多具有取材方便、价格便宜、疗效灵验的特点，对后世研究食疗有一定贡献。

南唐陈士良于公元934年著成《食性本草》10卷，他将《神农本草经》《新修本草》《本草拾遗》等书中有关食疗的药物进行分类整理，详载四时调养脏腑之术及食疗养生诸方，可惜此书早已亡佚。

二、运动养生

此时，导引、按摩、吐纳、调气等养生方法备受医家关注，且结合医家自身的体会，加以发挥，使之更具体和实用。

《诸病源候论》略于方药,但在其45门、106候病证后附有"补养宣导"法,引用《养生方》《养生方导引法》达270条,如"虚劳候",有"鸡鸣时,扣齿三十六通讫,舐唇漱口,舌聊上齿表,咽之三过。杀虫,补虚劳,令人强壮"。后由清代廖平辑成《巢氏病源补养宣导法》一书,至今仍有相当的学术价值。

孙思邈强调运动养生,在《千金要方》中列"养性"一卷,提出"养性之道,常欲小劳,但莫大疲及强所不堪耳"。他吸收各家之所长,总结一系列按摩养生方法,并介绍了"老子按摩法"49个动作、"天竺国按摩婆罗门法"18势以及"黄帝内视法""禅观法"等保健功法。孙氏还著有《摄养枕中方》,介绍以导引、调气之法运行气血、舒壮筋骨、强身健体。

王焘《外台秘要》大量收录《诸病源候论》的养生导引内容,如在卷18脚气病的治疗中,转引《养生方导引法》:"舒两足坐,散气向涌泉,可三通,气彻到始收。右足屈卷,将两手急捉脚涌泉,挽足踏手,手挽足踏,一时取势。手足用力,逆气向下,三七,不失气,数寻。去肾中冷气,膝冷脚疼。"还辑录了如五劳七伤导引动作、偏风导引方法等内容。

此外,唐代道士司马承祯主要著作有《天隐子养生书》《坐忘论》等,记载了有关道教养生导引之法。女道士胡愔著《黄庭内景五脏六腑补泻图》,且编创一套脏腑导引术,配以调气、药食等法调治疾病,为后世气功家所推崇。唐代的士大夫阶层,也多笃信调气、静坐锻炼之法,如柳宗元对服气方法有一定认识,曾指出"服气书多美言",是"不可传之书",故不可照搬书本,应需名师指导。白居易也对静坐养生颇有体会,曾写静坐诗"负暄闭目坐,和气生肌肤。初饮似醇醪,又为蛰者苏。外融百骸畅,中适一念无。旷然忘所在,心与虚俱空"。

三、情志养生

孙思邈强调养生之要,首先在于养性,在《备急千金要方·养性序》中指出:"夫养性者,欲所习以成性,性自为善,不习无不利也。性既自善,内外百病自然不生,祸乱灾害亦无由也,此养性之大经也。善养性者则治未病之病,是其义也。"正与《黄帝内经》所言"恬淡虚无,真气从之,精神内守,病安从来"之意相吻合。"恬淡虚无"在孙思邈看来就是少思寡欲,无欲无求,保持平和的心态。故养生之要,要做到"十二少",少思、少念、少欲、少事、少语、少笑、少愁、少乐、少喜、少怒、少好、少恶,反之,多思、多念、多欲、多事、多语、多笑、多愁、多乐、多喜、多怒、多好、多恶,此"十二多"则为丧生之本。

王冰也同样强调要控制欲望,懂得知足,"志不贪,故所欲皆顺。心易足,故所愿必从。以不异求,故无难得也。美其食,顺精粗也。任其服,随美恶也。乐其俗,去倾慕也。高下不相慕,至无求也。是所谓心足也。不恣于欲,是则朴同"。

司马承祯在《坐忘论》中也强调养生之要在于修心,只有保持内心的绝对平静才能得道。

第七节 中外医药交流

隋唐五代时期的中外医药交流,主要有中朝、中日、中印、中国和中亚诸国等的医药交流。

一、中朝医药交流

中朝医药交流,主要表现在中国医书传朝,中国医生前往朝鲜从事诊疗;朝鲜地道药材也输入我国,补充和丰富了我国的药物宝库,同时也有一些有效的医方传入我国。

唐代,我国传入朝鲜的医籍有《素问》《伤寒论》《针灸甲乙经》《神农本草经》《诸病源候论》《千金要方》《外台秘要》等。据刘禹锡《刘宾客集》卷17记载,唐德宗贞元年间(785—804年)所撰的《广利方》,在元和年间(806—820年)被朴正言携入朝鲜。朝鲜医学教育制度仿效唐制,开设医学校,置医博士,用中国医书为教材,以《素问》《难经》《针灸甲乙经》《神农本草经》等经典医籍来教授学生。

《新修本草》和《海药本草》记载某些出自朝鲜的药物,如白附子、玄胡索等。《外台秘要》记载治疗脚气病的"高丽老师方"。其他方书收载的药物,有的就注明新罗白附子、新罗人参等,说明当时医生在治病用药时,已经应用朝鲜的地道药材。反映当时中朝之间存在的药物贸易和交流。

二、中日医药交流

中日医药交流,源远流长,频繁密切。日本推古天皇十七年(隋大业四年,608年),推古天皇派遣药师难波惠日、倭汉直福因等来华学医,15年后学成归国,带去《诸病源候论》等重要医书。文武天皇大宝元年(周大足元年,701年),日本采用唐制,制定医药职令——《大宝律令·疾医令》,明确规定医学生必修《素问》《黄帝针经》《明堂脉诀》《甲乙经》《新修本草》等重要医籍。

日本圣武天皇天平五年(唐开元二十一年,733年),僧人荣睿、普照来华留学,10年后到扬州邀请鉴真和尚赴日弘法。鉴真认定日本是"有缘之国",于是毅然率领数十名弟子,6次渡海,历时十载,终于在孝谦天皇天平宝字六年(唐天宝十四年,755年)抵达日本奈良。他在日本传授佛学、医学、建筑学,尤其对日本医学的发展产生重要影响。现在日本东大寺正仓院里,还保存唐代由扬州运去的中药。后世日本学者撰著的《鉴上人秘方》,载有鉴真的医方。鉴真使用的脚气入腹方、诃黎勒丸等,为丹波康赖《医心方》收录。淳仁天皇六年(唐广德元年,763年),鉴真在日本奈良招提寺圆寂,日本民众赞誉他为"过海大师"。

日本平城天皇大同元年(唐永贞元年,805年),日本医生菅原清公来我国学医后归国,他精通唐代医方,极力提倡中国医学。日本平城天皇大同四年(唐元和三年,808年),日本医家以《素问》《黄帝针经》《脉经》《针灸甲乙经》《小品方》《新修本草》等为蓝本,编成100卷《大同类聚方》,是一部比较全面介绍中国医学的著作。

三、中印医药交流

中印医药交流的基本特点是医书、医方的互传,医生相互前往对方国度从事临证医疗活动,这是真正意义上的双向医药交流。唐代僧人义净留居印度20年,知医识药的他常用中国医药为印度患者诊治疾病。他的著作记述,人参、茯苓、当归、远志、乌头、附子、麻黄、细辛等被印度百姓称为"神州上药"。由此可见,我国向印度输出的药物品种繁多。我国的针灸技术传到印度,为当地民众所认识和接受。当时的印度医学则随着佛教的广布传入我国,据《隋书·经籍志》载,传入我国并被译作中文的印度医书有《龙树菩萨药方》《龙树眼论》《婆罗门药方》等10余种。印度医学中的"四大学说"在我国医家孙思邈、王焘、宇妥·元丹贡布的著作中都有一定反映,可见印度医学的影响。唐代从印度输入龙脑香、郁金香等药物,也传入一些治病医方。《备急千金要方》《千金翼方》《外台秘要》都载录有来自印度的方药和医疗技术。

四、中国与伊斯兰诸国和地区的医药交流

中国与中亚诸国的医药交流,比较集中在中国和阿拉伯国家、地区之间的医药交流。公元8世纪,我国的炼丹术传到阿拉伯国家,成为当地炼金术的直接示范。炼金的方法、原料都跟炼丹术相类。通过阿拉伯国家,我国的炼丹术传向西方,从而对西方化学制药产生积极影响。

隋唐五代时期,我国医学吸收了不少阿拉伯医药学的知识。公元7世纪阿拉伯半岛崛起伊斯兰国家多(大)食,中国与之交往频繁。公元651—789年期间,多(大)食正式遣使来唐多达37次,携带来献的物品包括有药物,《宋史·大食传》记载:"唐朝永徽以后屡次入朝而献方物。"据《本草纲目》记载,来自大食的药物有阿芙蓉、薰陆香、麒麟竭、苏合香、无食子、诃黎勒、丁香等。大食是当时对阿拉伯帝国之称呼。故宋、明记载的大食国产药物,多系隋唐时期传入。唐末五代李珣《海药本草》也有不少这样的记载,尤其是香料药的输入更引人注目。另外,往来于中国经商的阿拉伯人,还把药方传入我国,为我国医家吸收、采用。

此外,隋唐时期林邑国(故地在今越南中部)多次遣使来中国,赠送当地的名贵药材,将中国的医书带回。《新修本草》《本草拾遗》等著作收载白花藤、庵摩勒、丁香、诃黎勒、苏方木、白茅香等越南药物。

拓展阅读文献

---

1. 汤用彤.隋唐佛教史稿[M].北京:中华书局,1982.
2. 罗宗强.隋唐五代思想史[M].上海:上海古籍出版社,1986.
3. 姜春华.历代中医学家评析[M].上海:上海科学技术出版社,1989.
4. 洪丕谟.中国古代养生术[M].上海:上海人民出版社,1990.
5. 肖少卿.中国针灸学史[M].银川:宁夏人民出版社,1997.
6. 王洪图.黄帝内经研究大成[M].北京:北京出版社,1999.
7. 雷绍锋.中国学术流变史[M].湖北:湖北人民出版社,2000.
8. 范家伟.六朝隋唐医学之传承与整合[M].香港:香港中文大学出版社,2004.
9. 李经纬.中医史[M].北京:海南出版社,2007.
10. 郭树芹.唐代涉医文学与医药文化[M].北京:人民出版社,2012.
11. 钱超尘.中国医史人物考[M].上海:上海科学技术出版社,2016.

第六章 宋金元时期的医学

（公元960年—公元1368年）

导学

本章主要介绍了宋金元时期政府对医药发展采取的措施，本草学和方剂学的成就，对《内经》《难经》《伤寒论》的整理和注释，医学理论发展和临证各科成就、金元医家的创新，养生的发展，以及中国和朝鲜、日本、东南亚诸国、伊斯兰诸国和地区之间的医药交流。

1. 掌握校正医书局的贡献和意义；刘完素、张元素、张从正、李杲、王好古、朱震亨学术创新的重要意义。

2. 熟悉医政管理和医学教育；《开宝本草》《嘉祐本草》《本草图经》《经史证类备急本草》《太平圣惠方》《太平惠民和剂局方》《圣济总录》《普济本事方》《注解伤寒论》《三因方》《小儿药证直诀》《妇人大全良方》《新铸铜人腧穴针灸图经》等著作的主要内容和成就。

3. 了解养生学的发展状况；中外医药交流情况。

公元960年，赵匡胤发动了著名的陈桥驿兵变，黄袍加身，夺取了后周政权，结束了五代十国封建割据局面，建立了高度中央集权的宋王朝，定都汴梁（今河南开封），史称北宋。当时，东北有契丹族建立的"辽"和西北的党项族建立的"西夏王朝"；西部有吐蕃诸部，西南有白族的"大理国"。公元1115年，松花江两岸兴起女真族，建立金国，1126年攻打北宋，1127年攻陷汴梁，掳徽、钦二帝，逼迫宋室南迁，建都临安（今杭州），史称南宋。此后，南宋、北金对峙百余年，给经济文化交流带来了巨大影响，同时宋室南迁也在客观上促进了南方的发展。

公元1206年，北方蒙古族兴起，铁木真统一蒙古各部，在斡难河（今鄂嫩河）源头召开大会，号"成吉思汗"，国号"大蒙古国"。1211年蒙古铁骑进攻金朝，1218年，灭掉西辽政权。1226年成吉思汗再次征西夏，次年西夏末代国王投降。1234年，蒙古族灭金，并于1271年建立元朝，定都大都。继而远征欧亚，1279年又挥师南下灭南宋，统一了全国。元代的版图是中国历史上最大的国家版图。元王朝的高度统一，再一次促进了各民族的和平交往和融合。元代后期，1351年出现红巾军大起义。1368年朱元璋建立了明朝，元朝灭亡。

两宋时期，以北方中原地区为经济中心的格局发生了转变，中心转移到南方。元统一中国后，为了巩固和维护统治，大量启用汉人，沿袭汉人制度，在全国范围内修建驿道，开挖运河，发展交通，促进了商业贸易的发展。当时泉州、福州、广州等城市都是繁华的对外贸易口岸，海外贸易已发展至东南亚、阿拉伯、非洲的红海沿岸。为此，宋元两朝都设置了专门管理对外贸易的行政机构——市舶司。大规模的贸易，不仅带回许多海外药物，而且外来医学知识也传入中国，如阿拉伯医学、回回医学等。

宋金元时期是我国古代科学技术发展的高峰期,毕昇发明的活字印刷术是人类印刷史上的一次飞跃,它不仅使官刻繁盛,私刻亦飞速发展,大量医学著作也在此时得以刊印发行,加快了中医学的传播与普及,使更多医家有机会阅读中医书籍,提高了研究水平。

宋元时期,出现了两大哲学流派,即理学和新学。理学是宋元时期的新儒学,重视研究儒家经典著作,从中搜寻符合其思维的条文、篇章进行阐述与发挥,以周敦颐、程颐和程颢兄弟以及朱熹为代表。理学流派主张"理"是万物之源,"理"在不断运动中,自我分化产生"气"和五行以至万物。在解释世界的本源、运动本质、阴阳的互根互化、人欲与养生等关系方面上,理学与传统中医学理论极为贴近,许多医家借用于阐释医学理论及人体的生理、病理知识,奠定了理论创新的思想基础。

新学的代表为王安石、陈亮、叶适等,王安石认为天地万物皆由五行的变化所生成,而变化的原因是事物内部有客观的运行规律。王安石推行变法,发动了医学教育变革,提出了著名的"三舍"升试法。

同时,宋金元时期运气学说盛行一时,把天气变化和用天干地支推算的运气说相联系,用于预测天气变化和气候对疾病的影响,以预测疾病的发生。引起了医学界对五运六气的探讨,运气学说开始流行。

第一节　政府对医药发展的措施

宋金元时期,是中国古代医药管理制度发展变化较大的一个时期,医事管理机构趋于统一,并归于一个专门的部门管理。

一、医政机构和管理制度

两宋医事制度较前代有较大发展,改进体制,加强了医事管理,这与宋代多位皇帝"留意医术"、重视医药有很大关系。宋初,宋政府在太常寺下设"太医署",翰林院下设"翰林医官院"和"翰林御药院",还设有其他保健或慈善机构。"翰林医官院""翰林御药院"是医药管理机构;"太医署"后来改为"太医局",主管医学教育。掌管医政的"翰林医官院"和负责医学教育的"太医局"互不隶属,各司其职,改变了唐太医署将医药行政与医学教育合一的建制。宫廷医疗分别由太医局和御药院承担。翰林医官院的设立,改变秦汉以来我国医药事务管理上的不协调局面,分工更加明确,对后世医药管理产生重要影响。

翰林医官院,元丰五年(1082年)改称翰林医官局,掌管医之政令和医疗事务,掌供奉医药及承诏视疗众疾之事。所谓"承诏视疗众疾",包括出宫赈灾防疫,向军队、学校等派遣医官。此外,官方医生的选拔、任用、修定本草、校定医籍、地方医疗等与医药相关的事务基本上都由翰林医官院领导或协调,加强宋代政府对医药事业的统一管理。翰林医官院通常设院使、副使各2人,共同管理院事,下设直院4人、尚药奉御6人,并设医官、医学、祗候等职。翰林医官院初期并无定员,宝元元年(1038年)规定总额102人,嘉祐二年(1057年)规定翰林医官院自直院以下限额142人,宣和二年(1120年),人员最高达到1 096人。

对翰林医官的选拔,朝廷规定年龄必须在 40 岁以上,经过各科专业考试合格后才能任用。成绩最优秀者留翰林医官院,其他则分配任医学博士或外州医学教授。淳熙十五年(1188 年)后,又把医官考试对象扩大到各地民间医生,经过推荐、进修和一系列考试,按成绩授予各级医官衔。宋代翰林医官院的医官品阶较为复杂,宋徽宗于政和年间(1111—1118 年)改医官之名,立医官 23 阶,在中国历史上第一次确立医散官阶衔,后为金、元等各代所效仿。宋代翰林医官院的设立,对于中央政府统一管理全国医药机构有很大作用。以后元代在此基础上,建立了完全意义上全国统一的最高医药管理机构——太医院。

宋代除设立翰林医官院外,还在承袭唐制基础上建立其他类型的官办或民办医疗慈善机构,如安济坊、病囚院、漏泽园等。不仅类型和数量明显增多,而且规模逐渐扩大,设备和管理也有所进步。在医院管理上,宋代也较前代更为周密,注意对病人按性别、病种、病情轻重进行必要隔离。医护之间有一定分工,并且重视护理,病坊设有专人负责饮食、打洒、杂使等。大观四年(1110 年)实行的安济法,是世界上早期颁布的济贫法。全国各州县设立安济坊,收容有病穷人。安济法还规定医务人员数量、级别升降标准等。病囚院则是官府专门为囚犯提供医疗活动的场所。设于崇宁三年(1104 年)的漏泽园,是官府用以安葬无名尸体和家贫无葬地者的公共墓地。除此外,宋代还设有慈幼局、养济院、福田院、保寿粹和馆等。各种医疗、慈善机构的设置,从不同侧面反映宋代朝廷对医事管理和医政机构的重视。

尽管金代与宋代的医事制度相似,但金代设立主管医政的"太医院",将尚药局、御药院一起隶属于宣徽院管辖,这是与宋朝不一样的地方。金代太医院官员有提点、院使、副院使、判官等官职,掌诸医药,总管院事。金代医学分 10 科,额 50 人。凡某科医生满 10 人则设管勾一员,以医术精者充任。同时,金代太医院还设正奉上太医、副奉上太医、长行太医等一般医务人员,负责医疗。太医施治对象广泛,或直接服务于皇室贵族,或承诏为军旅及地方百姓看病。

元代沿袭金代太医院制度,设有太医院提点、院使、副院使等医官,总理天下医政,其最高长官为"太医院大使",这是元代对医药事务制度化管理的确立。据罗天益《卫生宝鉴》记载,元代第一位太医院提点,是曾经与罗天益、窦默、忽吉甫等名医共事的颜天翼。元代在太医院职官建制中,逐渐取消提点、副使等,并增加许多新职官,其设置和名称与其他部门职官设置基本相同。元代太医院自窝阔台汗十三年(1241 年)建立,发展至大德五年(1301 年),成为一个独立的医药管理机构,地位很高。其间,在太医院官员倡导下,相关医药管理制度也不断出台,并增设专门机构负责相关事宜。太医院之下,先后分别设立御药院、御药局、行御药局、御香局,负责管理御用医药;设立大都惠民局、上都惠民局,负责贫民医疗。随着医药管理上各种弊端的出现,元代增设"医学提举司"和"官医提举司"分别管理全国医学和各地医户。这些机构的建立,提高了太医院工作效率,有利于元代各项医药管理政策的顺利推行,表明元代医政的不断完善。

此外,元代除在京都及诸路继续设立养济院外,还建立以伊斯兰、阿拉伯医学为主的官方医疗组织——广惠司及回回药物院,同时设置具有军队医院性质的安乐堂。广惠司的创立使得大量伊斯兰、阿拉伯地区的药材得以输入中国,被逐渐应用。

二、发展医学教育

宋政府在医学教育方面的重要举措是将医学教育与医药行政管理分开。北宋初年,政府在太常寺下设立太医署,庆历四年(1044 年)范仲淹主政时,正式设立太医局,在招生、考试、学科设置等方面进行改革。熙宁九年(1076 年),太医局脱离太常寺建制,成为一个独立的医学教育机构。

太医局规模逐渐扩大,嘉祐六年(1061年),规定太医局学生为120人。王安石变法改革教育,创立并推广"三舍"升试法。所谓"三舍法",即根据考试成绩优劣,将考生分为上舍、内舍、外舍三等,促进了医学教育发展。元丰年间(1078—1085年),学生名额已达300人,包括上舍生40人,内舍生60人,外舍生200人。太医局内设提举(校长)1人,判局(副校长)2人,并规定判局必须由知医事者为之,还在每科内设教授1人。太医局讲习《素问》《难经》《伤寒论》《诸病源候论》《太平圣惠方》《神农本草经》《针灸甲乙经》《脉经》《千金要方》《千金翼方》《补注本草》和《龙木论》等医药学知识。除中央太医局之外,嘉祐六年(1061年)后地方医学教育也逐渐兴起。各州郡都置医学博士教习医书,其规章多循太医局。

崇宁二年(1103年),对医学特别重视的宋徽宗在国子监中仿照太学,另外设立太医学教育。太医学将科目整合为3个大科:方脉科(大方脉、小方脉、风科)、针科(针灸、口齿、咽喉、眼、耳)、疡科(疮肿、折伤、金疮、书禁),同时又增加理论教学,如五运六气等。在我国教育史上,这是医学校第一次被正式纳入国家官学系统。崇宁三年(1104年)起,在各路、州、县均设地方医学,通过贡额考试向中央输送人才,初期学生多由儒学转来,"儒医"之称由此产生。太医学虽然在宣和二年(1120年)废止,医学回归太医局负责,但这一时期的制度对南宋医学教育有较大影响。

宋代医学教育注重学生医学理论学习和考试。在考核方面,医学校有较详细规定,根据宋太医局程文记载,主要有墨义、脉义、大义、论方、假令、运气6项。在太医学时期,考试形式仿照太学更为严格,采取公试和私试相结合的方法,成绩优良者补内舍。隔年一次舍试,成绩优、平二等者补上舍,并且参考学生品行和医疗技术,将上舍分为三等。

在理论考察同时,特别注重学生医疗技能和医疗得失的考核。太医局要求每个学生轮流为患病的三学(太学、律学、武学)学生及各营将士治病,并建立医疗档案"印历",而且须记载治疗经过和结果。年终考查学生的成绩,也分为上、中、下三等,"十全为上,十失一为中,十失二为下"。太医学采用"升舍"制度,按考试成绩把学生分为外舍、内舍、上舍3个等级,成绩合格者可以逐级递升,特别优秀者更可越级,甚至提前毕业。成绩优秀者还给予奖励,上等以20人为限,中等以30人为限。相反,如果治病痊愈不及七分,降舍,不及五分,则予退学。医疗过失严重者,依照后果予以责罚,直至黜退。这种理论联系实践和奖惩分明的医学教育制度,有利于医学人才的培养。

金代医学教育仿宋制,设有10科,每3年进行1次医学考试,成绩优秀者可任医生。元代对医学教育的重视更为突出。中统三年(1262年)派使者持金牌前往各地督促建立医学校,招收医户子弟入读。医学校设13科,后合并为10科,较突出的是出现正骨科。至元九年(1272年)设医学提举司,专门管理医学教育,还负责定期召集地方医生进行讲学。值得一提的是,为保证教育质量,元代不仅注重对学生考核,对教师也同样实行考核及奖惩制度。延祐三年(1316年),元代创办太医科举,仿照科举考试形式从全国招考太医。

三、设立校正医书局

北宋是书籍由手抄转向版刻的转折时期。宋代之前多年的战乱,书籍散佚严重,宋政府因此多次组织大规模搜集、编修古籍工作。庆历元年(1041年)著成的《崇文总目》,标志宋代古籍整理校勘已达到较高水平。古医籍的整理修复也得到充分重视。宋以前,医书多靠手抄流传,出现不少错误。嘉祐二年(1057年),宋政府采纳大臣韩琦建议,在编修院中设置点校医学典籍的校正医书局,作为校对、整理和刊印医学书籍的专门机构,由掌禹锡、林亿、高保衡、孙奇等负责。

校正医书局设立后,宋政府在遴选校理人才方面十分严格,皆选儒医兼通之士,以保证古医籍校勘整理质量。林亿等整理刊行了《素问》《伤寒论》《金匮要略》《金匮玉函经》《脉经》《针灸甲乙经》《千金要方》《千金翼方》《外台秘要》等10余部重要医学经典著作,在各书序文中均对校勘过程作有简介。经过艰苦工作,使宋以前一批重要医籍得以保存,并结束这些医学典籍伪书、杂乱传抄的历史,起到统一版本和定型化的作用,对后世医学发展产生深远影响。此外,林亿等的校语还为后世训诂学研究提供大量资料。

四、医籍的编著和刊行

北宋多位皇帝在我国历史上以重视医药、亲身参与并提倡医学著称。宋太祖赵匡胤、宋太宗赵光义均谙医药,宋太宗称帝前曾搜集医方1 000多首,并亲为《太平圣惠方》撰序,宋神宗和宋徽宗更留意医药。因此,北宋政府继承魏晋隋唐以来重视蒐集方剂、通过方书积累临床经验的传统,充分利用当时的印刷技术,由政府数次组织规模巨大的编辑、刊印大型方书活动,并制订、颁布成药制剂规范。先后由官方组织修订《开宝本草》《嘉祐本草》和《本草图经》等药物学著作及《太平圣惠方》《太平惠民和剂局方》《圣济总录》等方剂学著作,使得官修方药学著作达到一个鼎盛阶段。

(一)《开宝本草》

《开宝本草》是宋代最早由政府主持校定的药物著作。开宝六年(973年),朝廷诏令尚药奉御刘翰、御医马志、翰林医官张素等9人,以《新修本草》《蜀本草》为依据,同时参考唐代陈藏器《本草拾遗》,编成《开宝新详定本草》20卷。该书增补不少新药,并详加注解,勘正名称。次年(974年),又经翰林学士李昉、王祐、扈蒙等人"尽考传误,刊为定本",重新进行校勘,定名为《开宝重定本草》,简称《开宝本草》,共21卷。全书载药983种,较《新修本草》增加139种。编写体例较严密,订正前人分类方法的不足。对取自《新修本草》的药物,加注"唐附",新增药物则注以"今附"。为适应雕版印刷,采用白、黑字体分别表示旧抄朱、墨分书的内容。该书对宋以前本草文献的整理作出了贡献。

(二)《嘉祐本草》

《嘉祐本草》是宋政府主持编著的又一部药物著作。嘉祐二年(1057年),由校正医书局组织对本草著作重新编修。掌禹锡、林亿、张洞、苏颂以及医官秦宗古、朱有章等,在《开宝本草》基础上,于嘉祐六年(1061年)校定并刊印《嘉祐补注神农本草经》,简称《嘉祐本草》。全书21卷,载药1 082种,新增药物99种,编写体例、文献出典标记都仿照《开宝本草》。该书引文广博,选录大量古本草资料,吸收诸子百家有关药物知识,并附以《蜀本草》《日华子诸家本草》《药性论》等内容,摘引文献达50余种,为后世辑佚和研究古代本草提供了宝贵资料。

(三)《本草图经》

《本草图经》是我国药学史上第一部由政府组织编绘而成的刻版药物图谱。嘉祐三年(1058年),宋政府进行全国性的药物普查,诏令全国,征集150余个州郡所产药物标本和药图,并令注明开花结实、采收季节和功用;凡进口药物则询问收税机关和商人,辨清来源,选出样品,送交京都。嘉祐六年(1061年)在此基础上编成《本草图经》,共20卷,目录1卷,主编苏颂(1019—1101年)。该书载药780种,其中新增民间草药103种,635种药名下绘制药图933幅。所记文字力求准确精当,所绘药图力求形态逼真。收载大量单方验方,对药物来源和鉴别也作了重点讨论,把辨药和用药很好地结合起来;还特别强调药物产地,对每种药物的不同产地详加考证和比较,确定道地药材。因此,《本草图经》实用性很强,深为后世医家所称颂,对后世本草图谱的绘制也产生很大影响。

《开宝本草》《嘉祐本草》和《本草图经》，内容散见于《证类本草》等医籍中，三书现存辑复本。

(四)《太平圣惠方》

《太平圣惠方》是北宋初年政府刊行的一部大型方书，成书于宋太宗太平兴国三年至淳化三年 (978—992年)。由翰林医官王怀隐、陈昭遇等人广泛收集宋以前方书及当时民间验方，集体编著而成。全书共100卷，分脉法、处方用药、五脏病证、内科、外科、骨伤、金创、胎产、妇科、儿科、丹药、食治、补益、针灸等1 670门，收载方剂16 834首。该书采用按脏腑和各科病证分类的体例，先论后方。每门之下先引《诸病源候论》的理论为总论，然后汇集方药，并论述病因病机、证候与方剂药物之间关系，体现了理、法、方、药的辨证论治体系。

《太平圣惠方》载有医论、诊断及伤寒、时气、五官、内外、妇儿等各科方剂，且创制许多新方，具有一定的临床价值。如治疗中风，在续命汤基础上创生地黄饮子，由生地黄汁、竹沥、荆沥、防风、附子、羌活等组成，以疏通经络为主，佐以养阴生津。目前临床常用的搜风顺气丸、明睛地黄丸、知母散、草果饮、瓜蒌煎、肾沥汤等方剂，皆出自此书。该书选用药物，不但品种多，有些还是前代罕用或不用者，北宋蔡襄曾说《太平圣惠方》多"异域瑰奇"之品。在腧穴、经络、刺灸、治法等方面，也在前代基础上有所发挥。由于《太平圣惠方》卷帙庞大，庆历六年(1046年)，何希彭选其精要编为《圣惠选方》，作为教材应用数百年。

(五)《太平惠民和剂局方》

《太平惠民和剂局方》是我国医学史上第一部由国家颁行的成药专书和配方手册，始创于元丰年间(1078—1085年)，最初是宋代"卖药所"的配方蓝本，初名《太医局方》。至大观年间(1107—1110年)，宋政府诏令太医裴宗元、提辖措置药局陈师文等校订整理《太医局方》，编成《和剂局方》5卷，分21门，载方297首，成为官药局的制剂规范。嗣后，《和剂局方》经过多次增补。绍兴二十一年(1151年)经许洪校订，改名为《太平惠民和剂局方》，直至淳祐年间(1241—1252年)正式定型，成为目前流传的版本。全书10卷，附《用药指南》3卷，分诸风、伤寒、诸气等14门，载方788首。其治病范围颇广，包括治诸风(附脚气)、治伤寒(附中暑)、治一切气(附脾胃、积聚)、治痰饮(附咳嗽)等，涉及内、外、妇、儿、伤、五官各科病证。在每方之后详列病证、药物组成和用量，还详细说明药物炮制、保存，药剂修治，介绍温酒送服、米饮送服、煎去渣服等内服法，以及涂、贴、干渗、点眼、搐鼻、吹喉等外用法。

该书所载方剂大都来自临床，部分继承前贤经验，撷取张仲景、孙思邈、钱乙等名家良方。如二陈汤、平胃散、三拗汤、华盖散、四君子汤、四物汤、十全大补汤、参苓白术散、藿香正气散、香苏散、失笑散、八正散、苏子降气汤等，皆为选药精良、配伍得宜的名方。该书对成药的组成配伍、服用剂量等，强调因人而异，辨证施治。如小儿吐泻证治，伤冷、吐乳泻青者，用益黄散、参苓白术散、挨积圆("圆"原为"丸"，因避宋钦宗赵桓之讳而改)、小香连圆、驻车圆；伤热、吐乳泻黄或小便赤涩者，用五苓散、香薷散、参苓白术散；伤食、泄泻粪白或酸臭、米谷不化者，用感应圆、挨积圆、异功散等。

该书成药剂型丰富，主要有丹、圆、散、煎、膏、饼子、香等，并因所主病证不同而以不同剂型为主。如诸风门89首处方中，大多以丹、圆、散类调服或化开服用，汤、散类煎煮服用只有9首；而伤寒门67首处方中，药物大多以汤、散类煎煮服用，圆、丹类吞服或化开服用只有7首。根据不同剂型特点和临床治疗需要，强调辨证选择药物剂型，以利于药效发挥。

该书方剂立法完善、组织缜密，代表了宋代方剂学的成就。故后人描述此书在当时已达"官府守之以立法，医门传之以为业，病者恃之以立命，世人习之以成俗"之程度，足见《太平惠民和剂局方》对宋代医药学的影响之大。

(六)《圣济总录》

《圣济总录》是由宋徽宗赵佶主持编撰的一部方剂学巨著。成书于北宋末期政和年间(1111—1117年),故又名《政和圣济总录》。政和年间,宋徽宗诏令征集当时民间及医家秘方,加上内府所藏秘方,由圣济殿御医曹宗孝等整理汇编,撰成《圣济总录》,徽宗亲自作序。全书共200卷,包括内科、外科、妇科、儿科、五官科、正骨、针灸等各科疾病,分为60余门。每门又分若干病证,每证先论病因病机,次列方药与治疗,内容十分丰富。《圣济总录》大量论述当时盛行的"运气学说",因为编书之际,正值宋徽宗赵佶推行"天运政治"之时。该书撰成不久,金兵南掠,书稿被运送至北方。因此,南宋不易见到该书,仅在北方流传。金大定年间(1161—1189年)曾刻版刊行,以后流传渐广,对后世医学发展产生一定影响。清初,程林删去《圣济总录》运气、符禁等内容,取书中药物易得的验方,精编成《圣济总录纂要》26卷。

五、创立国家药局

宋代国家药局主要包括药政管理机构和药品制造、贸易和供应机构。药政管理机构如前所述有专门服务帝王宫廷的御药院和最高药政机关尚药局。尚药局为宋初承袭前制而设,属殿中省六局之一,掌供奉御药、和剂诊候之事。设典御2人,奉御6或4人,监门2或1人及医师。仁宗、英宗时一度并归翰林医官院。崇宁二年(1103年)恢复六局及职掌,设18个职,计88人。靖康元年(1126年)又废。

药品制造、贸易和供应机构有太医局卖药所。熙宁二年(1069年),王安石推行新法,宋政府开始管理药物购销。熙宁九年(1076年),宋廷在京都汴梁(今河南开封)开设太医局熟药所,又称卖药所,这是中国医药史上第一所以制作和出售成药为主的官办药局。药局"掌修和良药",出售成药"以利民疾",在很大程度上方便病家,且获利甚多,因此发展迅速。到崇宁二年(1103年)已增至7所,其中5所仍名熟药所,两所则称为修和药所。政和四年(1114年)后,熟药所更名为医药惠民局,后者改称为医药和剂局。其时,药局除在京都发展外,还被逐渐推广到全国各地,乃至边疆村寨。绍兴六年(1136年),南宋政府在都城临安(今浙江杭州)重新建立5所药局,绍兴十八年(1148年)改名为太平惠民局。不久,淮东、淮西等地相继建立药局,并延续到元代。

宋代官药局初具规模,建立了较为完善的组织机构和规章制度。局内置有各级官员,监督成药制作过程和出售;对药材收购和检验有专人管理;对丸散膏丹等各种剂型的制作,除有专人操作外,还规定具体制作方法。药局还制订若干制度,规定所购药材必须保证质量,不能以次充好;成药须检验合格方能出售;强调对库存药材中变质霉烂者,必须立即处理;保证昼夜售药,如因失职而影响病家购药者,予以"杖一百"的处罚;遇有贫困或洪旱发生疫疾,无偿施给药剂等。官药局重视增加成药的种类和提高药物的疗效,设专人研究药物炮制和修制,派遣专人收集民间有效单方、验方,使宋代成药研制水平达到新的高度。丸药制作方面,不但有常用的水丸、醋糊丸、酒糊丸和炼蜜丸,还使用甘草膏、阿魏膏、阿胶、猪胆、猪胰等作炼合剂。为使成药能够长期保存,药局还应用金箔衣、银箔衣、青黛衣、朱砂衣等多种丸药的挂衣剂。由于药局制作和销售的成药服用方便、易于携带,宜于保存,疗效较好,深受病家和医生欢迎。尤其天灾疾疫、兵荒战乱之时,成药的应用更为广泛。后人曾说:"据症检方,即方用药,不必求医,不必修制。寻赎见成丸散,病痛便可安瘥。"官药局的建立,是成药在宋代得以发展和盛行的重要保证。南宋以后,利益的诱惑使药局官吏贪污腐败,贱买贵卖现象日益严重,逐渐把官药局演变成贪官污吏争逐的场所。但总体来说,宋代官药局开创性的历史地位和所起的积极作用,应予充分肯定。

元代,主要药政机构是广惠司,在其属下设有回回药物院。同时也承袭宋制,在全国设立惠民药局,"自燕京至南京,凡一十路",主要职责是制售成药,为贫民治病。

第二节 私撰医药著作

宋金元时期,除官修医书之外,医家个人也编著大量药书和方书。

一、药物学

宋金元时期医家编著的药物著作较多,集中反映这一时期的药物学成就,如《日华子诸家本草》、唐慎微《证类本草》、陈衍《宝庆本草折衷》、张元素《珍珠囊》、寇宗奭《本草衍义》、朱震亨《本草衍义补遗》、忽思慧《饮膳正要》等。

(一)《证类本草》

全称《经史证类备急本草》,约成书于元丰五年(1082年)。撰者唐慎微(约1056—1093年),字审元,原籍蜀州晋原(今四川崇庆),后迁居成都华阳(今属成都双流)行医。世医出身,尤擅经方,治病不分贵贱贫富,不避风雨寒暑,有请必应,多不取酬,只求验方、秘方。他在收集民间药物和历代本草文献基础上,整合《嘉祐本草》《本草图经》两书内容,编成《经史证类备急本草》。全书收载药物约1558种,详细记述本草理论以及药物名称、药性、主治、归经、产地、采收、炮制等,并对一些内容进行考证,多数药物还附有药图。该书收载古今单方验方3000余首,方论1000余首,各类本草或相关文献200多种,保存大量民间方药文献,集宋以前本草之大成,是我国重要的药物学著作。

《证类本草》流行甚广,后人在不同时期对其校勘修订,形成多种版本。大观年间(1107—1110年),宋徽宗命杭州仁和县尉艾晟修订《证类本草》,改名为《经史证类大观本草》(简称《大观本草》),于大观二年(1108年)作为官修本草颁行。政和年间(1111—1117年),再次修订,改称《政和新修经史证类备用本草》(简称《政和本草》),载药1746种。绍兴二十九年(1159年),经修订后改称《绍兴校定经史证类备急本草》(简称《绍兴本草》),为32卷。蒙古海迷失后元年(1249年),又由张存惠整理,增加《本草衍义》部分内容,更名为《重修政和经史证类备用本草》。《证类本草》自成书至《本草纲目》撰成,近500年间,一直作为本草学的范本,影响深远。李时珍对其评价很高:"使诸家本草及各药单方,垂之千古,不致沦没者,皆其功也。"

(二)《本草衍义》

原名《本草广义》,撰者宋代寇宗奭,曾在杭州、永耀、顺安军、澧州等地任职,政和中任医官通直郎。寇氏认为宋政府组织编撰颁行的《本草》和《图经》还有差失,致使学人疑惑,便将这两书释义未尽的药物,考之诸家,参之实践,拾遗补阙,历经10余年,于政和六年(1116年)编成《本草衍义》。寇氏在《本草衍义·衍义总叙》谈到编写目的:"达药性之良毒,辨方宜之早晚。"避免"真伪相乱,新陈相错",以提高临床疗效。全书20卷,收载药物460种。该书重视本草理论,提出气味新说,认为寒热温凉是药性,酸苦甘辛咸是药味,香臭腥臊才是药气。完善药物优劣真伪的鉴定方法,推崇调查和实验的方法,如亲自检视鹳巢、观察鸬鹚、饲养斑鸠等。提出很多切合实际的见解,指出鸡骨常山效佳、葶苈子之甜者不能入药等。考证各说,纠正谬误。如天门冬治肺热之功多,其味苦,只专泄而不专收,寒多之人禁服,不赞同《本经》久服轻身延年的说法。该书对后世有相当影响,受到李杲、朱震亨等医家的重视。

(三)《饮膳正要》

元代忽思慧撰于元至顺元年(1330年)。忽思慧曾任饮膳太医,延祐年间(1314—1320年)主管宫廷饮食。据多年宫廷饮膳之经验,汇集诸家本草、名医方术,精选谷肉果菜,编成《饮膳正要》。全书3卷,阐述养生避忌、妊娠食忌、乳母食忌、饮酒避忌、食物利害、食物相反、食物中毒等注意事项,记述95种"聚珍异馔"、54种"诸般汤煎"膳食谱、61种食疗方、25种延年益寿方,收载食物、食品和食用药物298种,附图20余幅。该书论述养生之道,制定饮食卫生法则,阐述饮食卫生、饮食调理和饮食营养常识。如夜间不可多食、食后以温水漱口、晚上睡前刷牙比清晨刷牙好、妊娠和乳母食忌、食物搭配等。还十分重视食物中毒防治,倡导食养食疗,详述饮膳性味、功效、组成、用料、制作和服食等。该书是我国古代重要的营养学专著,很多内容被后世《本草品汇精要》《本草纲目》等收录,具有一定实用价值。

二、方剂学

宋金元时期医家个人方剂著作很多,有的具有重要临床价值,如许叔微《普济本事方》、严用和《济生方》、陈言《三因极一病证方论》、苏轼和沈括《苏沈良方》、张锐《鸡峰普济方》、史堪《史载之方》、王硕《简易方》等。

(一)《普济本事方》

《普济本事方》又名《类证普济本事方》或《本事方》。撰者许叔微(1079—1154年),字知可,真州白沙(今江苏仪征)人,绍兴二年(1132年)进士,曾任集贤院学士,故后人称为许学士。许氏精于伤寒,善于化裁古方、创制新方,晚年将平生验方、心得整理编成《普济本事方》,约刊于绍兴二年(1132年)。全书10卷,按病类分为中风肝胆筋骨诸风、心小肠脾胃病、肺肾经病、头痛头晕方等23类,收载方剂300余首,部分方后附有验案及论述。该书重视脾胃、肾及肾中真火,对脾肾论治颇多阐发,善用温补脾肾方药;杂病论治,简明实用,切合临床。所选方剂既有历代名方、民间验方,也有自拟方,选方严谨,用药精当,颇有疗效,如选录《千金方》的竹沥汤、《和剂局方》的佛手散、庞安时的防己汤,以及自创的七珍散、槐花散等,很多方论和临床经验为后世医家所汲取,二神丸、五味子散、槐花散等名方流传至今。

(二)《济生方》

《济生方》又名《严氏济生方》,撰于宝祐元年(1253年)。撰者严用和(约1200—1267年),字子礼,庐山(今属江西九江市)人。12岁从名师习医,17岁起独立应诊,在南康(今属江西赣州市)、庐山一带颇具医名。严用和在长期临证实践基础上,采古人可用之方,集所学已试之效,编成《济生方》。全书10卷,有论治80篇,包括五脏病证、中风、中寒、中暑等临床各科疾病,载方400余首。该书注重脏腑辨证,强调脾肾,更重肾命,提出"补脾不如补肾"之说;随证论治,善用古方,创制新方,如以金匮肾气丸加车前子、牛膝,创制加味肾气丸(即济生肾气丸)治肾虚小便不利;制方配伍,刚柔相济,佐使合宜,动静结合,阴阳相须,如归脾汤之用木香、鳖甲地黄汤之用肉桂等。该书辨证简要,制方严谨,创制的加味肾气丸、实脾散、疏凿饮子等方剂,至今仍在临床广泛应用。

(三)《苏沈良方》

《苏沈良方》又名《苏沈内翰良方》,系后人将北宋沈括《良方》和苏轼医药杂说合编而成,刊行于宝祐元年(1253年)。苏轼(1037—1101年),字子瞻,号东坡,眉州(今四川眉山)人,北宋著名文学家,兼通医学。沈括(1031—1095年),字存中,号梦溪丈人,钱塘(今浙江杭州)人,北宋科学家,在天文、地理、数学、物理、医学等方面都有成就,撰有《梦溪笔谈》《灵苑方》《良方》等。《苏沈良方》原15卷,现存10卷本、8卷本两种。该书论述临床各科疾病及治疗方药,还有医理、本草、灸法、养生及炼丹等内容,方药后多附载验案。书中收录方药大多为作者见闻其效验的秘方验方,如健脾散、茯苓散、枳壳汤等;对药物性味、采集、配伍、剂型的论述也有独到之处;其中记载了沈括炼制"秋石"的两种方法"阳炼法""阴炼法",并记载了4个运用"秋石"治病有效的案例。其中"阳炼法"引起了国内外众多学者如李约瑟等人的重视和研究,并给予极高的评价。

第三节　经典医籍的整理和研究

一、《内经》与《难经》的整理和注释

北宋政府组织文臣、儒医对《素问》进行较系统整理、校勘,并数次刊行,又刊行《灵枢》,使《内经》全书第一次有了较为完整的版本。嘉祐年间(1056—1063年),林亿与高保衡、孙奇等人奉敕校注《黄帝内经素问》。其在汉唐以来几十家相关注本基础上,以王冰注本为蓝本,以全元起注本、《太素》《甲乙经》《千金方》为参校本,校注周密、细致,每一校语,必有所依,引用大量古医籍及《周礼》《易经》等典籍,论据充分,说明透彻,从而保证严谨性和可靠性。

当时还出现很多专门研究《内经》的著作,如孙兆《素问注释考误》、高若讷《素问误文阙义》、骆龙吉《内经拾遗》、刘完素《素问药注》、罗天益《内经类编》、席廷赏《针经音义》等,惜大多已亡佚。现存有宋代刘温舒《素问入式运气论奥》、金代刘完素《素问玄机原病式》和《黄帝素问宣明论方》、元代滑寿《读素问钞》,此外还有《素问病机气宜保命集》《素问纠略》等。《素问入式运气论奥》专门论述五运六气及其在医学上的应用。《素问玄机原病式》主要根据《素问·至真要大论》病机19条整理归纳为五运六气主病的11条病机,逐条逐证予以注释阐发,并提出相应治疗原则,对研究《内经》病机理论和治则有一定价值。《黄帝素问宣明论方》整理和分析《素问》中61个病名和证候,并制订处方。《读素问钞》按中医理论体系分类,较为系统地选录《素问》重要内容,将其分为脏象、经度、脉候、病能、摄生、论治、色诊等12类,简要注释,受到后世医家重视。

滑寿除撰《读素问钞》,另撰《难经本义》2卷,刊于至正二十六年(1366年)。在今存《难经》注本中,以《难经本义》影响较大,成为元以前有关《难经》研究最重要的一部著作。滑寿基于《难经》传本编次错乱、文字漏阙而历代注本又多不能解释本义,遂参考元以前《难经》注本及有关资料,对《难经》部分内容进行考订辨析。《难经本义》首列诸图,后疏本义,辨疑正误,并融合宋金元20多家论

述,结合本人见解,加以释义和发挥。该书辞达理明,条分缕析,《四库全书总目提要》给予高度评价:"辨论精确,考证亦极详审。"

二、《伤寒论》的研究和注释

宋本《伤寒论》刊行后,宋金元时期的医家、学者对《伤寒论》研究日益兴盛。成无己是全面注解《伤寒论》的第一家,朱肱对《伤寒论》进行综合研究,庞安时《伤寒总病论》论述广义伤寒病,许叔微著《伤寒三书》,刘完素提出"六经病证皆属于热",王好古倡论伤寒内感阴证等。这些医家或从理论进行整理、注疏、阐发,或从脉象、舌苔专论伤寒诊断,或结合临床实际对伤寒病证提出诸多治疗方法。这一时期,围绕《伤寒论》的深入研究,逐渐形成"伤寒学"。

(一)《注解伤寒论》

成无己(约1066—1156年),家世儒医,才识明敏,记闻赅博,是第一个全面注释《伤寒论》的医家,撰有《注解伤寒论》10卷、《伤寒明理论》3卷和《论方》1卷(后并入《伤寒明理论》)。

《注解伤寒论》成书于皇统四年(1144年),采用"以经解论"方法,以《内经》《难经》等理论来阐述仲景伤寒学说。如引《灵枢·邪气藏腑病形》"形寒饮冷则肺伤"解释小青龙汤证"心下有水气",引《难经·十八难》"脉不应病,病不应脉"解释下利里虚"脉反实者死",这些阐述非常确切。《注解伤寒论》重视脏腑经络,以阴阳表里寒热虚实诸证作为辨证论治依据。对《伤寒论》的注释,以忠实原文而见长,能解者则解之,不能解者则存之,这种态度既客观又谦谨,对学习和研究《伤寒论》原旨,具有重要意义。

《伤寒明理论》简明扼要地辨析伤寒50证,始于"发热",终于"劳复"。该书特别对似同而异、似是而非的症状,予以详细分型析证,以明其理。如释战栗有内外之诊、论烦躁有阴阳之别、析逆厥有浅深之不同等,均切合临床而又有重要发挥。该书还选择仲景常用方20首,阐述其配伍制使关系。后世诸医对《伤寒论》的解释发挥,多由成无己之注而得以启悟。成氏对《伤寒论》研究也有不足,如随文顺释、自相矛盾等。故明代王肯堂对其评价是"白璧微瑕,固无损于连城也"。

(二)《伤寒总病论》

《伤寒总病论》6卷,是宋代医家庞安时(1042—1099年)晚年作品,成书于11世纪末,也是研究《伤寒论》较早并有相当影响的专著。庞安时,字安常,湖北蕲水(今湖北黄冈市浠水县)人。全书阐发仲景未尽之意,且采集补充许多方剂。该书把具有"杀厉之气"的寒毒,作为伤寒基本病因,认为其发病机理是由于人身阳气,特别是足太阳经阳气为寒毒所抑,致寒毒与阳气相搏于营卫之间而成。庞安时对伤寒病的认识有两个显著特点,其一是强调人体正气在伤寒发病中的决定性作用;其二是特别注重地理、气候对用药的影响,主张因时因地制宜。

书名称为《伤寒总病论》,是基于庞安时将"伤寒"作为一个广义概念之认识,因此书中还涉及多种外感热病证治内容,如把温病分为两种:一种是冬时触冒寒毒,在春夏之际发生的"伏气之病";另一种是四时感受"异气",以流行性、传染性为特点的"天行温病"。可见,庞安时认为张仲景所指的"伤寒",实际已经包括温热诸病。处方用药以重用清热解毒药为主,体现了对天行热病的辨证施治原则,对后世温病学说的建立有一定影响。

(三)《伤寒类证活人书》

《伤寒类证活人书》又名《南阳活人书》,20卷,宋代朱肱所撰,约成书于大观元年(1107年)。朱肱(约 1068—1125 年),字翼中,号无求子,北宋归安(今属浙江省)人。他出身于儒门世家,元祐三年(1088 年)中进士,官至殿中丞,历任御史、礼部侍郎等职。徽宗朝授奉议郎,人称朱奉议。《南阳活人书》强调对《伤寒论》研究,必须以经络论三阴三阳,以阴阳表里为辨证大纲。"治伤寒先须识经络,不识经络触途冥行。不知邪气之所在,往往病在太阳,反攻少阴;证是厥阴,乃和少阳;寒邪未除,真气受毙",明确指出六经与经络是同一含义。但朱肱片面认为"伤寒只传足经,不传手经",此说欠当。朱肱还突出表里阴阳的辨证,认为伤寒有表证,有里证,有半表半里证,有表里两证俱见,或无表里证,更有表热里寒、表寒里热等证,故"治伤寒须辨表里,表里不分,汗下差误"。而阴阳证的辨别,尤其是伤寒阴证似阳和阳证似阴的辨识,更是临证必须掌握。

此外,朱肱主张辨证与辨病相结合,"类而分之,参而伍之。审知某证者,某经之病,某汤者,某证之药,然后用之万全矣"。该书充实和发展《伤寒论》内容,其编撰方式和独到论述,自成一家之言,备受历代医家称赞。清代徐大椿说:"宋人之书,能发明《伤寒论》,使人有所执持而易晓,大有功于仲景者,《活人书》为第一。"

(四)《伤寒百证歌》

许叔微编撰,撰年不详,共 5 卷。许叔微(约 1079—1154 年),字知可,号近泉,真州白沙(今江苏仪征)人。一说武进人。绍兴二年(1132 年)中进士,幼时家贫,后父母双亡,遂发奋攻读经书,尤精于医学。《伤寒百证歌》系统归纳《伤寒论》各类证候,将证候总论及分证内容编列为 100 种,包括伤寒脉证总论歌、伤寒病证总类歌、表证歌、里证歌、表里寒热歌、表里虚实歌等,均以七言歌诀形式阐析介绍,使习者能够口诵心会。这在宋代《伤寒论》研究中,无疑是一创举。

辨证论治是该书重点。根据《伤寒论》原文,印证《金匮玉函经》和《素问》《灵枢》,旁及《诸病源候论》《千金方》《外台秘要》,并引朱肱《伤寒类证活人书》之说,斟酌精当,经注浑然一气。该书重视脉证合参,把表里虚实作为伤寒辨证关键,认为"脉虽有阴阳,须看轻重,以分表里""伤寒先要辨表里虚实,此四者为急",即将"阴阳寒热"包括在"表里虚实"之中进行辨析,由此才能辨别各种繁复变化,更切合临床实用。

许叔微还撰有《伤寒发微论》5 卷和《伤寒九十论》1 卷。《伤寒发微论》汇集 22 篇医论,大抵是许氏学习《伤寒论》心得体会。《伤寒九十论》是医案医话集,收载许氏治疗伤寒 90 种病证医案。《伤寒百证歌》与《伤寒发微论》《伤寒九十论》被后人称为《许氏伤寒论著三种》,对后世《伤寒论》研究产生较大影响。

(五)其他《伤寒论》研究著作

北宋韩祗和《伤寒微旨论》2 卷,推广阐发《伤寒论》原旨,强调脉证合参,重视灵活变通。该书记述韩祗和临证心得,对伤寒的认识立足于阴阳二字,主张平衡阴阳,反对滥用温热药物,并对《伤寒论》原方进行化裁变通。

《伤寒补亡论》20 卷,是南宋郭雍鉴于当时流传的《伤寒论》有所残缺,于是取《素问》《难经》《金匮要略》《诸病源候论》《千金要方》《外台秘要》等书及朱肱、庞安时、常器之诸家之说,参以个人见解为补充,故名为《伤寒补亡论》。该书是宋代《伤寒论》研究著作中引用原文数量最多者。常器之《补治论》已佚,《伤寒补亡论》存其佚文。

这一时期,研究伤寒学说的著作还有南宋钱闻礼《类证增注伤寒百问歌》、南宋杨士瀛《伤寒类书活人总括》、金元之际张璧《伤寒保命集》、金李杲《伤寒会要》和《伤寒治法举要》、元杜本《敖氏伤寒金镜录》、元末王履《伤寒立法考》等。宋金元时期医家广泛开展对《伤寒论》的研究,在理论和临床上都颇有建树,为明清医家对伤寒学说进一步研究和温病学说的确立,创造了良好条件。

第四节 医学理论发展和临证各科成就

宋金元时期,医学理论有重要进展,临床各科也获得较全面发展,并出现一批著名医家与医学专著。

一、解剖

我国很早就进行过人体解剖,《内经》已有关于人体解剖的记录。到宋代,人体解剖记述得到很大发展,不但在尸体解剖方面积累更多经验,而且开始据实物描绘解剖图谱。当时主要图著有两种。

(一)《欧希范五脏图》

《欧希范五脏图》,系庆历年间(1041—1048年)宜州推官吴简以被宋廷处决的死囚欧希范、蒙干等56人的尸体为据,由画工宋景描绘而成。该图著主要记述人体内脏形态和位置,多数描绘正确,如"肺之下有心、肝、胆、脾,胃之下有小肠,小肠之下有大肠;小肠皆莹洁无物,大肠则为滓秽;大肠之旁则有膀胱""肾则有一在肝之右微下,一在脾之左微上;脾则有在心之右"。也有病理观察,如"欧诠少得目疾,肝得白点""蒙干多病嗽,则肺且胆黑"。当然该图著难免有观察错误和臆说成分,如认为喉中有三窍,即食、气、水,"互令人吹之,各不相戾"。惜早亡佚,叶梦得《岩下放言》、沈括《梦溪笔谈》、范慎《东斋纪事》等存其部分佚文。

(二)《存真图》

撰者杨介,字吉老,泗州(今江苏淮安市盱眙县)人,世医出身,撰有《四时伤寒总病论》。崇宁年间(1102—1106年),杨介根据泗州处死犯人的尸体解剖,观察内脏整理成《存真图》(又名《环中存真图》)。该图著包括人体内脏和十二经脉图,所绘内脏解剖位置和形态基本正确,并有探索人体各个生理系统的意向,纠正了《欧希范五脏图》的某些错误。《存真图》在中医解剖史上占有较重要地位,元代孙焕《玄门脉内照图》以之为蓝本,明代高武《针灸聚英》、杨继洲《针灸大成》等引用其解剖资料。近年发现《存真图》清抄绘本,收藏于国家图书馆。

二、诊断

宋金元时期,在诊断上也有进一步发展,尤其在脉诊、舌诊等方面取得很大进步。

(一)脉诊

脉学著作中,《崔氏脉诀》和《察病指南》,较有特色。前者由南宋崔嘉彦撰,又称《崔真人脉诀》《紫虚脉诀》,成书于淳熙十六年(1189年)。崔氏为孝宗时道士,号紫虚真人。精通脉学,在《难经》、王叔和《脉经》和高阳生《脉诀》等基础上,以《难经》浮、沉、迟、数4脉为纲,以风、气、冷、热主病,将《脉经》24脉、《脉诀》的长、短脉隶属于下,精炼了脉学;在脉位与内脏关系上,提出了以寸、关、尺与人体上、中、下三焦相对应的观点,发展了脉学理论。该书以四言歌诀形式撰写,易于习诵,流传较广。后者由南宋施发撰于绍兴十一年(1241年),共3卷。该书简明易懂,切于实用,以脉诊为主,脉象沿用"七表八里九道"24脉分类。还载有审诸病生死脉法,兼及听声、察色、考味等诊法,是现存较早的诊断学专著。尤其《察病指南》创制的33种脉象图,以图示脉,别开生面,是以图描绘脉形的可贵尝试。

(二)舌诊

宋金元时期,舌诊有较大发展。元代医家敖氏著《金镜录》,为舌诊专著,主要讨论伤寒的舌诊,列舌象图12幅,惜今已失传。至正元年(1341年),杜本增补24图,合为36种彩色图谱,取名《敖氏伤寒金镜录》。其中,24图专论舌苔,4图论舌质,8图兼论舌苔和舌质。描绘舌色有淡红、红、青3种,苔色有白、黄、灰、黑4种,舌面变化有红刺、裂纹等,舌质有干、滑、涩、刺、偏、全、隔瓣等,基本包括各种主要病理舌象。每图下有文字说明,结合脉象阐述所主证候的病因病机、治法方药,并论述病情轻重缓急和预后。该书图文并茂,直观清晰,验舌求因,辨舌施治,为我国现存最早的验舌专著。

三、病因病机

在病因研究方面,宋以前论述病因基本沿袭《诸病源候论》之说。南宋医家陈言于淳熙元年(1174年)撰《三因极一病证方论》(简称《三因方》),在张仲景"三因致病说"基础上进一步发展,按病因来源、发病过程,将复杂的病因明确分为3类。一为内因,即喜、怒、忧、思、悲、恐、惊七情;二为外因,即风、寒、暑、湿、燥、火六淫和瘟疫之气;三为不内外因,即六淫七情以外的致病因素,如生活不节、虫兽所伤、金疮折跌等。并以此分列病证,每类证后均有论,法随论立,方随法定,立法处方严谨。陈言三因说的提出,发展了中医病因学说,成为中医理论体系的重要组成部分,并一直为后世病因著述所遵循。

在病机研究方面,这一时期有很大发展。如《太平圣惠方》《圣济总录》《济生方》等对脏腑虚实寒热病机的研究,更为深入,并有不少新说阐发。宋代医家总结的三焦病机,也值得关注。除三焦病气不升降、水道不利外,还有三焦病不得大小便、三焦咳、三焦俱虚等论述。其中,"热结上焦,致风气上行""下焦热结,气逆,呕吐不禁"等说,颇有新意。对于血证的病机,宋代医家认为与心、肝、脾三脏关系最为密切。对痰饮病机的讨论,则大多注意到与脾胃不调、三焦气涩相关。而对"涎"的论述,则有创见,如史载提出,痰涎乃气急不顺所致,分为风涎、热涎、冷涎、病涎、虚涎、毒涎6种。其突出的代表人物有:钱乙、刘完素、张元素、张从正、李杲、朱震亨、王好古等。凡此,都对后世病机理论的发展产生较大影响。

四、内科

宋金元时期,内伤杂病诊治水平的提高,促进了内科发展,在脏腑虚实寒热理论指导下,临床和相关辨证论治方面也有重要进展。如《太平圣惠方》用5卷篇幅专论脏腑病辨治,内容较前代更为充实。《圣济总录》载有更多方剂,不仅组方用药精妙,确有实效,且其所治诸证也往往是临证易忽略者,如肝元虚冷、肺气虚寒、肾实热等证治,值得重视。

中风是内科大病,诸医家无不对此倍加关注,各具灼见。如刘完素认为中风由内而生,非外来风邪,病机是阳盛阴衰、心火暴盛、肾水虚衰,病因多为五志过极,治疗拟除郁热、开结滞、散风壅、通气血,对后世很有启迪。李东垣认为中风是本气虚衰,朱丹溪提出痰热生风,倡用竹沥、姜汁化痰养血。王履首创类中、真中之说,且融会贯通诸家学说,使中风理论趋于完善。消渴病,也是此时主要研究的病证。《太平圣惠方》对其病因病机进一步阐述,明确提出"三痟说"。刘完素撰《三消论》,治疗主张"用寒药养阴退阳",在《素问病机气宜保命集·消渴论》中,将消渴分为上消、中消、肾消。对于虚损的论治,《素问病机气宜保命集》宗《难经》五脏虚损、上损下损之说,用四君子汤治肺损,四物汤治心肺虚损,十全散治心肺损及胃,金刚丸治肾损,牛膝丸治肝肾损,煨肾丸治肝肾损及脾等。元代还出现治疗虚劳病(主要是肺痨)专著,葛乾孙(字可久)于至正八年(1348年)撰《十药神书》1卷,创制十灰散、花蕊石散、润肺膏等10首具有止血、止咳、润肺、扶正的良方,为后世治痨提供可以遵循的法则。

这一时期,对于痰热、胸痹、心痛、淋证、痢疾、泄泻、头痛、水肿、脚气等内科杂病都有较详论述,还形成一些专病专著,如董汲于元祐十一年(1093年)所撰《脚气治法总要》2卷。对于一些内科危重病证的治疗,也积累比较丰富的经验。如选用苏合香丸治疗痰蒙清窍、昏迷不醒者,至宝丹、紫雪丹、牛黄清心丸治疗高热神昏、中风昏厥者,黑锡丹治疗喘逆剧甚、不能平卧者,用鸡蛋、明矾催吐,治疗砒霜中毒等,都对后世临床医学影响深远。

五、外科

宋金元时期,外科有很大发展。首先在理论上对外科疾患的病因病机和辨证论治有了详细阐述。如南宋陈自明以《素问》病机十九条为旨,指出疮疡诸病皆属心火,并非局部之患,其发生与天时环境、体质、脏腑气血盛衰和寒热虚实密切相关,故用药应根据脏腑经络虚实,因证施治,不拘泥于热毒内攻之说,遍用寒凉克伐之剂,把辨证施治的原则运用于外科临证,继而著写了《外科精要》一书,该书的出现,标志着外科、伤科的分立。元代齐德之在其《外科精义》中明确提出,外科疮肿"皆由阴阳不和,血气凝滞"所致,治疗当注重辨证,重视脉诊,"量其阴阳强弱以施疗"。这些观点的提出,改变了以往治疗外科疾病"惟恃攻毒之方,治其外而不治其内,治其末而不治其本"的现象,而且把辨证论治的原则运用到外科,对后世外科的发展产生较大影响。

此时,对痈疽、疔疮、丹毒、疥癣、瘿瘤、金疮等疾病,有了更深刻认识。如东轩居士增注的《卫济宝书》,就把痈疽分为癌、瘭、疽、瘤、痈5种类型,并以图说明。《圣济总录》提出:"痈疽内热,甚于焚溺之患,治之不可缓。"并把"五善""七恶"作为判断预后的依据。《卫济宝书》认为乳痈多见于40岁以上妇女,由于"气逆,寒热相乘,荣卫缝结",以致乳汁不行而生痈。

对于外科疮疡的治疗,《卫济宝书》强调早期治疗,主张"乘其未脓而攻之得宜,以不溃为愈"。《太平圣惠方》提出"内消"与"托里"的治则,认为痈"由六腑不合所生",疽"由五脏不调所生",因此治疗不同。《外科精要》概述痈疽初起、未脓、已脓、已溃、将敛,或有兼证的处理原则和治疗方法。《外科精义》载汤、丸、膏、丹共145方,灵活运用温罨、排脓、提脓拔毒和止痛等,使痈疽的内治、外治法更为丰富。此外,《太平圣惠方》还载有砒剂疗痔的方法,《儒门事亲》记有类似用空心针放阴囊积水的手术,《济生方》应用勾刀剔除内痔疮和用烧烙止血的方法等。外科手术器械,当时已有刀、针、钩、镊等。

《仁斋直指方论》为杨士瀛撰于1264年。书中已认识到某些癌肿的特征。

这一时期,较有代表的外科专著有:约成书于乾道六年(1170年)的《卫济宝书》(原撰人佚名,东轩居士增注)、李迅庆元二年(1196年)所撰的《集验背疽方》1卷、陈自明景定四年(1263年)所撰的《外科精要》3卷、齐德之至元元年(1335年)所撰的《外科精义》2卷等。凡此,都反映出宋金元时期外科领域的新成就。

六、伤科

宋金元时期,伤科虽然没有专著问世,但取得了显著成就。《太平圣惠方》《圣济总录》等书,都载有伤科内容。如认为伤折的肿痛,是瘀血郁滞或骨折脱位所致。因此,复位是骨折脱位的首要治法。《圣济总录》明确指出,凡骨折者"急须以手揣搦,复还枢纽,次用药调养,使骨正筋柔,营卫气血不失常度",成为骨折脱位的治疗常法。处理开放性创伤,强调清创以去除异物。常在盐水清洗伤口后,用桑白线或麻线缝合创口,涂贴药物。若创口感染,则采取淋渫洗疮以祛秽解毒,然后辨证用药,内外并治。对内伤的诊断和治疗,着重瘀血的辨证和损伤部位的分属。如《活法机要》对登高坠下、重物撞打所引起的瘀血不散,主张以上、中、下三焦分之,别其部位;并提出内伤瘀血有虚证、实证的不同,疼痛也有血积、气滞的区别,概述了元代以前的内伤论治。

这一时期更能反映伤科成就的,当推元代《永类钤方》和《世医得效方》的有关篇章。《永类钤方》22卷,由李仲南撰于至顺二年(1331年),末卷"风损伤折"篇,专题讨论骨伤科疾病的诊断和治疗。归纳为明辨经络、相度损处、推按骨臼、拔伸收捺、接理夹缚、活血止痛、整洗敷贴等方面。并重点对头骨、脊柱、胸骨、肱骨、前臂骨、指骨、髌骨、小腿骨等处骨折,以及肩、肘、髋、膝、踝关节和髌骨的脱位之整复与固定方法进行论述。提出用牵引手法治疗颈椎骨折,此法由助手固定患者头部,医者从相反方向用足蹬患者双肩,同时牵引头部。另外,对桡骨远端骨折的处理方法与现代整复手法相吻合,对肱骨外科颈骨折的整复、前臂骨折以小夹板固定等也与现代治法相类似。该书还谈到有关目、耳、鼻、唇、腮、喉、肠、阴囊等损伤的治疗。特别是创制缝合针——"曲针",用曲针引丝线,由内向外逐层缝合技术,颇有临床意义。

危亦林《世医得效方》20卷,后至元三年(1337年)撰成,经太医院审阅,8年后刊行。该书设专篇论述"正骨兼金镞科"。危氏将四肢骨折和关节脱位归纳为"六出臼,四折骨","六出臼"指肩、肘、腕、髋、膝、踝六大关节的脱位,"四折骨"指肱骨、前臂骨、股骨和胫腓骨四大长骨的骨折。强调在诊断骨折时,要触摸辨别骨移位的方向。首次记载肩关节有前上方脱位和盂下脱位两类,还指出足踝部骨折脱位有内翻和外翻的不同。在治疗方面,该书首次采用悬吊复位法治疗脊椎骨折,即"须用软绳从脚吊起,坠下身直,使其骨自归窠"。这种方法,是我国伤科史上的创举,也是世界医学史上的重大发明,近代英国医生戴维斯(Davis)在1927年才提出类似方法。危氏重视麻醉术在骨折脱位治疗中的应用,常选用曼陀罗、草乌等作为麻醉药,"诸骨碎骨折出臼者,每服二钱,好红酒调下,麻倒不识痛处,或用刀割开,或用剪去骨锋者,以手整顿骨节归原端正,用夹夹定"。并提出麻醉药剂量必须根据患者的年龄、体质、出血情况而定,这些要求与现代医学麻醉原则相似。欧洲19世纪中叶发明乙醚等麻醉药物之前,日本外科医生华冈青州于1805年用曼陀罗作为麻醉药曾被誉为世界麻醉史上的先例。但事实上,其法比《世医得效方》晚了460余年,比南宋绍兴十六年(1146年)窦材《扁鹊心书》以曼陀罗为主所制"睡圣散"麻醉的记载,更晚了650多年。

七、妇科

宋金元时期,妇科已成为一门独立的临床学科,基本理论和诊治技术已臻完备。《太平圣惠方》强调阴精和阴血在妇女生理的特殊作用。《圣济总录》根据经、孕、产、乳易耗血致病的特点,强调妇女"以血为本,以气为用"。许叔微、齐仲甫等以阴阳偏胜来论述妇科疾患病因和治疗,谓之"阴阳调和,有益胎嗣"。严用和则提出"惟妇人血气为患尤甚"。在辨证论治方面,宋代逐渐克服以前广罗方剂、试方治病之弊。如陈沂以外邪风冷、七情郁结、血瘀、脾胃虚弱、血枯、肾虚津竭等病因分型,用温经通脉、疏肝解郁、活血化瘀、补益脾胃、大补气血、滋阴补肾诸法论治。刘完素主张用寒凉泻火之法以通经,李杲注重用补脾升阳、益气补血之法治疗崩漏,张从正常用祛痰逐水法治疗月经病而奏效,朱丹溪则用清热养血法进行产前调理。《太平圣惠方》首次确立经、带、胎、产的编排序列,成为后世楷模。

这一时期,出现许多妇产科专著,主要有李师圣等《产育宝庆方》、陈沂《妇科秘兰全书》、薛轩《坤元是保》、郑春敷《女科济阴要语万金方》、朱端章《卫生家宝产科备要》、齐仲甫《女科百问》、杨康候《十产论》、陈自明《妇人大全良方》等,以后两书更为著名。

杨康候,字子建,元符元年(1098年)撰成产科专著《十产论》,主要论述正常胎位和横产、倒产、偏产、碍产、坐产等各种异常胎位,并详细阐述胎位转正手法,表明当时处理胎位不正已达到相当水平。

虞流在《备产济用方》(1140年)中,记载了用全兔脑制成的"神效催生丹",符合现代西医的脑垂体后叶素收缩子宫的作用机理。

陈自明(约1190—1272年),字良甫、良父,临川(今属江西抚州市)人。世医出身,嘉熙年间(1237—1240年)任建康府(今江苏南京)明道书院医学教授。嘉熙元年(1237年),陈氏撰成《妇人大全良方》(又称《大全良方》),全书24卷,分调经、众疾、求嗣、胎教、妊娠、坐月、产难、产后8门,每门首有论述,后附医方,计260余论,1 383方。该书重点论述妇人经、带、胎、产的生理病理和诊治方法,介绍各种妇科杂病的诊疗经验,提出许多对后世妇科发展有重要影响的见解,如月经淋漓不尽,既有"劳损气血而伤冲任"之咎,也可因"行经而合阴阳"所致,主张"调养元气而病邪自愈"等。该书内容丰富,可谓集宋以前妇产科之大成,对中医妇产科的发展作出重大贡献。

八、儿科

宋金元时期,儿科取得突出成就。主要表现在儿科基础理论取得明显发展,诊断技术有了很大进步,儿科疾病治疗水平也有很大提高,儿科医家及专著大量涌现。其代表性的著作有:北宋董汲于1093年撰写的《小儿斑疹备急方论》;钱乙《小儿药证直诀》3卷,被后世誉为"活幼之真谛,全婴之轨范";刘昉于绍兴二十年(1150年)撰写的《幼幼新书》40卷,是宋代一部大型儿科专著;陈文中于1254年撰写的《小儿痘疹方论》;至元三十一年(1294年),元代曾世荣撰《活幼心书》3卷,颇有独到之处;无名氏撰写的《小儿卫生总微论方》。

在基础理论方面,钱乙明确提出小儿"五脏六腑成而未全""全而未壮""脏腑柔弱""气血未实",所以患病后"易虚易实,易寒易热",精辟阐述了小儿生理、病理特点,故治疗上强调以"柔润"为原则,反对"痛击""大下"和"蛮补"之法。这些符合临床实际的论点,很快为广大医家所接受,即使以攻下著称的张从正也赞同此说,其在《儒门事亲》中谓"凡治小儿之法,不可用极寒极热之药及峻补峻泻之剂"。小儿"以胃气为本"的观点也为广大医家所重视。刘昉《幼幼新书》强调"儿未有天癸之旺,常以胃气为本",突出胃气在儿科诊治中的重要地位。对小儿病证的诊断,许叔微《普济本事方》载有指纹法,提出虎口色泽变化与疾病的关系。刘昉进一步提出虎口三关指纹法,《小儿卫生总微方论》又对10种不同指纹的形状及所主证候作了具体描述,三关指纹诊法迄今仍为儿科诊断所常用。钱乙还把小儿脉法归纳为乱、弦急、沉缓、促急、浮、沉细6种,并提出"面上证""目内证"。更值得注意的是钱乙最早把五脏辨证法用于儿科临床,形成系统的儿科辨证论治法,即以风、惊、困、喘、虚来归纳肝、心、脾、肺、肾五脏主要证候特点,以寒热虚实来判断五脏病理变化,以五行来阐述五脏之间以及与气候时令之间的相互关系,立五脏补泻为基本治法。可谓执简驭繁,提高了儿科辨证论治水平。

这一时期,医家对痧、痉、惊、疳等小儿病证有了比较深刻认识。如钱乙确认麻疹属"天行之病",详细描述其初期典型症状。针对宋以前对小儿抽搐类疾病统称"惊痫",《太平圣惠方》首先提出"惊风"病名,并分为急惊风和慢惊风两类。对小儿疳证,钱乙则明确提出"疳皆脾胃病,亡津液之所作",较宋前强调"虫动侵食"有了很大提高。在治疗上也创立许多有效治法,如急惊风治拟镇惊截风止搐、清热解毒祛痰,慢惊风则拟温补镇惊。小儿痘疹初期,常用解肌透表;若痘疹陷落,当拟清热解毒与补气托毒外出。

《小儿卫生总微论方》为无名氏撰。发现小儿脐风与大人破伤风为同一种疾病,主张烧烙断脐,并用烙脐饼子以防脐风,比德国医学家尼可莱尔(Nicolaier)发现破伤风杆菌早了 600 年,这种见解和方法十分可贵。

九、五官科

宋金元时期,五官科也有长足进步。在耳鼻咽喉及口齿疾病方面,《太平圣惠方》专列 4 卷进行论述,如记述牙齿疼痛、牙疳、龋齿、牙齿挺出、牙齿出血、喉痹、咽喉卒肿、喉中如有物妨闷、悬雍肿、误吞诸物和口舌生疮等证候和治方,对耳内生疮、百虫入耳,以及鼻衄、鼻息肉等疾患也有记载并有治法。陈言《三因方》中对耳鼻咽喉口齿病产生的内外因素,阐述较前人有很大发展。《儒门事亲》记载用纸卷成筒,放入口内,再用筷子缚小钩,以取出误吞的铜钱,可视为使用内窥镜钳取异物的原始方法。危亦林《世医得效方》对元以前耳鼻咽喉口齿理论与验方作了较大整理,并把《儒门事亲》首创的"喉风八证"补充为"喉风十八证",对后世喉风的分类有很大影响。《丹溪心法》对眩晕证描述生动:"其状目闭眼暗,身转耳聋,如立舟船之上,起则欲倒",与现代医学中的美尼埃病相类似。窦材《扁鹊心书》和窦汉卿《疮疡全书》都有切开排脓以治疗咽喉脓肿和牙痈的记载。沈括《梦溪笔谈》记载"叫子","世人以竹、木、牙、骨之类为叫子,置人喉中吹之,能做人言,谓之嗓叫子",可视为人工喉的雏形。

眼科方面,《太平圣惠方》专列 2 卷讨论眼科,记有眼科病证 60 多种,相关方剂 500 多首。该书论述目之五色与五脏的关系,强调"五脏有病,皆形于目",并将五轮配位与眼病病机联系起来,推动五轮学说在临床应用。此外,还详细介绍金针拨障术和胬肉割烙术。《圣济总录》对眼科的记载有 12 卷,载方 760 多首,增加眼科病种,如肝虚眼、目睑垂缓等,还介绍钩、割、针等手术方法,记载熨、烙、淋洗等外治法。陈言《三因方》最早提到眼科"八廓"一词。危亦林《世医得效方》进一步调整五轮所配眼位,对八廓首次配以天、地、火、水、风、雷、山、泽八象名称,并对每廓均配属眼位,充实了八廓内容。《银海精微》以五轮八廓学说论述目的各部与脏腑之间内在联系,强调"目为五脏之精"。其记载的看眼法、察翳法、审瞳仁法等眼科检查方法为前代医籍所未见,并列举 80 余种目疾,逐一附图,说明病位与形状。对于眼病的治疗提倡内外并治,多数眼病须配以滴眼液外用。《幼幼新书》列举当时眼科制剂种类,并载录配制方法。南宋赵希鹄《洞天清录》记载有"叆叇",即眼镜:"老人不辨细书,以叆叇掩目则明。"说明早在宋代我国已通过眼镜矫正视力。元代倪维德撰写的《原机启微》(1370年)是现存较早的眼科专著,所载方剂黄连羊肝丸、拨云退翳丸、羚羊角散等,一直为后代医家推崇。

十、针灸

宋金元时期,针灸发展迅速,尤其理论更为充实。对于穴位和归经排列,虽然唐代杨上善曾开创按经脉排列穴位的先河,但已无从窥其全貌。北宋王惟一于天圣四年(1026 年)受诏撰成《铜人腧穴针灸图经》3 卷。载有穴名 354 个,总穴达 657 个,详细论述各穴的针刺方法、主治证候。对统一宋以前有关腧穴、考订经络、穴位等有重要意义。该书作为"匡谬正误"的官修针灸典籍颁行全国,并刻石立于京城汴梁(今河南开封)相国寺仁济殿内。并设计铸制两具针灸铜人。铜人以成年男子体型为标准,躯壳、四肢可拆卸,体表铸刻 657 个穴位,旁注穴名。针灸教学或考试时,铜人体表涂以黄蜡,体内注水(一说汞),若"中穴则针入而水出,稍差则针不入矣",这是针灸史上的创举。元代滑寿《十四经发挥》进一步发展和完善了十四经的经脉穴位排列。窦汉卿在前人基础上,极力推崇"交经八穴",即公孙、内关、临泣、外关、后溪、申脉、列缺、照海,认为"交经八穴者,针道之要也"。在当时运气学说影响下,还出现子午流注针法和灵龟八法,这种依据时间选择穴位的针刺方法,具有一定价值。在针刺手法上,南宋席弘"左右捻转"的补泻手法较为突出。以后,徐凤又把当时补泻手法总结为三才分部法,调气法、烧山火、透天凉等,还归纳"龙、虎、龟、凤"飞经走气八法,为后世针灸医家效仿。此时,灸法得到独立发展和盛行。如许慎微主张"阴毒""阳微""阴证"最宜灸的观点,创用蒲公英、黄连灸法用以治疗阴毒伤寒结胸证。窦材更强调"保命之法,灼艾第一",并比喻"医之治病用灸,如做饭需薪",把灸法视为各种治法的首选。当时施灸材料除用艾外,也日趋多样化,有硫黄、桑枝、灯火等。操作方法也越加丰富,从皮肤灸发展到隔物灸,有隔蒜、隔姜、隔盐、隔黄土等,皆因病而异。

随着针灸理论和临床实践的发展,当时还提出许多学术观点。窦材注重保护阳气为本,强调温补肾阳;罗天益认为"脾者,人之所以为本者",重在补脾,主张中脘、气海、足三里三穴合用,对气虚有热者,巧施灸法,突破了有热不可灸的错误观点;张从正提倡重针攻邪,用针刺放血,奏效明显;朱震亨常用三棱针放血,用于危重病证的治疗。

王执中《针灸资生经》7 卷,约撰于乾道元年(1165 年)。该书详述躯体和四肢穴位以及 193 种证候,首载督俞、气海俞、关元俞、风市等穴。赞同并提倡前人"同身寸"取穴法,沿用迄今。该书载录的灸法十分丰富,被后世称为南宋针灸的代表作。滑寿《十四经发挥》于至正元年(1341 年)撰成,将经脉与腧穴结合阐述,着重发挥任、督二脉蕴义,以与十二经相提并论称作"十四经",对后世针灸发展产生重大影响。此外,还有窦汉卿《针经指南》、闻人耆年《备急灸法》、何若愚《流注指微赋》等。凡此标志着宋金元时期针灸已发展到一个新的阶段。

十一、按摩

宋金元时期,按摩也有所发展。《圣济总录》阐述按摩机理和作用:"斡旋气机,周流荣卫,宣摇百关,疏通凝滞。"从而使"气运而神和,内外调畅,升降无碍,耳目聪明,身体轻强,老者复壮,壮者复治。"具有"开达则壅蔽者以之发散""抑遏则剽悍者有所归宿"的作用,能"令百节通利""邪气得泄"。对各种外伤所致的关节脱位,强调用按摩手法复位。还阐述各种按摩手法,包括自我按摩、利用器具按摩及按、摩、捺等手法。此外,庞安时用按摩法催产,获得"十愈八九"效果。这一时期还出现过一些按摩类著作如《按摩法》《按摩要法》等,惜已亡佚。

十二、法医

(一) 法医的发展概况

法医是一门特殊的应用医学,我国早就有法医检验的记载。《礼记·月令》载有瞻伤、察创、视折、审断,表明当时已有医学检伤。1975 年出土的云梦秦简大部为秦律的问答、治狱的文书程式,有些简文是先秦时期法医检验的珍贵资料。五代末,和凝父子于后周广顺元年(951 年)撰《疑狱集》,是中国现存较早的法医著作。宋代政府推行严厉的刑法,制订相应的司法制度,规定检验法令,明确检验人员的分工和职责,确定检验格式和伤情轻重的标准。还出现内容较丰富的法医学文献和著作,如郑克《折狱龟鉴》提出"情迹论",重物证,反对酷刑;桂万荣《棠阴比事》,以《疑狱集》《折狱龟鉴》为基础,收载活体检验和尸体检验等内容。南宋政府在淳熙元年(1174年)、嘉定四年(1211年)先后颁布《验尸格目》和《检验正背人形图》,是中国古代法医史上的两篇重要验尸文件,标志着法医日益规范。淳祐七年(1247年),宋慈总结了自己一生的执法经验,撰成《洗冤集录》。元朝元贞三年(1297年),元政府颁布《结案式》,是又一部重要的法医文件,首次同时提到与现代法医学相似的三大组成部分:尸体检查、活体检查和物证检查。至大元年(1308年),王与总结前人经验,撰成《无冤录》。该书保存了《平冤录》佚文,介绍元代相关的检验法令,指出《洗冤集录》的一些错误。而代表这一时期法医成就者,当推《洗冤集录》。

(二)宋慈与《洗冤集录》

宋慈(1186—1249年),字惠父,建阳(今属福建南平市)人。进士出身,历任主簿、县令、通判兼摄郡事等职。他总结3次出任提典刑狱官的执法经验,请教医师,于淳祐七年(1247年),撰成《洗冤集录》5卷。其自序说"狱事莫重于大辟,大辟莫重于初情,初情莫重于检验。"该书包括四方面内容:一为条令和检复总说,包括宋代历年公布条令29则及验伤、辨伤、验尸、辨尸、验骨、辨血等;二为各种殴杀、缢溺的检验和辨识;三为疑难杂说、尸伤检验,涉及中毒、服毒的检验;四为急救和治疗中毒、服毒等。该书强调法医必须带领仵作"即时亲验",验尸时"切勿厌恶尸气,高坐远离,香烟熏隔,任听仵作喝报"。检查程序分为初验、复检,详细规定各种验尸格式和方法。先看顶心发际、耳窍、鼻孔、喉内、粪门、产户,凡可纳物之处,恐防暗插钉签之类,甚至连光线明暗都要考虑在内,足见检验之细致。

对各种机械性死因的鉴别,该书着重区别或鉴定为何物所伤,生前伤抑或死后伤,自杀还是他杀,提出4种机械性窒息死亡的方式:自缢、勒死、溺死和外物压塞口鼻死。并把自缢致死的绳套细分为活套头、死套头、单系十字、缠绕系4种,指出脚到地、膝跪地、卧于床等体位均可缢死。宋慈进一步指出"八字不交"是自缢索沟的重要特征,牙齿出血也是鉴别窒息死亡的重要证据,这些见解都已为现代法医学所证实。该书把机械性损伤分为"手足他物伤"和"刃伤"两类,以伤口有无出血和肌肉组织的收缩情况,作为判断生前或死后损伤的依据。对生前烧死和死后焚尸的区别:凡生前被火烧死者,其尸口鼻内有烟灰,手指皆蜷缩;若死后烧者,手足虽蜷缩,然口内无烟灰;若不烧及两肋骨及膝骨,手足亦不蜷缩。《洗冤集录》还记载用滴血法作为直系亲属亲权的鉴定方法,即将父母与子女的血液合在一起,视能否融合来作鉴定;或将子女的血液滴在骸骨上,亲生者则血入骨,反之不会。该法的实际效果并不可靠,但所包含的血清检验理念,无疑十分可贵。

该书材料充实,内容丰富,分析透彻,切合实际,成为后世处理死伤狱断案的法典和依据。13～19世纪,《洗冤集录》不仅在我国沿用600年之久,还先后被译成朝、日、德、英、俄等各种文字,流行国外。

第五节 金元医家的创新

一、金元医家的学术主张

宋金元时期,众多医家积累的临证经验,为理论提高和学术创新奠定了基础。战乱、社会动荡,百姓生活困苦,疾病多发,促使医学持续发展。这一时期具有革新思想的人士和医家对医药界有很大影响,"古方不能今用"逐渐成为一种见解和共识。这些都孕育着医学理论发展和临证实践的创新。

金元医家的学说独具特色。12世纪形成的河间学派和易水学派。14世纪出现崇尚创新、各家争鸣的良好局面,为中医理论与临证实践能力进一步提高和发展起到了极大作用。其中,在理论与实践上独树一帜的有刘完素、张元素、张从正、李杲、王好古、朱震亨等,其中刘完素、张从正、李杲、朱震亨被后世誉为"金元四大家",故有"医之门户分于金元"之说(《四库全书总目提要》)。

(一) 刘完素与火热论

刘完素(1120—1200年),字守真,号通玄处士。金代河间府(今属河北沧州市)人,故后人称他为刘河间,其所创学派称为河间学派。刘完素自幼喜好医书,尤其推崇《内经》,认为"法之与术,悉出《内经》之玄机",医术高明。行医于民间,金章宗完颜璟曾3次请他做官均不就,故赐号"高尚先生"。主要著作《素问玄机原病式》《黄帝素问宣明论方》《三消论》,前两者最能代表其学术观点。《素问病机气宜保命集》《伤寒标本心法类萃》相传亦为刘完素所作。

刘完素突出的学术思想是提倡"火热论"。在阐发火热与风、湿、燥、寒关系时,认为六气中风、湿、燥、寒诸气在病理变化过程中皆能化热生火;而火热也往往是产生风、湿、寒、燥的原因之一。强调火热在致病中的重要性,提出"六气皆从火化"。如风与火热关系中,风属木,木能生火,风又可助火,而热甚则导致抽搐等动风症状,即风与火热可以互相转化,风能化热,热极生风,从而主张治疗风热表证需用辛凉或甘寒解表法等。刘氏还提出"诸涩枯涸,干劲皴揭,皆属于燥"的燥邪病机,补充《内经》病机十九条的不足。强调"五志过极皆为热甚",指出五脏之志如太过,既可损伤肝、心、脾、肺、肾本脏,又能躁扰阳气致气血郁滞,化生火热,而火热亢盛反过来又可影响神明。

由于六气皆能化火,五志过极也可化热,故刘完素将病机十九条中属于火的10种病证扩大为23种,属于热的7种病症扩大为34种,共计57种,说明火热为病的广泛性。因此,刘氏突破《伤寒论》温药解表、先表后里、下不厌迟等成规,治疗善用寒凉之剂,将火热病证分为表证、表里同病、里证之类。主张用宣、清、通三法和辛苦寒药开发郁结、宣通气液,发明并总结出辛凉或甘寒解表、表里双解、攻下里热等治法证治火热证。创制防风通圣散、凉膈散、双解散、三一承气汤等清解表里热邪之剂。可见,刘完素对火热病证的治疗"补前人所未见,颇多创见",故后世称之为"寒凉派"。

但是,刘氏临证并非一味寒凉,仍注重辨证论治,寒热温凉攻补之法,随证而施。他在《素问玄机原病式》明确提出"病气热则除其热,寒则退其寒,六气同法,泻实补虚,除邪养正,平则守常,医之道也"。刘完素还提出"脏腑六气病机说""玄府气液说",阐述和完善了《内经》亢害承制理论,为中医理论的发展作出重要贡献。尤其对火热病证的论述,被后人称为"热病宗河间"。

对于"五运六气"学说,刘氏一方面主张"不知运气而求医,无失者鲜矣";另一方面,也并不认为人体发病完全受五运六气的格式所支配,反对机械搬用,而强调"主性命在乎人""修短寿夭,皆人自为"。汉、唐、宋代对中风病多从外风立论,刘完素不受内虚邪中病机之束缚,提出热极也可导致中风,这是中风病因的重大突破,创制的三化汤、大秦艽汤、地黄饮子等治疗中风方剂,对后世颇有影响。

(二) 张元素与脏腑辨证论

张元素(生卒不详),字洁古,金代易水(今河北保定市易县)人,与刘完素同时而略晚。8岁应"童子举",27岁试"经义"进士,因犯"庙讳"而落榜,遂弃仕而潜心于医,疗效甚高。因治愈刘完素伤寒证,而名声大噪。张氏在这一时期独树一帜,创立易水学派。著述《医学启源》《脏腑标本寒热虚实用药式》(后简称《用药式》)《珍珠囊》《药注难经》《洁古家珍》等,前书为其代表作。

张元素以前人学说为基础,在脏腑辨证、制方遣药等方面有独特见解。他重视改革,提出"运气不齐,古今异轨,古方今病,不相能也",这种思想指导他的医学研究和临证实践,开创了金元时代的"易州张氏之学"。

张氏研究脏腑辨证的方法,主要从脏腑性质、功能、特征与经络、六气相联系。如论脾胃则谓"脾之经,脾脉本在肌肉,足太阴、湿、己土""胃之经,足阳明、湿、戊土"。对于脏腑病变,张氏以脏腑生理特点为基础,根据脏腑本气及经脉循行部位,结合寒热虚实进行辨证,把脏腑病分为"本病""标病",并且还有虚、实、寒、热、"是动病""所生病"等区别。对脏腑病的治疗,从补虚、泻实、温寒、清热等方面提出代表性药物和方剂。如肝苦急,急食甘以缓之,甘草;肝欲散者,急食辛以散之,川芎;补以细辛之辛,泻以白芍药之酸等。《用药式》是根据脏腑的本病和标病,识其寒热虚实而分别用药,对各种脏腑病的治疗,除"实者泻其子,虚则补其母"的原则和用药外,还有其他各种用法。如脾,泻实:泻子、防风、桑皮;补土:补母、桂心、茯苓;补气,人参、黄芪等;补血,白术、白芍等;除本湿:燥中宫,白术、苍术等;洁净府,木通、猪苓等;渗标湿:开鬼门,葛根、麻黄等。这种用药式,不但能执简驭繁掌握药物效用,并可举一反三,从而开拓临证处方用药思路。

张元素在临证遣药过程中,根据药物气味厚薄、升降沉浮之性,并结合生长化收藏之理,把常用诸药分为 5 类,如风升生,热浮长,湿化成,燥降收,寒沉藏。这种从气味厚薄论升降沉浮,并结合五行之性作药物分类确为创见。张氏论药物的补泻作用,除在《用药式》中提及补气、补血外,还提出随其脏腑苦欲特性为补泻。同时,还将钱乙的地黄丸、泻青丸等作为五脏补泻的典型方剂,足见其重现药物性味与五脏之间的密切关系。

由于张氏重现脏腑辨证,并将脏腑与经络密切结合,故在前人基础上倡立了药物归经说,使药物专入其经而疗效显著。张氏还主张制方宜注意"引经报使",若药有向导,则其力可专。张氏还创制不少新方,如九味羌活汤、枳术丸、当归拈痛汤等流传迄今。张元素在脏腑辨证、用药制方等方面取得的成就,对后世中医发展产生深远影响。

(三) 张从正与攻邪论

张从正(约 1156—1228 年),字子和,号戴人,金代睢州考城(今河南兰考)人。曾任太医、军医,后辞归民间行医。自幼攻读医经,尤崇河间学说。撰有《儒门事亲》,凡 15 卷,其中前 3 卷为其亲撰,其他内容由麻知几、常仲明润色撰辑而成。张氏对医学造诣很深,其施治方法迥出寻常,以"治病者重在驱邪,邪去则正安,不可畏攻而养病"的"攻邪论"著称,被后世称之为"攻下派"。

张从正目睹当时医界嗜补之弊,精心研究《内经》《伤寒论》等著作,结合本人长期临证经验,提出"病由邪生,攻邪已病"论点。他认为人体得病都是邪气侵犯的结果,即"病之一物,非人身素有之,或自外而入,或由内而生,皆邪气也"。邪气由来虽然不一,或感受风、寒、暑、湿、燥、火六淫之气,或雾、露、雨、雹、冰、泥六邪,或酸、苦、甘、辛、咸、淡六味不节,其皆非人体所固有。因此,治疗当施以攻法,以速去其邪为首要,"邪去而元气自复"。张氏分析"攻邪已病"机理,提出"邪之中人,轻则传久而自尽,颇甚则传久而难已,更甚则暴死。"若先论固其元气,以补剂补之,真气未胜,而邪气则交驰横鹜,而不可制。所以反复强调"先治其实,后治其虚"。张氏十分注重血气流通,认为血气壅滞也是邪气侵阻的结果,治疗也须先论攻邪。"陈莝去而肠胃洁,癥瘕尽而营卫昌",邪去则正安。如寒则血行迟而少者,须先除其致病之寒,寒去则血行,血行则气和,气和则愈。

张从正攻邪方法主要是汗、吐、下三法,其应用范围非常广泛。凡具有疏散外邪作用的都为汗法,包括服用辛散解表药、灸、蒸、渫、洗、熨、烙、针刺、砭射、导引、按摩等,适用风寒邪气结搏于皮肤之间,藏于经络之内者。吐法,不单纯指药物催吐,而是包括引涎、漉涎、嚏气、追泪等上行之法,适用风寒宿食停滞胸膈之证。下法也不局限于泻下通便,凡是有下行作用的催生、下乳、磨积、逐水、破经、泄气等方法都属下法,适用寒湿痼冷、热客下焦者。张氏使用汗吐下三法除强调必须要辨阴阳、别表里、定虚实外,还告诫必须做到"中病即止",以防耗伤正气。张氏并列举汗、吐、下三法的禁忌证。

张从正在理论上立倡攻邪,临证中善用攻下。但他并不废弃补养正气,提出"亦未尝以此三法,遂弃众法,各相其病之所宜而用之",强调应用补法也须视病人之可补者,然后补之,提出有平补、峻补、温补、寒补、筋力之补和房室之补等。尤其重视食补,主张"养生当论食补,治病当论药攻"。此外,张氏运用情志疗法也颇有心得,善于利用情志制约、转移、适应法,治疗因情志过及所致疾病,被后人称为"以情易情"。《金史·列传第六十九》称赞他"精于医,贯穿《素》《难》之学,其法宗刘守真,用药多寒凉,然起疾救死多取效"。

(四)李杲与脾胃论

李杲(1180—1251年),字明之,晚号东垣老人,金代真定(今河北石家庄市正定县)人。出身富豪之家,幼业儒术,因母病被庸医所误,乃发愤学医,拜张元素为师,尽得其传,终成一代名医。他重视脏腑辨证,精于制方遣药,尤注重脾胃功能对人体生命活动的重要作用,创立"脾胃内伤学说"。代表作有《脾胃论》《内外伤辨惑论》《兰室秘藏》等。

"内伤脾胃,百病由生"是李杲的主要学术思想。他继承发挥《内经》"有胃气则生,无胃气则死"的观点,认为元气为人生之本,脾胃是气血生化之源,不仅"元气乃先身生之精气也,非胃气不能滋之",而且人身其他诸气也都由胃气所化。因此强调脾胃伤则元气衰,元气衰则疾病所由生,从而把"土为万物之母"的观点引入更广泛范畴,被后世誉为"补土派"。李杲把升降沉浮作为人体元气活动变化的规律,认为"升已而降,降已而升,如环无端,运化万物"。强调脾胃是元气升降的枢纽,脾胃不但将水谷精气灌溉四脏,滋养周身,同时也排出废物,从而推动脏腑精气上下流动,循环化生。其中,李氏更注重升发,认为只有升,才有降。反之,便会产生种种病变。

各种内伤病中,阴火证是李杲阐述的主要内容。他认为元气和阴火具有互相制约的关系。脾胃虚弱,元气不足,则阴火独盛;元气充沛,阴火自降敛;故提出"阴火为元气之贼""火与元气不两立""一胜则一负"等观点,并具体分析导致阴火产生的种种情况。他还归纳造成脾胃虚弱、阴火亢盛的三个重要原因,即饮食不节、劳役过度和精神刺激。认为饮食、劳倦、情志三者,在形成内伤病过程中,往往错综交织。其中精神因素常起先导作用,显然与李杲所处时代有关。当时正值中原战乱,百姓饥饱失常,精神恐惧,劳役不断,都严重损伤脾胃元气,所以李氏内伤病因带有明显的时代特征。

李杲重视脾胃,强调其升发作用,因而在治疗上注重温补脾胃、益气升阳。尤其对中气不足所致阴火证,创立"甘温除热"法。即用甘温之剂补益脾胃,升其阳气,泻其火热。所谓"内伤不足之病,苟误认作外感有余之病,而反泻之,则虚其虚也""惟当以甘温之剂,补其中,升其阳,甘寒以泻其火则愈"。他所创制的补中益气汤、调中益气汤等,成为甘温除热的代表方。益气升阳是李氏的用药特点,但在阴火亢盛时,也每借苦寒药物从权施治,对苦寒泻火、解表泻火法也并不全弃。此外,李氏用升阳汤治疗气虚便秘,用圣愈汤治恶疮亡血之证,用黄芪当归人参汤治妇人经水暴崩,用黄芪汤治小儿慢惊风,用圆明内障升麻汤治白内障等,都反映出李杲的用药特点。

在临证用药方面,李氏主张"主对治疗",即针对主要脉证制方用药,提出"时、经、病、药"四禁的用药准则,以及温食、减食、养食等食养事宜。其化裁张元素的枳术丸,用以治疗脾胃虚弱兼有积滞者。对脾胃实证,也采用峻剂攻下,可见李杲虽善于温补脾胃,但并不排斥其他治法。李杲创立的"脾胃论",被誉为"医之王道",对后世医家产生很大的影响,东垣学说已成为中医理论体系中的一个重要内容。

(五) 王好古与阴证论

王好古(1200—1264 年),字进之,号海藏老人,元代赵州(今河北石家庄市赵县)人。博通经史,曾以进士官本州教授。早年师从张元素,后又从学李杲,尽得其传,撰有《医垒元戎》《此事难知》《汤液本草》等,《阴证略例》为代表作。

王好古在长期临证实践中,对《伤寒论》感悟颇深,尤其对伤寒内感阴证的理论阐发,有独特建树。王氏认为伤寒是"人之大病",而阴证害人尤速,此乃"阳则易辨而易治,阴则难辨而难治"。其所以难辨,是因为阴证"变证"复杂,如阴证似阳、阴盛格阳、内阴外阳等,若辨证不确切,就会以阴为阳误治贻害。其所以难治,是因为阴证由脾肾两虚,尤其是肾虚所致。阴证形成的原因,在外饮食冷物、误服凉药、口鼻吸入雾露寒湿之气;在内则本气虚损,即所谓"内已伏阴"。对于阴证病机,王氏认为邪从口鼻而入,致使"三阴经受寒湿",而太阴经往往首当其冲。阴证发病或先见太阴证,或先见少阴证,或先见厥阴证,但均有"元阳中脱"之病机,包括阳从内消和阳从外走,前者表现一派虚寒证,后者出现内真寒而外假热之证。对阴证的鉴别,王氏把口渴、咳逆、发热、便秘、少尿、脉沉细或虽浮按之无力等,作为辨证重要依据。对于阴证治疗,王好古主张温养脾肾,所谓"少阴得藏于内,腠理以闭拒之,虽有大风苛毒,莫之能害矣",特别强调"温肾"的重要性。伤在太阴用理中丸、理中汤,伤在少阴用通脉四逆汤、四逆汤,伤在厥阴用当归四逆汤、吴茱萸汤。王氏在临床实践中还扩大伤寒六经病的治疗范围,打破了伤寒与杂病的界限,既把六经辨证原则用于杂病,又把杂病方药用于六经诸证,统筹伤寒与杂病的治疗。其在选方用药上更讲究加减化裁与灵活变通,使很多方剂扩大了应用范围,充分体现辨证论治的灵活性。

王好古的伤寒内感阴证理论,实质上是将伤寒学说和脾胃内伤学说作进一步有机联系,也是对仲景和易水学说的重要发挥,对后世医学的发展有重要影响。

(六) 朱震亨与相火论

朱震亨(1281—1358 年),字彦修,元代婺州义乌(今浙江金华市义乌)人。世居丹溪岸边,后人尊之为丹溪翁。早年习举子业,并粗通医术。36 岁从朱熹四传弟子许谦为师,4 年后听从许谦的劝导,又感于亲属多人殁于药误,遂弃举子业而学医,受业于名医罗知悌。尽受其术并旁通张从正、李杲之说,不仅在医学理论研究上具有很深的造诣,而且医术高超,很快名贯江浙。朱震亨撰有《格致余论》《局方发挥》《本草衍义补遗》《金匮钩玄》等,前两书为代表作,而《丹溪心法》系后人将朱氏临证经验整理而成。

"相火论"是丹溪学说的重要内容。他认为自然界一切事物,包括人体生命活动都以动为主,而动则是相火作用的结果。所谓"天主生物,故恒于动。人有此生,亦恒于动,其所以恒于动,皆相火之为也"。但相火具有常与变的二重性。在正常情况下,人身相火寄于肝肾两脏,以肝肾精血为其物质基础。但与胆、膀胱、心包、三焦都有联系。故惟有裨补造化,以为生生不息,成为人体生理机能、生命活动的根本。相反,在异常情况下,相火动失其常,则又可成为疾病发生、病机逆转乃至死亡的主要原因。因此，朱氏一贯强调要保持相火的"动而中节"。对相火妄动的主要原因，朱氏认为有情志过极、色欲无度、饮食厚味等，并把"煎熬真阴，阴虚则病，阴绝则死"作为相火妄动致病的病机。由此可见，朱氏有关相火的理论，既补充了刘完素的"火热论"，也发展了李杲的"阴火说"。

"阳有余阴不足论"是朱氏的主要学术思想，是他关于人体阴阳的基本观点，与"相火论"密切相关。朱氏运用"天人相应"理论，分析天地、日月、阴阳状况，观察人身生命发生发展过程中的生理现象，从而得出这一结论。他领悟到人身阴气难成而易亏，人的视、听、言、动都需要阴气供给，故人身在生理状态下已存有阳有余阴不足，更况"人之情欲无涯"，使本来就易动之相火"翕然而起"，必将进一步耗伤阴精，导致阴精虚损之病变。故在治疗中，朱氏创用滋阴降火法，强调补阴即火自降，泻火即以补阴，临证善用大补阴丸等滋阴降火之剂，被后世称为"滋阴派"。

"阳有余阴不足论"既阐明人体的生理和病理，更认识到是早衰的重要原因，故朱氏把养阴抑阳作为贯穿人生从小、壮到老全过程的摄生原则。如幼年不宜过于饱暖，以护阴气；青年当晚婚，以待阴气成长；婚后当节制房事，以摄护阴精。还要求人们怡养寡欲以聚存阴精，提倡茹淡节食，反对膏粱厚味，保护脾胃以养阴气，对却病延年具有重要意义。

朱震亨虽以"阳有余阴不足"立论，善用滋阴降火之法，但注重辨证论治，在杂病证治中总结出许多独特见解，对后世颇有启迪。如对痰证，提出百病兼痰的观点，以二陈汤为治痰基本方。对中风，提出痰热生风理论，主张治痰为先，次养血行血。对郁证，认为人身诸病多生于郁，具体可分气郁、湿郁、热郁、痰郁、血郁、食郁6种，既可单独成病，又常相兼致病，一般以气郁为先，若郁久则大多化热生火，故治郁重在调气，郁久须兼清火。所创越鞠丸虽曰统治诸郁，然以治气郁与火郁为重点，此法沿用至今。丹溪学说丰富和发展了中医理论和临床医学，被誉为"集医之大成者"，许多治疗经验被后人奉为圭臬。

二、金元医家的学术影响

金元时期，刘完素、张元素、张从正、李杲、王好古、朱震亨等医家的出现，以及所提不同学术主张，极大地推动了中医理论的发展，在中国医学史上具有重要地位。金元医家学术成就的取得，除了勤求古训、继承前人之说外，关键在于有创新之举。他们不被经典和古人之说所限，大胆提出自己的见解，经过长期临证实践的检验，终被后人认可，成为中医理论的重要内容。他们所创立的各种学说，理论上标新立异，改变了泥古不化的状况，打破因循守旧、一味尊古的局面，开创中医学术讨论、交流和争鸣的先河，促进中医理论的研究和发展，为不同学术流派的形成奠定基础。

金元医家的学术理论都在总结前人经验和成就基础上，立足本人所处环境，结合自己临证实践而提出，具有继承性和创新性。当然，也存在一定的局限，而正是这些不足，促进后世新理论和新学说的不断产生。

第六节 养 生

宋金元时期的养生在晋唐积累的基础上，受理学、运气学说的影响，使养生进入一个空前发展的历史阶段。

宋代帝王大多究心医学，笃好养生，如宋太宗赵炅曾命丞相李昉、医官王怀隐等分别编纂《太平御览》和《太平圣惠方》，两书搜集记载不少养生资料。又如医官赵自化撰《四时养颐录》，宋真宗赵恒改名《调膳摄生图》，推动了药膳发展。宋真宗还亲自选定唐郑景岫《四时摄生论》和宋陈尧叟《集验方》两部养生治病著作，颁行天下。宋徽宗赵佶执政前后，养生研究发展到高潮，其下诏编著的《圣济经》对养生学贡献颇大。

这一时期，道教养生家已完成由"外丹"向"内丹"过渡的研究过程。以张伯端为首的内丹南宗学派创立了较完善的内丹理论体系。张君房等于大中祥五年（1012年）奉诏编成《大宋天官宝藏》，后又撷取其中精要，包括服食、炼气、内外丹、方术等1万余条辑成《云笈七籤》122卷。另有《修真十书》《道枢》等先后问世。同时，周敦颐、程颢等儒家进一步建立理学思想体系，其"主静"理念对儒家养生有重要指导意义。此时运气学说的研究进展颇大。刘温舒于元符二年（1099年）撰成《素问入式运气论奥》，专论五运六气及其在医学上的应用，成为阐述《内经》运气学说比较系统的专著。一些养生家多以《素问·四气调神大论》和运气学说为依据著书立说，阐述养生之旨，如周守中《养生月览》、姜蜕《养生月录》等。尤其是陈希夷的"二十四节气坐功法"，载有多种功法修炼，分治24类病证，后世流传甚广。

当时不少文人学士也热衷于养生研究和实践，如苏轼对气功颇有体会，留下不少养生论述。《苏沈良方》记载的"观鼻端白"，对静功炼气颇有作用，以后陆游、朱熹等对此都深有体验。曾任宋泰州兴化县令的陈直，继承《内经》《千金方》之旨，约在元丰八年（1085年）撰成《养老奉亲书》1卷，重点记述老年治病理论和方法、四时摄养措施及老年病的食疗，所录四时通用的老年人常用药方和食疗方，大多方法简便，切于实用。朱熹作为集理学大成者则强调一切事物都离不开理与气，提出"居静""持敬"说，主张修性必须要动静相济，以静为本，从而使理学成为正统的儒家哲学，进一步渗透进医学领域。

金元名医刘完素、张从正、李杲、朱震亨等医术各擅胜场，在养生方面也颇具成就。刘完素最重顺四时的养神，对补养之法，宗《内经》之旨，提倡用农畜菜果进行食养，而不徒持药石。张从正的养生理念，主要基于《内经》惟以血气流通为贵，"贵流不贵滞""贵平不贵强"的论述，反对滥用补法，强调"养生当论食补"。李杲提出保护脾胃以养生的观点，强调省言惜气，并告诫人们养生必当远欲，淡泊名利，若以身徇物，得不偿失。朱震亨的养生观集中反映在《格致余论》中，其中"阳有余阴不足论""饮食箴""色欲箴""慈幼论""茹淡论""房中补益论""养老论"等篇中，无不蕴含其养生理念。

宋金元时期，出现众多养生著作，如蒲虔贯《保生要录》、陈直《养老奉亲书》、周守中《养生类纂》、李鹏飞《三元延寿参赞书》、王珪《泰定养生主论》、汪汝懋《山居四要》等，都是这一时期养生得到显著发展的佐证。

第七节　中外医药交流

宋金元时期，海陆交通日渐发达，进一步拓展了陆地和海上"丝绸之路"，中外交流频繁，贸易繁荣；中外医药交流也更广泛展开，丰富了中国医药学内容，促进了朝鲜、日本等国的医药发展。

一、中朝医药交流

宋建隆三年(962年),高丽派遣使者来宋,成为宋金元时期中朝交往的开始。中朝医官及民间医生相互交往,络绎不绝。宋天圣八年(1030年),高丽派遣元显等293人来中国学医。嘉祐四年(1059年),宋医江朝东旅居高丽行医。熙宁元年(1068年),开封慎修等人赴高丽,慎修精医术,其子慎安之也善医。熙宁五年(1072年),宋遣翰林医官王愉和徐光赴高丽,熙宁七年(1074年)又遣扬州医助教马世安等8人赴高丽。元丰三年(1080年)马世安再度赴高丽,受到宋神宗嘉奖。元丰元年(1078年),高丽文宗王徽患风痹,向宋神宗请求医药。是年六月,宋使安焘等携诏书及贵重物品赠予。元丰二年,宋廷派翰林医官邢慥、朱道能、沈绅等88人赴高丽为文宗治病,同时带去100多种药材。崇宁二年(1103年)、政和八年(1118年),宋医牟介、吕昞、杨宗立、杜舜华等两次赴高丽教授大方脉等,为高丽培养医药人才。宣和五年(1123年),宋徽宗又派遣多名医官赴高丽授医、行医。高丽除本国开办医学校、延请中国医生教授医学外,还派遣留学生来中国学医。南宋时与高丽在医籍、药品交流方面较少,但仍有往来。辽金的契丹、女真聚居地与朝鲜直接接壤。双方在修好时互贡方物,进行文化交流。辽圣宗开泰九年(1020年),高丽太医监金得宏到契丹,传习医学,促进契丹医学的发展。元代,中朝两国之间互派医生诊病传授医术。至元十二年(1275年)、至元十六年(1279年)、至元十九年(1282年)、至元二十九年(1292年),元政府4次派遣太医姚生、王得中、张沆等赴高丽。河间(今属河北沧州市)李敏道,医术高明,被高丽授予典医正。至元二十二年(1285年),元世祖因病诏求良医,高丽应诏派尚药侍医薛景成入元,医治立效。

这一时期,很多中国医籍传到朝鲜,受到高丽政府的高度重视,翻刻传世。大中祥符九年(1016年)和天禧五年(1021年),宋真宗两次将《太平圣惠方》赠送给高丽。建中靖国元年(1101年),在高丽使臣白可臣等回国时,宋徽宗赠送《神医普救方》等。高丽文宗十二至十三年(1058—1059年),忠州牧翻刻的医书有《难经》《伤寒论》《本草括要》等。高丽大量刊刻医书,保存了中国许多已经散失的医籍,通过交流重新回国。高丽秘书省向宋朝进呈医书,其中有不少未见宋朝馆阁收藏。元祐八年(1093年),高丽宣宗王运遣黄宗悫来中国送善本《黄帝针经》9卷。当时,《针经》在中国已亡佚,宋以此《针经》为底本重新颁行。高丽高宗王日真十三年(1226年),朝鲜医家崔宗峻以中国《本草经》《千金方》《素问》等为基础,撰成《御医撮要方》,促进朝鲜医学理论体系的形成。

高丽的医事制度效仿宋制,设太医局、尚药局、惠民局等,并于三京十道设置医学博士教授医学。高丽忠烈王王距(1274—1308年在位)沿用元制,在司医署里配备"提点"2名。

这一时期,中朝两国之间互赠的药材品种较多。中国输入朝鲜的药材主要为热带药材,如犀角、天竺黄、沉香、安息香等,朝鲜输入中国的品种主要有白附子、茯苓、人参等。

二、中日医药交流

宋金元时期,日本采取闭关锁国政策,中日两国官方交往很少,但民间贸易和文化交流仍然比较频繁。元代,日本商船经常来到中国。北宋时期中日医药交流趋于停滞。南宋时期,中日医药交流又有所开展,但医药交流以僧人和商人为多。

北宋康定二年(1041年),宋僧惠清到日本行医。同年,藤原清贤奉命赴宋,求索治眼病方。治平三年(1066年),王满赴日时带去"灵药"。宋医郎元房到日本,受到当权者北条时赖和北条时宗的信任,担任他们的侍医,侨居镰仓30多年,对日本医学影响颇大。许多来宋习医的日本僧人,回国之际携带许多中医古籍。藤原隆英在我国学会制作解毒丸。智玄学医回国后,曾为鸟羽天皇

(1107—1157年在位)治愈疾病。南宋淳祐元年(1241年),圆尔辨圆(圣一国师)从宋带回日本的典籍达数千卷,藏于普门院书库,普门院《藏书目录》载有《魏氏家藏方》等30多部中医书籍。宋金元时期中日医药文化的交流,促进了日本的汉医发展。日本丹波家族的僧人荣西,在乾道四年(1168年)和淳熙十四年(1187年)两次入宋,归国时带回茶种,将茶叶引入日本,撰有《吃茶养生记》2卷,推广饮茶,介绍茶叶治病、养生的功能。

日本后二条天皇嘉元元年(1303年),日本医僧梶原性全用通俗易懂的和文编辑《顿医抄》50卷,该书据《诸病源候论》目次分部,以《圣惠方》《和剂局方》《三因方》为宗,折衷《千金方》《济生方》等并结合家传和自己临床经验而撰成。梶原性全又于日本花园天皇正和四年(1315年)[一说为日本后醍醐天皇嘉历元年(1326年)]撰成《覆载万安方》62卷,主五运六气学说,以《圣济总录》为主轴,吸收宋以来大量新经验及传日医籍内容。《顿医抄》《万安方》与医僧有邻禅师在日本后光严院天皇贞治年间(1362—1367年)所撰的《福田方》12卷,是日本镰仓至室町之初最具代表性的医学专著。

宋金元时期,我国输往日本的药物主要是香药,如福州客商周文裔在宋天圣六年(1028年)赠送日本右大臣藤原实资的礼物中,有丁香、沉香、麝香、熏陆香、诃黎勒、光明朱砂等。日本输入我国的多为硫黄和珍珠。

三、中国与东南亚诸国和地区的医药交流

宋金元时期,中国与东南亚诸国和地区使节频繁互访,陆地和海上"丝绸之路"通畅,推动了中国与东南亚诸国和地区的医药交流。

中国从东南亚进口的药物数量非常多。淳化三年(992年),从阇婆(古国名,故地在今印度尼西亚爪哇岛或苏门答腊岛,或兼指此两岛)一次运入檀香达4 400多斤。绍兴二十五年(1155年),从占城(印度支那古国,故地在今越南中南部)运到泉州的沉香等7种香药有33 000多斤。绍兴二十六年(1156年),三佛齐(古国名,王都原在马来半岛南端,后迁至今印尼苏门答腊岛巨港)输入胡椒10 000多斤。据《四明志·市舶》载,在宝庆年间(1225—1227年),输入海桐皮、麝香、大风油、沉香等药物。香料药物大多来自东南亚诸国和地区,如占城、真腊(我国史籍对7—17世纪吉蔑王国的通称,今柬埔寨)、三佛齐、暹罗(今泰国)、打纲(古地名,故址在今印尼爪哇岛)、阇婆、蓬丰(古国名,故地在今马来西亚彭亨)、底勿(古地名,故地在今帝汶岛)和丹眉流(古国名,故地在今泰国六坤,一说是马来半岛)等。大批香料药物的进口,扩大了中药品种,丰富了中医治法,促进了成药制作,对我国医药发展起到推动作用。

东南亚国家和地区使节在出访中国时,带来大量药物作为礼品。占城从建隆二年(961年)开始,先后遣使赠送檀香、犀角、笺香、乳香、沉香等。交趾(越南别称)从开宝八年(975年)以来,多次将犀角、象牙、珍珠、玳瑁、乳香等赠送宋廷。淳化三年(992年),阇婆与宋廷恢复交往后,国王穆罗荣遣使送来丁香藤、象牙、玳瑁等。三佛齐从开宝七年(974年)以后,多次赠送乳香、胡椒、象牙、熏陆香等。注辇(古国名,故地在今印度科罗曼德尔海岸)在大中祥符八年(1015年)和熙宁十年(1077年),两次遣使赠送大量蔷薇水、金连花、阿魏、瓶香等。至元二十八年(1291年),罗斛国(今缅甸)遣使入贡犀角、龙脑等。同时,中国的白芷、绿矾、川芎等药物通过泉州等港口,源源不断地运送到东南亚诸国和地区。

南宋绍兴六年(1136年),长安僧医明空法师到达越南,治愈李朝神宗李阳焕(1127—1138年在位)的"心神恍惚"证。《大越史记全书》记载,在越南行医的元代针灸医生邹庚治病神验,被誉为"邹

神医",用针灸治愈陈朝裕宗陈暊(1341—1369年在位)之病,被封为御医,后官至宣徽院大使兼太医使。

四、中国与伊斯兰诸国和地区的医药交流

宋金元时期,中国与伊斯兰诸国和地区的贸易以及通使等活动日趋频繁,直接促进了中医药与伊斯兰医学或阿拉伯医学的交流与发展。

两宋时期,伊斯兰等地区的香料药物,随着波斯人、阿拉伯人来华而大量引进和输入到我国。雍熙元年(984年)至乾道四年(1168年),西亚伊斯兰国家大食[即阿拉伯帝国(632—1258年)]、麻罗拔(Murbat)、毗喏耶(Ifrikya)、啰施美(Khwarizm)、施遏(Shihr)、吉兹尼(Ghazni)、木兰皮(Almoravide)等国的伊斯兰商人,输入我国蔷薇水、腽肭脐、千年枣等香料药物。雍熙元年(984年),大食送来蔷薇水、白龙脑等。大食人李亚勿、蒲希密送来100瓶蔷薇水、1块无名异和大量乳香等。从熙宁四年(1071年)起,大食先后送来象牙、琥珀、无名异以及眼药等。绍兴年间(1131—1162年),大食商人啰辛在泉州贩卖价值30万贯的乳香。元丰四年(1081年),拂菻(古国名,位于当时塞尔柱突厥统治下的小亚细亚一带)遣大首领你厮都令厮孟判赠送给中国珍珠等物。

伊斯兰医学对这一时期中医药的发展也有一定的影响。《本草图经》记载的胡薄荷采自阿拉伯地区,《饮膳正要》收载马思答吉、必思答等回回药物。大量香药的引进,丰富了中国的本草学。蒙元时期,多种中国药材输往伊斯兰国家和地区。著名的阿拉伯药学家拜塔尔(1197—1248年)《药用植物大全》,首次收载大黄、姜等中药。大约在13世纪,蒙古人通过西夏和畏兀儿地区,将饮茶的习惯传到西亚。

蒙元时期,中国更广泛与伊斯兰诸国和地区进行医药交流。大批回回人来华,很多回回医生散居于中国各地,带来伊斯兰医学或者阿拉伯医学,在民间行医或卖药。元廷设有西城医药司、京师医药院、广惠司、回回药物院和回回药物局等回回医药专门机构。在太医院、典医监等中国传统医药机构中,先后有野里牙、铁树、曲枢等多名回回人士任要职,说明回回人士在元代医政机构中的影响较大。这些机构的创始者是拂菻人爱薛(1127—1308年)。元明之际成书的汉文《回回药方》,是一部重要的汉文伊斯兰医药典籍,方剂内容源自伊本·西那《医典》、拉齐《医学集成》、麦朱西《医术全书》等阿拉伯、伊朗等国的医书,全面推介伊斯兰医学,表明伊斯兰医药与中医药曾经有过初步的汇合。

宋金元时期,一些先进的伊斯兰医药技术如药露蒸馏法、金银箔衣丸制法和骨折伤损治疗法等引进中国,推动了药物制剂技术的发展。同时,中医药也受到伊斯兰等国医家的注重,如波斯国(今伊朗)拉什德·阿尔丁·阿尔哈姆丹尼(1247—1318年)用波斯文主编的《伊尔汗的中国科学宝藏》(一名《中国人的医学》),收载《王叔和脉诀》等4部中国医著,介绍中国脉诊、针灸、本草等。又如阿拉伯名医阿维森纳(980—1037年)所著的《医典》,记载许多脉象,源自《脉经》;该书还转述不少中医内容,例如介绍糖尿病患者尿甜、对麻疹的预后判断、用水蛭吸毒的治法等,并载录一些中国药物。《医典》和《中国人的医学》对促进中国和伊朗及阿拉伯国家的医药交流起到积极作用。

拓展阅读文献

---

1. 李聪甫,刘炳凡.金元四大医家学术思想之研究[M].北京:人民卫生出版社,1983.
2. 丁光迪.金元医学评析[M].北京:人民卫生出版社,1999.

3. 高伟.金元医史类存[M].兰州：兰州大学出版社,1999.
4. 黄龙祥.中国针灸学术史大纲[M].北京：华夏出版社,2001.
5. 程雅君.金元四大医家与道家道教[M].成都：巴蜀书社,2012.
6. 梁华龙,王振亮.张仲景学术研究大成丛书[M].北京：人民军医出版社,2016.
7. 郑金生.宋金元时期南北分裂对医学发展的影响[J].医学与哲学,1989,(2)：18-21.
8. 李成文,鲁兆麟."金元五大家"说[J].北京中医药大学学报,2003,(4)：21-22.
9. 李成文,卢旻,鲁兆麟.北宋政府中医政策对中医学发展的影响[J].北京中医药大学学报,2005,(6)：26-28.
10. 叶险峰,李成文,阎杜海.宋代社会背景对针灸学的影响[J].中国针灸,2007,(1)：66-68.
11. 唐伟华.宋金元时期医学发展的社会历史背景探析[J].辽宁中医药大学学报,2008,(7)：155-156.
12. 叶险峰,李成文,张会芳.宋金元时期轻灸重针转折因素浅析[J].中国针灸,2009,(9)：759-762.
13. 杨久云,李伟,肖洪磊,徐中平,付开聪.金元中医学史中的"王道"学派探析[J].云南农业大学学报(社会科学版),2010,(6)：114-117.
14. 刘佳.宋金元时代的中西医学比较研究[D].广州：暨南大学,2007.

第七章　明代的医学

（公元1368年—公元1644年）

导学

本章主要介绍了明代的医事制度和医学教育，本草学、方剂学的成就，古医籍的整理和研究，"戾气学说"和温病学发展，人痘接种术的发明和意义，临证各科的成就，养生学的成就，中外医药交流。

1. 掌握《本草纲目》《救荒本草》《滇南本草》《本草蒙筌》《炮炙大法》《雷公炮制药性解》《普济方》《温疫论》《景岳全书》《外科正宗》《证治准绳》《针灸大成》《解围元薮》《医学入门》等著作的主要内容及医学成就；"戾气学说"的内容和意义。

2. 熟悉人痘接种术的发明及其意义，《内经》《难经》《伤寒论》的整理和研究情况，临证各科成就。

3. 了解医事制度和医学教育状况；养生学著作；中外医药交流情况。

公元1368年，朱元璋称帝于南京，国号大明。明代处于中国封建社会后期，高度的君主专制和中央集权为官宦和权臣擅权提供了条件，成为政治腐败、社会矛盾激化、农民贫困的重要社会原因。明朝统治集团在政治、经济上采取了一系列缓和措施，社会生产力有了明显提高。农产品、手工产品大量增加，一些行业出现了许多具有资本主义性质的手工工场，有的工场拥有雇工达数千人。然而，明末时随着社会政治斗争的激烈和复杂，市民运动和农民起义风起云涌。1644年李自成领导的农民起义军推翻了明崇祯政权，随后清兵入关，李自成被逐出北京，满族贵族集团夺取政权。

明代在天文、历法、地理、水利、农学、工艺等方面，都取得了比较明显的进步和成就，出现了许多有贡献的科学家和科学著作，如朱载堉的十二平均律及数学成就，徐弘祖的《徐霞客游记》，宋应星的《天工开物》，徐光启的《农政全书》，方以智的《物理小识》等。明末清初出现了许多闻名于世的大思想家，如王阳明、李贽、顾炎武、黄宗羲、王夫之等。科技进步、思想解放对中医药学的发展和理论建构，产生了深远的影响。明代的造船技术已达到相当高的水平。郑和率领庞大的船队，七次下西洋，中国文化科技对外交流达到了空前的盛况。自1492年哥伦布登陆美洲，海洋航路的开通和与欧洲大陆频繁的陆路交通，也逐步将中国纳入世界经济秩序之内。

明代中期社会相对安定，中国人口大幅度增长，人群疾病谱的变化，自然灾害和瘟疫的流行，也促使医药界面对不断涌现的新问题采用了新的对策。另外，明代开创八股取士的科举制度，把一些读书做官无望的知识分子推入了医学领域，客观上对医学队伍文化素质和研究水平的提高，起到了促进作用。明代中叶西方自然科学随着传教士来华传入中国。当时既有天文、历法、地图和火炮等技艺，也有西方的医学知识，还有关于世界的形成和思想方法等。西方科学的传入，开阔了中国人的眼界,中医学的发展也受到深刻影响。由于当时中国资本主义经济处于软弱、迟缓的萌芽状态,西方自然科学传入中国后所能发挥的作用,也具有一定的局限性。明代医学发展主要有四个特点:医学知识进一步普及,医药书籍的数量和质量呈现盛况;本草、方剂、基础理论和临床各科进入全面、系统的总结阶段;本草学和温病学在理论和实践上有所创新;中外医药交流空前频繁。

第一节 医事制度和医学教育

一、医事制度

明代医药管理逐渐完善,中央设有太医院。太医院设院使、院判、御医、吏目、医士、医生,还有惠民局大使、副使,生药库大使、副使等。太医院既是朝廷医疗保健机构,又是最高医药行政管理机构,还是国家医学教育机构。太医院医疗保健的服务对象包括帝后、文武大臣以及外国使节等,同时负责医学教育、实施医学人才选拔、医官任免与派遣、祭祀三皇及前代名医等,并负责药品采办、调拨及管理等事宜。

(一) 医学分科

明代医学分十三科,《明史》载:"曰大方脉、曰小方脉、曰妇人、曰疮疡、曰针灸、曰眼、曰口齿、曰接骨、曰伤寒、曰咽喉、曰金镞、曰按摩、曰祝由。"即内科、儿科、妇产科、外科、针灸科、眼科、口齿科、骨伤科、伤寒科、咽喉科、创伤科、按摩科和祝由科。同元代相比,风科改为伤寒,金疮分为金镞和疮疡,杂科改为按摩,取消了禁科,这样分科更符合临床需求,反映了医学的进步。太医院要求每科由一至数名御医或吏目掌管,下属有医士或医生。

(二) 医疗诊治

太医院御医每天分两班在内府御药房值班,为皇帝及内宫嫔妃服务,遇皇帝出巡,须随行跟从。各亲王府、藩王府及接待外国使节的会同馆遇有疑难重病,也常上奏皇帝,由太医院奉旨派员诊治。全国各府、州、县医疗机构中的医官,均由太医院考核委派。如发生疫情,太医院可向军队、边关隘口、监狱等处派遣医疗人员。

(三) 医事祭祀

明代于每年三月三日或九月九日通祭三皇。洪武二年(1369年)以十大名医从祭。嘉靖年间(1522—1566年),于太医院建景惠殿,中奉三皇和四配,东西厢殿共有28位名医配祭,包括扁鹊、淳于意、张仲景、华佗、王叔和、皇甫谧、葛洪、巢元方、孙思邈、王冰、钱乙、朱肱、刘完素、张元素、朱震亨等人。礼部官员每年春秋两季主持祭祀,太医院官员分献祭品。太医院东、西药房的药王庙和圣济殿的祭祀,由太医院官员主持。

(四) 药物管理

太医院设有药品采办、收藏保管等制度。皇帝用药须御医、内臣、药局联名封记,详细记录年月、缘由等,并签字盖章以明确职责。宫廷设有尚药局,主要监制御用药饵,监管收储各地进贡的名贵药材。设有御药房,由提监、太监理事,分两班掌管御用药饵。太子东宫典药局,专为太子服务。

(五) 地方医事制度

明代府、州、县均设专职医官。府设医学正科1人,州设典科1人,县设训科1人,负责辖区内医药行政和医学教育。各地还设有惠民药局以及养济院、安乐营、育婴所等社会福利机构。地方惠民药局,是平民诊病买药的官方机构,掌管贮备药物、调制成药等事务,军民工匠贫病者均可在此求医问药。遇疫病流行,有时免费提供药物发放。

二、医学教育

(一) 分科教学

按太医院十三科分科教学,由教师教习,医官、医生各选定专科进行学习。教材有《素问》《难经》《脉诀》等经典以及各科重要方书,须熟读精解。

(二) 考试制度

医学生每年分4季考试,3年大考一次,考试合格者一等为医士、二等为医生;不及格者可学习1年再补考;3次考试不及格者,黜免为民。明代比较重视继续医学教育,经考试充任医士、医生后,还要继续学习专科并参加考试。5年考试成绩均属优等者,予以升授。

除考选外,还通过外访保举医士,补充太医院,确保太医院医官的质量。不少名医曾被举荐进太医院,如戴思恭、楼英、薛铠、李时珍、龚廷贤、徐春甫、吴崑、马莳等都在太医院任过职。

(三) 地方医学教育与民间医学教育

明代府、州、县均设医学,主管地方医药行政和医学教育,府设正科为从九品,万历年间(1573—1620年)州县医官改为从九品,一定程度上促进了地方医学教育发展。民间医学教育,主要采用家传或师徒传授形式。不少世医将自己经验编写成简易实用的医书,作为教材传授子弟,起到普及医学知识的作用,有助于提高医生素质。

第二节 古典医籍的整理和研究

明代不少医家对重要古典医籍进行大量考证和研究工作,成果斐然。

一、《内经》的研究

马莳在万历十四年(1586年)编注《黄帝内经素问注证发微》和《黄帝内经灵枢注证发微》各9卷,后者是《灵枢》现存最早的全注本。两书对后人学习《内经》起到启发和引导作用,尤对《灵枢》多有创见,清代汪昂评议"其疏通经络穴道颇为详明,可谓有功后学"。

万历二十二年(1594年),吴崑撰《素问吴注》,对《素问》全文通注,注文简明,多从临床实际解释经文,阐发医理深入,并作勘误。但擅改原文、改易篇名,受人非议。

张介宾于天启四年(1624年)编成《类经》,从摄生、阴阳、脏象、脉色、经络、标本、气味、论治、疾病、针刺、运气、会通等十二方面对《内经》进行较全面注解,为后学者学习《内经》提供参考。此外,张氏还编撰《类经图翼》《类经附翼》,以图解与论述来补充《类经》。

李中梓于崇祯十五年(1642年)编成《内经知要》,节选《内经》原文,分成8类,内容简要,条理清楚,是《内经》节要诸书中上乘之作,便于后人对《内经》学习和理解。

二、《难经》的研究

《难经》问世以来,注释者不下数十家,多以诠解文义为主。然以全图注释《难经》者,当推明代张世贤。鉴于《难经》文义隐奥,读者不易理解,张世贤为之绘制图表,使每一问难均附一图,撰成《图注八十一难经》8卷,刊于正德五年(1510年)。该书文字通俗,图表清楚,使读者一目了然,对习者理解原文有一定帮助。《勿听子俗解八十一难经》7卷,熊宗立撰于正统三年(1438年)。首卷绘有解释《难经》原文的图表28幅,其余各卷则逐条作注,对于难释之字、词及主要内容都作通俗易懂解释,故名"俗解"。

三、《伤寒论》的研究

明代对《伤寒论》的研究,出现"错简重订说"。方有执(1523—1599年),字中行,歙县(今属安徽黄山市)人,因妻儿皆病死而发愤学医。方氏推崇仲景之学,精心于《伤寒论》,主张治伤寒要"心仲景之心,志仲景之志以求之"。他认为《伤寒杂病论》经王叔和编次已有改动,而经成无已注解又多窜乱,后世之人冠履倒置情况更为严重。于是历经20余年,对《伤寒论》逐条加以考订,完成《伤寒论条辨》8卷,刊于万历十九年(1591年)。方氏将"经络内景图说"置于卷首,以解释六经分证的表里关系,并归纳"风伤卫""寒伤营""风寒两感,营卫俱伤"为太阳病三提纲。后世喻昌、张璐、吴仪洛、程应旄、周扬俊、黄元御、章楠等医家承其学。然而,也招致张遂辰及其弟子张志聪、张锡驹等医家的反对。

第三节 本草学的成就

明代是我国医学史上药物学迅速发展的重要时期。由于历代本草著作繁多,药物数量日益增加,而金元时期的药物著作又多趋于简约。因此,明代医家在前人基础上深入整理、考订和总结,更重要的是通过实践获得许多新的成就。

一、重要本草著作

明代前期,虽有官修《本草品汇精要》,但总体而言,药物学的发展相对缓慢。然而进入明代中后期,不仅著述甚多,且在研究深度和广度上成就卓著,尤以万历年间(1573—1620年)李时珍的《本草纲目》为代表。

(一)《本草品汇精要》

太医院院判刘文泰等奉命集体编撰,于弘治十八年(1505年)定稿,全书42卷,成为明代唯一由政府下令编撰的药物专著。该书工笔彩绘药图1 358幅,十分精美;载药1 815种,每药之下以名、苗、地、时、收、用、质、色、味、性、气、臭、主、行、助、反、制、治、合治、禁、代、忌、解、膺等24则分别论述。采用药物分项解说,打破以《神农本草经》为中心层层加注的传统格局,每药以功效主治为核心,其他项目则以此逐一展开,这是药物论述方法的一大进步。书成后因刘文泰等部分编写人员涉嫌谋害明孝宗而获罪,加之书中手绘彩图印刷困难等原因,长期束之高阁。清康熙年三十九年(1700年),由太医院吏目王道纯、江兆元等摹造一部,并引用《本草纲目》等书部分内容,增补约480条,但仅限于皇室收藏和使用。后因宫内失火,原稿本、摹本、校注本流落社会,目前在国内仅存残本。该书文字部分,1936年由商务印书馆刊行,今人曹晖和陈仁寿等各有校注本。

(二)《本草纲目》

李时珍撰写的《本草纲目》,是明代最负盛名的综合性本草著作,是我国古代伟大的药物著作,在世界科技史上占有重要地位。

李时珍(1518—1593年),字东璧,号濒湖山人,湖北蕲州(今湖北黄冈市蕲春县)人。出身于世医之家,年轻时科考3次落第,遂致力于医药。他博览群书,学识渊博,不仅精研医学,对史学、哲学、文字学、训诂学也有较高造诣,尤其对药物名称、药性、药效、炮制、药物资源均有深入研究。历27年艰辛努力,三易其稿,从嘉靖三十一年(1552年)到万历六年(1578年),撰成《本草纲目》52卷。成书后,又将《解颐新语》等部分内容补充其中。李时珍是一位杰出的医药学家,还撰有《濒湖脉学》《奇经八脉考》等。《本草纲目》集古代药物之大成,有诸多超越前人的创见,是明代医药学创新的重要代表之一。它的成就和价值,在国内外产生深远影响。

1. 集16世纪前药物之大成

据刘衡如、刘永山校注本《本草纲目》,全书载药1 897种,比宋代《证类本草》增加149种,其中包括从亚欧非等国家和地区传入的药物。李时珍"书考八百余家",认真总结前人经验,系统进行文献整理。同时他躬身实践,足迹遍及湖北、河北、河南、江西、安徽等地,虚心向药农、野老、樵夫、猎人、渔民请教,跋山涉水,亲自采访和考察,补充许多新的药物资料。该书附药图1 122幅,药方11 096首,对16世纪以前我国药物进行比较全面系统的总结,是我国集明以前本草之大成者。

2. 创立先进的药物分类法

李时珍按"物以类从,目随纲举"的原则,以部为纲,以类为目,将药物依自然属性归纳,把药物分为"水、火、土、金石、草、谷、菜、果、木、服器、虫、鳞、介、禽、兽、人"共16部,以部为纲,在各部之下又分若干类,基本原则是"从微至巨""从贱至贵",即从无机到有机、从低等到高等,建立古代先进的药物分类体系,该书以物种作为药物条目总纲,纲之下列目,纲目体系贯穿全书。这些创见,对后世药物分类产生积极影响。

3. 详细记述药物知识

《本草纲目》对药物的记述,包括名称、产地、品种、形态、修制、性味、功效、主治等。其中修制一项,不仅记载前人和当时药物炮制经验,还包括李氏本人见解。这些经验,至今仍是学习炮制的重要参考资料。该书发明一项,主要是李时珍对药物观察、研究以及实际应用的新发现、新经验、新见解,着重探讨药性的疗效及用药要求。李时珍治学严谨,实事求是,不迷信古人,敢于发现前人未到之处。该书在每一种药物之下,几乎都列有"正误"一条,不回避矛盾,不论是经典还是一般性著作,只要发现错误,必予以指出。书中对药物品种的考订,议论精详,纠正了许多前人错误观点,对实为两药而混为一物或本为一物误为两药者,都一一进行校订和修正。李时珍多言之有理,持之有故,创造性的正误，提高了药物研究水平。

4. 批判服石长生不死的谬论

对以往记载服食水银、雄黄、金石可以成仙之说，李时珍进行严厉批判："血肉之躯，水谷为赖，何能堪此金石重坠之物，久在胃肠乎。求仙而丧生，可谓愚也矣。"对《神农本草经》以及包括葛洪在内炼丹家提倡服石、追求长生不死的观念，也作了批评。例如"水银"条下，李时珍说："大明言其无毒。《本经》言其久服成仙。甄权言其还丹元母。《抱朴子》以为长生之药。六朝以下贪生者服食，至成废笃而丧厥躯。不知若干人矣！方士固不足道。本草其可妄言哉？"

5. 自然科学资料翔实

《本草纲目》载有翔实的自然科学资料，涉及大量与人体生理、病理、疾病、卫生预防以及与药物形态、生态环境密切相关的自然科学知识，涉及植物学、动物学、矿物学、物理学、农学以及天文、气象等领域。其中，李时珍肯定"脑为元神之府"的观点，颇为重要，对后世出现"脑"的学说有积极影响。

约万历二十三年(1593 年)，《本草纲目》在金陵(今江苏南京)首次刊行后，屡经再版，广泛流传，对中医药学产生深远影响。由于该书卷帙浩繁，其后不少药物著作以其为蓝本，进行补遗、节要、改编，使之方便实用。《本草纲目》先后流传到朝鲜、日本、越南、印度等国，被全译或节译成日、朝、拉丁、英、法、德等多种文字，在许多国家和地区产生重要影响。李时珍的著作和学术思想受到中外学者的高度重视，成为世界公认的杰出科学家。在东方，《本草纲目》被视为药物学宝典；在西方，《本草纲目》被看作博物学百科全书。达尔文对《本草纲目》给予很高评价。

二、各具特色的本草著作

这一时期，除《本草品汇精要》《本草纲目》外，还出现多种本草著作。它们内容丰富，各有建言，反映了明代医家对本草研究的进展。如永乐间朱橚的《救荒本草》是药食两用的植物学专著；正统间兰茂的《滇南本草》是我国现存最早、保存内容最丰富的古代地方本草；弘治时王纶的《本草集要》内容精要，对明代医家遣药制方有较广泛的影响；嘉靖时陈嘉谟的《本草蒙筌》不仅发明颇多，并利于研习；万历间李中立的《本草原始》，注重对植物药局部的描绘，绘图美观精确，考证深入可靠；天启间缪希雍的《神农本草经疏》，在药物理论研究颇有见地；明末贾所学著《药品化义》，对药物的区别发明多独具特色，对临证处方颇有裨益。

(一)《救荒本草》

朱元璋第五子朱橚于永乐四年(1406 年)撰成《救荒本草》4 卷，载药 414 种。这是一部以解决灾荒饥饿、为百姓提供代食品为目的著作，既是药物学文献，又有植物学价值。朱氏派人在全国各地采访调查可食用植物，然后组织专人将 400 多种可食植物移栽于园圃，亲自观察，召画工绘制成图。该园圃是继唐代太医署设药园后的又一个药用植物园，美国科学史家萨顿谈到中世纪植物园时曾说："杰出的成就产生在中国"，指的就是这一药用植物园。《救荒本草》分草、木、米谷、菜、果 5 部，每物一图，图文并茂，简述别名、产地、植物形态、性味、有毒无毒、食用部位和方法，也对不少野生植物的形态、产地记述颇为详细，反映当时我国某些经济植物的分布概况。该书记载了一些有毒植物的采食法。作为一部备荒专著，是我国药学史和救荒史上的一个创举。

(二)《滇南本草》

明代地方本草的代表作是兰茂(1397—1476 年)《滇南本草》。这是一部专题总结云南滇池地区及周边医家和民间用药经验的地方性药物著作。约成书于明正统元年(1436年),全书3卷,载药458种。上卷151种,附图,并阐述性味、形态、功效、主治及用法。中卷134种,不分类,无图,注有别名、产地、制法、禁忌,各药下述性味、功效、主治外,多有附方、评述、补注、附案及专题论述等。下卷载药174种,附良方5则,单方125则,通治门药物方剂16则。该书将中药与少数民族传统医药知识融为一体,反映了云南地区中医药和少数民族的用药经验,为丰富中医药学宝库作出重要贡献。嘉靖三十五年(1556年),范洪对该书补撰,绘图甚精,取名为《滇南本草图说》,计12卷。清道光年间,孙兆惠刊有《一隅本草》,内容多取自《滇南本草》。

(三)《本草集要》

王纶编撰于弘治五年(1492年),主要依据《神农本草经》等著作,阐述本草之意。全书8卷,载药545种,分作3部。上部为总论,中部"取本草及东垣、丹溪诸书,参互考订,削其繁芜,节其要略",并将药物以无知之物(金石草木)和有知之物(虫鱼禽兽)分列前后排序,按功效分门别类,附方以病类方,对此后李时珍《本草纲目》编写体例提供借鉴。下部取药性所治,分为治气、治寒、治血、治热、治痰、治湿、治风、治燥、治疮、治毒及妇人、小儿12门,各门又分细类,简便实用。

(四)《本草蒙筌》

撰者陈嘉谟(约1486—1570年),字廷采,号月朋,新安(今属安徽黄山市)人。陈氏特别重视药物,以王纶《本草集要》药物分类为基础,采用韵语编写,于嘉靖四十四年(1565年)成书,共13卷。该书通俗易懂,对药材鉴别、贮藏、采收、治疗,颇有独到见解。李时珍称赞该书"名曰蒙筌,诚称其实"。全书载药742种,着重介绍448种药物,并附图559幅,其中药材图30余幅。转载熊宗立《原医图》14幅及简传、图赞。该书重视药物与产地关系,强调道地药材和鉴别药材真伪。并重视药物贮藏,对某些药物的特殊贮藏法作专门介绍,如"人参须和细辛,冰片必同灯草,麝香宜蛇皮裹,硼砂共绿豆收,生姜择老砂藏,山药候干灰窖"等。

(五)《神农本草经疏》

撰者缪希雍(1546—约1627年),字仲淳,原籍常熟(今属江苏苏州市),后迁居金坛(今属江苏常州市)。精通医术,医经方书,靡不探究,著作甚多,尤精于本草。该书于天启五年(1625年)撰成,又称《本草经疏》。《本草经疏》是一部以注疏形式进行药物理论研究的重要著作。全书30卷,载药490种,编次体例依《证类本草》。每药均先引用《神农本草经》有关性味、功效的论述,继之发挥其义,然后对药物主治交互证。缪氏阐释药理,详论药忌、病忌,并列七方十剂,阐发五脏苦欲补泻。该书较为系统地论述药物性能,结合临床实际,辨析药物名实种类知识等,将药物与八纲、脏腑虚实辨证有机结合,予以分类归属。该书对临床药学之应用,多有独到见解,颇具参考价值。清代周学海曾评价为:"缪氏之书本于《神农》,参以《别录》以后诸家,取之不可谓不广,择之不可谓不慎。其为疏也,字梳句栉,贯穿透彻,朴实详尽,不涉玄渺,不为肤浮。而又考之成方以尽其变,附之简误以知其忌,持论允而条理明,后来注本草者,盖莫能逾其范围矣。"

三、药物炮制

这一时期,随着临床医学的发展,药物炮制也有长足进步,出现一些药物炮制专著。

(一)《炮炙大法》

撰者缪希雍,成书于天启二年(1622年),是明代颇有影响的药物炮制专书。该书系在缪氏《先醒斋医学广笔记》所载90种药物炮制的基础上扩充而成。由缪氏口授,其弟子庄继光录校。首列"雷公炮制十七法",次载药物426种,分水、火、土、金、石、草、木、果、米谷、菜、人、兽、禽、虫鱼等14部。扼要叙述药物产地、采集时间、药质鉴别、炮制原料、操作程序、药物炮制后的性质变化及储藏方法等;还简述药物配伍的相须、相畏关系。该书有172种药物引述《雷公炮炙论》内容,对不切实用者予以删除,其余药物则记述后世制法,并参以个人用药经验。卷末附"用药凡例"9节,叙述丸散汤膏制法、煎服药法及宜忌等,颇多新见。

(二)《雷公炮制药性解》

题明李中梓撰,钱允治订补,又名《镌补雷公炮制药性解》,初刻于天启二年(1622年),6卷,系钱氏在李氏《药性解》基础上增补而成。内容分金石、果、谷、草、木、菜、人、禽兽、虫鱼9部。收载323种药物,每药记述其性味、归经、功效、主治等,并加按语,注解药性及用药要点。该书大多引据金元本草论述,在药性理论方面,突出药物归经,以归经为主总结药物功效、主治;并载述七情配伍。全书计有132条,颇具参考价值。

第四节 方剂学的成就

随着临床各科实践经验的不断积累和药物学的发展,明代医家在裒集和研制医方方面作了大量工作,不仅各种方书陆续问世,而且医家越来越重视方剂的理法及药物的研究。综观这一时期代表性的方书,便可窥其一斑。

一、《普济方》

约成书于永乐四年(1406年),由朱橚与医学教授滕硕、长史刘醇合作编纂。该书原168卷,清代《四库全书》改编为426卷,分为1960论、2175类、778法、239图,收方61739首,集15世纪前方书之大成,是我国古代现存最大的一部方剂专著。该书编次分别为方脉总论、药性总论、五运六气、脏腑总论、脏腑各论、伤寒杂病、外科、骨伤科、妇产科、儿科、针灸等,还介绍按摩、导引、气功等疗法。全书近千万字,篇幅浩繁,不仅对明以前医方进行比较系统、全面地收集整理和论证研究,还兼收传记、杂说及道藏、佛学等有关记载。《四库全书总目纲要》指出:"是书于一证之下备列诸方,使学者依类推求,于异同出入之间得以窥见古人之用意,因而折衷参伍,不至为成法所拘。"20世纪后期曾两次出版,颇受医界重视。该书辑佚搜遗,资料十分丰富,不仅在中医方剂史上有重要价值,在保存古代医学文献上也有很大贡献。所记载的各种病证,也为研究明初及明以前的疾病史提供了可贵资料,更对临床治疗具有很大参考价值。

二、《医方考》

撰者吴崑(1552—1620年),字山甫,号鹤皋,歙县(今属安徽黄山市)人。于万历十二年(1584年)撰成《医方考》6卷。该书按病证分为中风、伤寒、泄泻、痢疾、痰饮等72门,选择历代常用方剂700余首,除去重复及单味药外,实有560余首。每列一证,先述病因,次辨诸家治法,然后列举名方。该书对方剂命名、配伍、方义、功效、适应证、加减应用、禁忌等论述,简明扼要,条理清楚,因证致用,有较高参考价值。《医方考》成书后,连续刊印近10次,流传较广,是明代颇有影响的方剂代表作之一。清代诸多医方著作,多受之启迪。

三、《祖剂》

撰者施沛(1585—1661年),字沛然,号元无子、云间一鹤道人,华亭(今上海松江区)人。成书于崇祯庚辰年(1640年),全书4卷,辑历代名方843首,其中主方75首、附方768余首,是方书中采用类方体例的代表作。该书宗《内经》之要,以仲景方为祖,选《和剂局方》及宋、元、明诸医家名方加以归类阐发。对所选方剂追源溯流,俾其有宗有据可考。如在《灵枢》半夏汤之后,将仲景的大半夏汤、小半夏汤、半夏散及汤、半夏生姜大黄汤、半夏麻黄丸、小陷胸汤、生姜半夏汤、半夏干姜散等,归于一类集中介绍,有的方剂予以注释或按语。该书对学习古代方剂,了解其源流颇有参考价值。

第五节 "戾气学说"与"人痘接种术"

一、"戾气学说"及其对温病学发展的影响

(一)明以前有关温病论述

对温病的认识可追溯至先秦两汉时期。《素问·生气通天论》有"冬伤于寒,春必病温"之说,《素问·评热病论》曰:"有病温者,汗出辄复热,而脉躁疾,不为汗衰,狂言不能食。"这些叙述表明,《内经》已经认识到存在一类性质属"温"的外感热病。其后,《难经·五十八难》称:"伤寒有五,有中风,有伤寒,有湿温,有热病,有温病。"明确提出温病名称。东汉张仲景《伤寒论》第六条指出:"太阳病,发热而渴,不恶寒者,为温病。"同时创用清热诸方,为后世温病学的形成奠定基础。需要指出的是,汉代以前医学经典虽对温病有所认识,但均将其视为广义"伤寒"的一部分,而非独立于伤寒之外的疾病。

晋代王叔和以《内经》论述为基础,于温病、暑病之外,更提出温疟、风温、温毒、温疫等病名。葛洪《肘后备急方》列有"治伤寒时气温病方"专篇,记载不少有关温病、疫病的内容,然仍沿用仲景之说,将伤寒、时行、温疫"总名伤寒"。隋代巢元方《诸病源候论》列举"温病诸候凡三十四论""疫疠病诸候凡三论",以及"疟病""黄病"等病候,对温病认识的广度和深度超过前代。《诸病源候论》把温病病因称为"乖戾之气",明确揭示温病具有"转相染易"的发病特点。唐代《千金方》《外台秘要》收录相当数量的温病防治方法,大多为后世温病治疗所借鉴或吸收。如《备急千金要方》记载的犀角地黄汤,至今仍是温病治疗中凉血散血的代表方剂。战国至隋唐,有关温病记载散见于各种医著中,对温病的认识也在积累中逐渐加深,但尚未脱离伤寒范畴,治疗用药仍以辛温为主。这一时期通常被称为温病学发展的初级阶段。

宋金元时期,医家对温病的认识趋于深化。宋代庞安时《伤寒总病论》指出,伤寒与温病治法大异,开后世寒、温分治之先河。郭雍《伤寒补亡论》称:"冬伤于寒,至春发者,谓之温病;冬不伤寒而

春自感风寒温气而病者,亦谓之温。"为后世温病学中新感、伏邪说之导源。金代刘完素倡"六气皆从火化"说,力主以寒凉清热之法治疗外感热病,是温病学发展史上的重要转折。元末明初,王履《医经溯洄集》明确提出"温病不得混称伤寒",是温病开始脱离伤寒体系的重要标志。自宋至元,这一时期当是温病学说的逐渐形成阶段。

明代城市发展导致人口密度增加,加之自然灾害和战争频发,引起疾病流行。据不完全统计,明代大疫流行达64次,严酷的社会现实迫使医家必须研究并发现治疗疠疫的有效方法。由此,温病学说更加引起人们的重视和关注。

(二) 吴有性与"戾气"学说

吴有性,字又可,约生活于明万历八年至清顺治十七年(1580—1660年),吴县(今江苏苏州吴中区)人。吴有性生活于晚明战乱大疫之年,是一位生活在疫区的民间医生。通过亲身观察和诊病施药,结合自己大量实践经验,在继承前人有关温病论述基础上,较系统提出对温病的新见解,于崇祯十五年(1642年)编著《温疫论》,为后世温病学说的确立奠定基础。《温疫论》对疫病的主要贡献如下。

1. 疫病的病因

《温疫论》首创戾气之说,对疫病病因提出非同凡响的创见。首先,吴氏指出戾气是自然存在的病因:"温疫之为病,非风、非寒、非暑、非湿,乃天地间别有一种异气所感。"戾气有杂气、疫气、异气、疠气等别称,含义虽略有差异,然均是自然界客观存在的一类特殊致病因素,与前人所谓六气、时气、伏气、瘴气等均有本质区别。此说摆脱了传统"六气病因说"的窠臼。其次,指出戾气具有多样性,致病具有特异性。不同种类戾气会选择性地侵犯某些生物种群或人的特定器官,造成特异性疾病。不同物种均有疫病,"然牛病而羊不病,鸡病而鸭不病,人病而禽兽不病,究其所伤不同,因其气各异也""有是气则有是病",已认识到病原致病的特异性。

2. 疫病的发病

《温疫论》创造性阐述疫病的发病特点、感染途径和传染规律,明确提出"戾气"通过口鼻侵犯人体,突破前人"外邪伤人皆从皮毛而入"的论点;吴有性指出温疫有强烈的传染性,而戾气种类不同,引发疾病也不同;人类疫病和禽兽瘟疫由不同戾气所致,致病各有特异;并认为疫病侵袭人体,与正气盛衰、病邪毒力强弱有关。吴氏还敏锐地观察到很多外科疾患也由戾气所致:"疔疮、发背、痈疽、丹毒,与夫发斑、痘疹之类……实非火也,亦杂气之所为耳。"实乃创造性的见识。

3. 疫病的治疗

《温疫论》创立一些独特治疗温疫的原则,如强调"客邪贵乎早逐",主张温疫早期应用下法,必要时可反复应用。温疫初起,不用解表,亦不用双解,而是"开达膜原",自创名方达原饮,为后世医家所推崇。"伤寒初起,以发表为主;时疫初起,以疏利为主"的观点,颇有新意。吴有性甚至设想,若能了解戾气的实质,从而发现反制此气的特殊物质,就有可能找到"一病一药"的特效方法。戾气是客观存在的物质,其引发的疾病同样可用物质的药物治愈。他说:"气即是物,物即是气。知气可以制物,则知物之可以制气矣……能知以物制气,一病只有一药之到病已。"这一认识几乎与后世抗生素药物治疗的设计相仿,可谓惊世之论。

4. 戾气学说的意义

《温疫论》是中国医学史上第一部温疫病专著,也可谓第一部传染病专著。在细菌及其他致病微生物被人类发现之前约200年,《温疫论》对传染病的主要特点作了相当全面的描述,吴有性的创见,对清代温病学说的确立、发展和完善产生深远影响。

吴有性以其过人的才智,丰富的实践经验,实事求是、敢于创新的科学精神,以及卓越的学术成就而赢得后世医家直至现代学者的高度评价。《温疫论》突破性地提出温疫治法不同于伤寒,对邪气性质、入侵途径、侵犯部位、传染力强弱、传变方式、具体治法等都有很明确的阐述。他对"温""瘟""热""疫"这4个字的考证,对后世启迪很大。清代医家王清任认为,自古以来,医家能不引古经一语,自建所信而著书立说者,只有张仲景和吴有性二人。清代吴瑭读《温疫论》后,深为叹服:"观其议论宏阔,实有发前人所未发,遂专心学步焉。"《四库全书总目提要》称该书著成后:"瘟疫一证,始有绳墨之可守,亦可谓有功于世矣。"当然,《温疫论》也有其局限性,如其把温病与瘟疫划成等号是一偏颇。但瑕不掩瑜,《温疫论》在中医发展史上的重要地位,显而易见。

二、人痘接种术的发明和意义

天花是一种烈性传染病,历史上给人类造成巨大伤亡。公元3世纪,天花由战争传入中国内地,葛洪《肘后方》称之为"虏疮"。学者考证为汉代马援征交趾时从当地传入中国。明清时期,我国的人痘接种术成为对其治疗最有效的一种方法。中国何时开始种痘,其说不一。朱纯嘏《痘疹定论》(1713年)记载宋真宗时峨嵋山人为丞相王旦之子种痘取得成功,但较为可信的资料是清雍正五年(1727年)俞茂鲲的《痘科金镜赋集解》,记述明代隆庆年间(1567—1572年)宁国府太平县有"种花者",并有乾隆六年(1741年)张琰《种痘新书》旁证支持。可见,人痘接种术最迟在16世纪已经实施。

据清代张璐《张氏医通》和吴谦《医宗金鉴》记载,明代人痘接种术共有4种形式。

(1)痘衣法:将天花患儿内衣让未病者穿上,以冀传染接种,但成功率低。

(2)痘浆法:用棉花蘸染天花患者所出痘疮浆液,然后将棉花塞入未出天花者鼻腔,冀使其获得免疫力,但传染后症状较重,遂被淘汰。

(3)旱苗法:取处于痊愈期天花患者的痘痂,研细后,用银管吹入未患者鼻腔。虽有效,但此法难于掌握,不甚可靠。

(4)水苗法:把旱苗法所研细的痘痂用水调匀,棉花蘸后塞入未患者鼻腔内,红线系之,免被吸入或咽下,六个时辰(12小时)后取出。此法较为安全可靠,"为种痘之最优者"。

痘浆法、旱苗法和水苗法从应用途径而言均为鼻苗法,然从对痘浆或痘痂的处理方法来讲又都为"生苗法",亦被称为"时苗法"。这种用"生苗"或"时苗"接种所出之痘,因症状较重,颇多危险。鉴此,后来医者把患儿痘痂研粉为"种苗",递相传种,精加选炼,以此减低毒性,更加安全,谓之"熟苗"。即通过对菌种的选择、保存、培养,产生较可靠、较安全的"丹苗",以保证人痘接种安全有效。据载当时已取得相当高的成功率,人痘接种术能有效预防天花。这一方法出现后,清初在康熙皇帝支持下得到更大范围的推广。清代中期,种痘术更加成熟和完善。

中国人痘接种术的成功很快引起其他国家的注意与仿效。清顺治九年(1652年),人痘接种术由戴曼公传至日本。清康熙二十七年(1688年),俄罗斯派人到中国学习痘医。清康熙六十年(1721年),人痘接种术传入英国,接着又传入欧洲大陆,尔后又传到美洲。清乾隆五十五年(1790年),人痘接种术在朝鲜获得成功。

18世纪末,在中国人痘接种术基础上,英国琴纳发明牛痘接种术,并在欧洲开始推广。清嘉庆十年(1805年),东印度公司外科医生皮尔逊到澳门行医,将牛痘种带到中国,接种者不多,浆种失传。清嘉庆十五年(1810年),洋商剌佛从菲律宾再次将牛痘种带到中国,得到广东十三行洋商支持,洋行会馆委托邱熺种痘。清嘉庆二十二年(1817年),邱熺《引痘略》刊行,于是牛痘接种术由广东逐渐传遍全国。

人痘接种术是我国的伟大创造,有着重要历史意义,不仅是牛痘发明前预防天花的有效方法,更重要的是它成为人工免疫法的先驱。18世纪,法国伟大思想家伏尔泰在《哲学通信》中高度评价人痘接种术,他写道:"我听说一百年来中国人就有这种习惯,这是被认为全世界最聪明、最讲礼貌的一个民族的伟大先例和榜样。"人痘接种术无疑是世界医学史上的一个杰出创造和成就。

第六节 临证医学

明代中医临床各科的辨证论治体系已经成熟,学术观点的论争也比较活跃,临床各科诊治水平有了长足的进步。

一、诊断

这一时期的诊断强调全面应用四诊的必要性,在舌诊、问诊、脉诊上均有系统论述。过去只注重望色与诊脉的现象得到纠正,有关问诊、闻诊的专论和望诊专著有较多增加,医家普遍强调四诊合参的重要性。如孙志宏《简明医彀》在"临床须知"提出:"切脉固重,望、闻、问尤居先。"八纲辨证在明代已逐渐形成。

(一) 望诊

明代医家对望诊的研究更为深入,如喻昌《医门法律·望色诊》指出"察色之妙全在察神",以窥气血之盛衰。李中梓《医宗必读·色诊》更是选择历代有关色诊之大要,详加阐发。王肯堂对观察病人形态十分重视,《证治准绳》作有详细描述。对舌诊的研究则以申斗垣的《伤寒观舌心法》为著,该书在元代《敖氏伤寒金镜录》基础上对舌诊理论及临床作了详细阐述,将前人36种舌图扩为135种,集历代舌诊之大成。申氏运用分经、运气等理论,把舌和证联系起来。其对舌诊的研究,充实了望诊内容,对后世舌诊的发展贡献颇大,如清代《伤寒舌鉴》《舌鉴辨证》等均受其影响。

(二) 问诊

明代不少医家强调问诊,李梴《医学入门》列举问诊事项55条。徐春甫强调四诊合参,重视问诊,认为:"医者不可不问其由,病者不可不说其故。"李中梓谓:"凡至病家,未诊先问,最为要法。"张三锡将李梴的55问,简化为28问;张介宾又简化为10问,编成"十问歌",即"一问寒热二问汗,三问头身四问便,五问饮食六问胸,七聋八渴俱当辨,九因脉色察阴阳,十从气味章神见"。张介宾的十问歌,要而不繁,简而有当,易记易行,为后世遵行。崇祯十六年(1643年),喻昌在《寓意草》中,提出问诊应包括病始于何日、目前昼夜孰重、寒热孰多、饮食喜恶多寡、二便滑涩有无、初服何药、次服何药、某药稍效、某药不效及形志苦乐若何等内容,对后世颇有影响。

(三) 脉诊

明代脉学发展尤为突出,不少医家在前人研究基础上结合自己的临证经验进行阐发。有关脉学专著大量出现,如李言闻的《四言举要》、李时珍的《濒湖脉学》、李中梓的《诊家正眼》、吴崑的《脉语》、翟良的《脉诀汇编》、邹志夔的《脉理正义》及张介宾的《景岳全书·脉神章》等,它们都反映出明代脉学的研究特点。

1. 脉象归类,由博返约

撷取明以前脉学著作中切合临床实用的脉象种类,使之由博返约。在脉形的认识方面逐步趋于统一,并多以歌诀形式分述,便于记忆,适于临床实用。如李时珍《濒湖脉学》论述27脉,每种脉象先简明援引前人记载,继而以"体状诗""相类诗""主病诗"或"体状相类诗"分别叙述各种脉象特点、鉴别及所主疾病。既能博考,又能精研,便于诵习。李中梓《诊家正眼》也采用这一形式,将历来各种脉象归为28种,编成四言歌诀,加以归纳总结。

2. 脉学理论,深入研究

明代对前贤脉义进行系统总结并深入者,当推《景岳全书·脉神章》。张介宾以极为翔实的资料总结《内经》《难经》、仲景及历代诸家脉义,并从脉神、部位、正脉、四诊、胃气、从舍、逆顺等方面对脉学理论广加阐发。注重审查独特脉象,强调从脉之部位、脏气及脉体,详论诊脉之三独,说明诊脉的要旨。张氏还将历来繁多之脉象归为正脉16脉(即浮、沉、迟、数、洪、微、滑、涩、弦、芤、紧、缓、结、伏、虚、实),并对此作详述和鉴别,为后世脉诊的进一步发展奠定基础。

(四)八纲辨证

阴阳表里寒热虚实八纲是中医辨证论治纲领。关于八纲内容,虽然明以前历代医家各有所述,但八纲辨证纲领直至明代才得以确立。楼英《医学纲目》也提出类似八纲辨证的要点,主张诊病必先分气血、表里、上下、脏腑之分野,再查虚实寒热。王执中《东垣先生正脉》指出:"治病八字,虚实阴阳表里寒热,八字不分,杀人反掌。"孙一奎《赤水玄珠》认为,辨证以寒热、虚实、表里、气血为要,指出"凡证不拘大小轻重,俱有寒热虚实、表里气血八个字"。方隅《医林绳墨》认为:"虽后世千方万论,终难违越矩度,然究其大要,无出乎表里、虚实、阴阳、寒热八者而已。"龚廷贤《万病回春》把"表、里、虚、实、寒、热、邪、正"归为八要,作为纲领。张三锡《医学六要》指出"古人治病大法有八,曰阴曰阳、曰表曰里、曰寒曰热、曰虚曰实,而气血痰火尽赅于中",张氏虽未提"八纲"两字,但对八纲内容则作了全面概括。缪希雍《神农本草经疏》,提出杂病证治中的阳虚、阳实、阴虚、阴实、表虚、里虚等证的辨证要点。张介宾《景岳全书》明确提出:"凡诊病施治,必须先审阴阳,乃为医道之纲领。"进一步指出:"六变者,表里寒热虚实也,是即医中之关键,明此六者,万病皆指诸掌矣。"张介宾以阴阳为总纲,以二纲统六变,至此"八纲"作为辨证纲领方始确立。

对疾病的鉴别诊断,明代有明显进步。王肯堂对癫、痫、狂的鉴别;张介宾对卒中中风与外感中风的区分;虞抟《医学正传》对肠痈的描述;沈之问对麻风、痛风、白癜风等"风"病的诊治,都反映当时诊断的进步。

二、内科

明代内科发展,主要体现基础理论研究与临床实践的紧密结合。如对脾肾、肝肾、脾阴的探索,命门学说、三焦理论、奇经八脉的研究等,从而形成许多新的学说观点。丰富了中医脏象理论体系,造就了大批名医,使内伤杂病诊治特色突出,医著明显增多,对后世医学发展影响深远。

明代医家首重脾肾研究者,当推薛己。其重视甘温生发脾胃阳气,临证注重脾与肾命之辨证,治疗用药以温补著称,对后世温养理论颇多启发。此后,李中梓、汪绮石等都对脾肾并重说作进一步阐发。对肝肾关系,李中梓主张"乙癸同源,肝肾同治",阐述精辟,其"乙癸同源论"遂为传世名言。明代诸多医家对脾阴的研究也日益深入,无论在病因症状及治疗方面均有阐发,其中以缪希雍制甘寒法补养脾阴更为突出。这一时期,命门学说得到发展和完善。虞抟等很多医家不赞同《难经》"左肾右命门说",另立新论,提出"肾间命门说"。李时珍主张"命门有形说",孙一奎创论"肾间动气说",赵献可确立"命门君火说",张介宾强调命门"真阴之藏说",可见明代对命门的研究,已进入比较深入和全面的阶段。对三焦的研究,当时主要集中在三焦形质上。主张三焦无形的医家以孙一奎为代表,提出三焦有形则以虞抟、张介宾为代表。三焦有形说的出现,对清代医家很有影响。李时珍对奇经八脉的研究,使奇经论治有了新的提高,更切合临床实际。

这一时期杂病辨证论治成就卓著。如有关中风理论,以缪希雍"内虚暗风"和张介宾"非风"说最为重要。对血证论治有了较为全面的辨析,出现缪希雍"治血三法""吐血三要",张介宾血证用药法,程履新"血证八法"。对虚劳则形成多种治法,并出现专著。凡此,都是明代内科迅速发展的反映。

(一)《内科摘要》

薛己(1488—1558年),字新甫,号立斋,吴县(今属江苏苏州市)人。出身中医世家,幼承家学,精研医术,过目成诵。原为疡医,后转攻内、儿科,各科均有成就。22岁补为太医院医士,28岁擢升为御医,33岁升南京太医院判,嘉靖年间(1522—1565年)升任院使,不久辞官还乡,治病救人。著述甚多,嘉靖八年(1529年),撰成《内科摘要》2卷,初刻于万历十九年(1591年),又称《薛氏医录》。《内科摘要》是薛氏诊治内科杂病的经验实录,也是中国医学史上第一本以内科命名的医籍。其学术注重脾胃虚损,重视肾中水火与脾胃的关系,强调脾胃并举,力主温补,治以补中益气汤和肾气丸。他的医著在万历年间被吴琯辑为《薛氏医案二十四种》。

(二)《景岳全书》

撰者张介宾(1563—1640年),字景岳,号通一子,山阴(今属浙江绍兴市)人。约于崇祯九年(1636年),撰成《景岳全书》64卷。该书在理论上对阴阳、命门、相火等学说作精辟阐述,书中论病颇多创见。如主张以壮水制阳、精化为气法治阴虚伤寒,以温补阳气、托散表邪法治阳虚伤寒;以培补真阴治类中风,以壮脾胃之母治久痢。张氏治病重视"治形",指明凡欲治病者必以形体为主,欲治形者必以精血为先,填补精血以益真阴。临证善用熟地,认为凡杂病而命门不足者皆可用之,开拓了临证一大法门。该书十分强调人身阳气的重要,特重虚证、寒证辨治,大倡温补之法,借以纠正"痛无补法""肝无补法""痢无止法""见血无寒"等偏见。在使用补法时,还特别指出"善补阳者必于阴中求阳,则阳得阴助而生化无穷""善补阴者必于阳中求阴,则阴得阳生而泉源不竭";并创立左归丸、右归丸,对后世产生很大影响。

(三)《医学正传》

撰者虞抟,字天民,号恒德老人,义乌(今浙江金华市义乌)人。《医学正传》于正德十年(1515年)成书,首载"医学或问"51条,以问答形式探讨医学源流、亢害承制等医学理论,评析庞安常、李东垣等名家诊治经验,阐发其阴阳气血、命门相火等学术见解,以申明先哲言不尽之义;其后主要论述内科病证,并涉及其他各科,共列病证71门,载方928首。每种病证基本包括论、脉法、方法、医案4方面内容,尤以虞抟临证所见颇有新意。该书强调后学不可固执古方以售今病,主张融会贯通各家之长而不蹈偏门。对后世中医临证研究有相当价值。

(四)《证治准绳》

撰者王肯堂(1549—1613年),字宇泰,别号损庵,金坛(今属江苏常州市)人。万历十七年(1589年)进士,曾授翰林院检讨,与意大利传教士利玛窦交往密切。因朝廷不纳他抗倭疏议,愤然辞职回乡,重操少时喜爱之医学,边疗民疾,边撰医书。广泛收集历代医药文献,结合临床经验,历10年编撰成《证治准绳》44卷,初刊于万历三十年(1602年)。该书是一部集明以前医学大成的名著,包括杂病、类方、伤寒、疡医、幼科、妇科共6科,又称《六科准绳》。其中《杂病证治准绳》论述黄疸、咯血、便血、腹泻、眩晕、头痛、狂、癫、疠风、目痛、雀盲等各种内伤杂病。该书以证治为主,每证引《内经》《伤寒杂病论》及金元医家学说,结合己见论述,条理清晰,议论持中,选方较精,颇受后世医家好评。

(五)《理虚元鉴》

撰者汪绮石,约成书于明末,2卷。该书是虚劳证治专著,认为虚劳病因有六:即先天之因、后天之因、痘疹及病后之因、外感之因、境遇之因、医药之因。对虚劳病因,从阴虚和阳虚两方面分析,提出"阴虚之症统于肺""阳虚三夺统于脾"之说。在治疗上发前人所未说,治阴虚,主清肺;治阳虚,主建中。强调以肺、脾、肾为"治劳之三本",更以肺、脾两脏尤为重要。提出补肾水者,不如补肺以滋其源;补命火者,不如补脾以建其中;自创不少方剂。汪氏在虚劳证候辨治及立法、制方、用药等方面都有独特见解和经验,在虚劳病治疗和预防上也有所发挥。认为"虚劳当治其未成",提出六节、八防、二护、三候、二守、三禁等预防要点,对后世虚劳病的诊治影响颇大。

这一时期较有名的著作,还有王纶《明医杂著》、龚廷贤《寿世保元》、缪希雍《先醒斋医学广笔记》、秦昌遇《症因脉治》、胡慎柔《慎柔五书》等。此外,医案著作渐多,较著名的有汪机《石山医案》、孙一奎《孙文垣医案》等。而以江瓘父子所辑《名医类案》影响最大,可谓开选编古人医案于一书的先河。该书所选名医医案,以内科病案为主,兼及各科,辨证精详,治疗效验,多为后世所推崇。

三、外科与伤科

明代外科与伤科的发展引人注目,重点表现在诊治外、伤科病证的理论和临证水平的提高,发明一些外科手术方法与外伤科医疗用具,外、伤科著述明显增多。比较突出的医家有薛己、汪机、王肯堂、陈实功、沈之问、陈司成等。

(一)《外科枢要》与《正体类要》

薛己撰《外科枢要》4卷,初刊于隆庆五年(1571年),是一部疮疡全书。该书以外科病证为纲,将全身疮疡分为39种,对其病因证治作了详细阐述,还具体描述筋瘤、血瘤、肉瘤、气瘤和骨瘤等症情。薛氏强调外科疾患同样需明辨虚实,重视元气和脾胃,主张应用疏通、发散、和解、补托、峻补、温补等内治法。并提出疮疡用刀针之戒:"若妄用刀针,去肉出血,则气血无所依附,气血愈虚,元气愈伤矣,何以生肌收敛乎。"该书收载处方154首,理论与临床结合,内容丰富,对后世影响较大。

薛己撰《正体类要》2卷,成书于嘉靖八年(1529年)。该书记述正体总治大法19条,摘录扑伤治验、坠跌金伤治验、烫火敷伤治验64则,载方72首,其中接骨散、花蕊石散等为后世医家推崇。薛氏创立伤科内治大法,提出:"肢体损于外,则气血伤于内,营卫有所不贯,脏腑由之不和,岂可纯任手法,而不求之脉理。"强调以调补气血、滋养肝肾为主,行气活血为辅。该书是一部强调辨证论治、理法方药较为全面的伤科专著,后世伤科著作有关内治法多沿袭之。此外,薛氏还著有《疠疡机要》等书。

(二)《外科理例》

汪机(1463—1539年),字省之,号石山居士,祁门(今属安徽黄山)人,新安医学奠基人。其家世代行医,幼年习儒,尝补邑庠生。后随父学医,努力钻研诸家医学经典,医术日精。著作甚丰,有《医学原理》《伤寒选录》《针灸问对》《外科理例》等。《明史·方技传》称其"精通医术,治病多奇中",与当时名医张颐、李可大、缪希雍等齐名。《外科理例》7卷,附方1卷。成书于嘉靖十年(1531年)。该书详述外科病证47种,载方18首。汪氏认为:"外科必本于内,知乎内以求乎外""荣气不从,逆于肉理,乃生痈肿,是痈肿有荣气逆于肉理之内而生也。"诊治强调有诸内必形诸外,故治外必调其内,反之"治外遗内,本末倒置,殆必误人。"主张以调理元气、先固根柢,不轻用寒凉攻伐之剂和刀针之术,以消为贵,以托为畏,处方用药,随证通变,不拘成方,对促进外科发展多有启迪。

(三)《外科准绳》

撰者王肯堂,该书是《六科证治准绳》之一,成书于万历三十年(1602年),又名《外科证治准绳》,6卷。该书汇集整理前代外科诊治经验和理论,门类详细,例方详备,注明出处。其中不少是中医外科史上的早期记载,如气管吻合术、耳郭外伤整形术、唇舌外伤整形术以及头颅、肩胛、颈部、胸腹、腰、臀、脊柱等外伤的急救手术与药物。对于瘿瘤,该书提出:"按之推移得多者,可用取法去之,如推之不动不可取也。"认识到某些肿瘤已无手术指征。

(四)《外科正宗》

撰者陈实功(1555—1636年),字毓仁,号若虚,崇川(今属江苏南通市)人。陈实功因幼年多病,少年即师从李沦溟。受李氏"医之别内外也,治外较难于治内。何者?内之证或不及其外,外之证则必根于其内"之言影响深刻,成为他行医生涯座右铭。陈实功于万历四十五年(1617年)撰成《外科正宗》4卷。从病痛根源、诊断到外科常见疾病,从各种病因到临床症状和特点,以及各种病证的治疗方法,手术适应证、禁忌等,都作了详细论述。陈氏认为"外之证必根于内""痈疽必出于脏腑乖变,关窍不得宣通而发"。在治疗上集前贤之精粹,并多有创新。在应用清热解毒、活血化瘀的同时,尤重托、补,主张内外治并重,"开户逐贼,使毒外出为第一",强调外部手术与内服药物相互结合。该书记载鼻息肉摘除术、气管缝合术、咽喉食道内铁针取出术及截肢术等,设计制造摘除鼻息肉的手术用具,介绍枯痔散、枯痔钉、挂线等治疗痔瘘方法。对肿瘤也有论述,陈氏认为只有早期发现,才能摸清病源,及时治疗。对下颌脱臼治疗的整复手术,与现代医学不约而同。该书综合自唐代以降的外科有效经验,论述精辟,具有较高实用和研究价值。《外科正宗》印行后,广为流传,并传至日本等国,300多年来有50余种版本,成为中医外科的经典著作。

(五)《解围元薮》

撰者沈之问,生卒不详,生活于16世纪,自号花月无为道人,撰有《解围元薮》4卷。该书乃集沈氏祖父沈怡梅、父沈艾轩及其本人3代临证经验而成。书成于嘉靖二十九年(1550年),是现存最早的麻风病专著。对麻风病病因、诊断、治疗和预防方法提出许多精辟见解,重点论述麻风的传染性和预防方法,记述较多防治药方。他介绍大枫子治疗麻风病的经验,纠正以往所谓多服大枫子将造成失明的错误观点,对麻风病诊治作出一定贡献。

(六)《霉疮秘录》

撰者陈司成,生卒未详,字九韶,海宁盐官(今属浙江嘉兴市)人。陈家8代行医,精外科。陈氏受家庭熏陶,自幼爱好医道,博览医学经典,临床悉心体察,并遍游江浙,向名医请教,历时20年,对梅毒诊治积有相当经验。于崇祯五年(1632年)撰成我国第一部梅毒专著《霉疮秘录》。该书对梅毒病因、传染途径、各期所见症状、治疗及预后,详细阐述。提出梅毒主要由性交传染,接触感染和父母遗传也可致病。治疗当标本同治,内外并重,扶正祛邪;记载丸、散、膏、丹及熏洗等方剂,特别推崇应用土茯苓。并采用含砷、汞为主的"生生乳"治疗,成为世界上最早使用砷剂治疗梅毒的记载。该书在医学史上对梅毒、性病的防治有重要意义。

(七)《秘传跌打损伤妙方》

撰者异远真人,生卒不详,约成书于嘉靖二年(1523年),又名《跌损妙方》,刊于清道光十六年(1836年)。该书首列损伤辨证用药总则、损伤病机、诊断预后,再按损伤部位分全身、头面、身中、脊背、腿足、金创、通行7门,给予内服外治。强调治疗损伤要将伤处充分暴露,仔细看明,全面检查后随症轻重用药,对后世有一定影响。

四、妇产科

"妇人"科为明代医学十三科之一,医家对妇产科理论及临床的研究,使其学术水平有了相当提高,出现不少著述。

(一)《女科撮要》

撰者薛己,于嘉靖八年(1529年)撰成。上卷为经候不调、经漏不止、经闭不行、带下诸疾以及乳痈、阴疮等15类病证和方药,下卷论述保胎、小产等15类胎产病证治方法。每类病证均附薛氏治验及方药。该书论述条理清晰、施治恰当,体现薛氏诊治妇产科病证的学术思想和临床经验。

(二)《万氏女科》

撰者万全(1499—1582年),字全仁,号密斋,湖广罗田(今湖北黄冈市罗田县)人。出身中医世家,幼习举子业,获廪生,终因仕途不利,转而继承家学。于嘉靖二十八年(1549年),撰成《万氏女科》3卷,又名《万氏妇人科》,为《万密斋医学全书》之一。万氏据前贤妇产科证治理论及家传经验,结合本人临床心得,对月经不调、崩漏、赤白带下、胎前和产后诸病等94种病证进行论述。所论各病均先病因,次病机,后治法,提出妇科病辨证应从肝、脾、肾立论,用药以培补气血、调理脾胃为主。妇女妊娠期有房事、饮食、七情、起居、禁忌和医药之"六戒"。该书对后世妇产科临床有指导意义。

此外,王肯堂《女科证治准绳》,以薛己校注的《妇人大全良方》为基础,收录明代以前妇产科名家丰富的诊疗经验,其中主要保留薛己校注南宋陈自明《妇人大全良方》内容。万历四十八年(1620年),武之望以《女科证治准绳》为基础,将女科经、带、胎、产诸病分列纲目,撰成《济阴纲目》,有论有方,并加注释,便于临证应用。在一些综合性著述中,也包含较多妇科内容,如《景岳全书·妇人规》等。张介宾把妇产疾病分为经脉、胎孕、产育、产后、带浊、乳病、子嗣、瘕、前阴等9类,强调妇产病证多有情志病因,调经贵在补养脾肾,安胎须详察寒热虚实,求嗣之术须以填补命门,产后诸证有虚有实、不能概行大补等。

五、儿科

明代儿科在继承前人基础上,结合临床实践,证治水平不断提高。无论是理论还是诊断,或在痧、痘、惊、疳等病证的论治方面,均取得不少成绩,并涌现许多儿科名医和名著,比较突出的如下。

(一)《保婴撮要》

撰者薛铠,字良武,吴县(今属江苏苏州市)人,生卒不详。他熟谙医理,曾入征于太医院医士,后赠院使,撰《保婴撮要》10卷,后由其子薛已增补为20卷,于嘉靖三十四年(1555年)成书。该书内容丰富,论述小儿养育及200余种病证,附方700余首。每种病证首论病因病机、治则,次论病证、验案、治法,后附方药。该书每有独特之见,注重望诊,对面上证、虎口三关均有专论。尤其注重乳母对婴儿的影响,认为乳母体质、情绪、疾病等都有可能引起婴儿疾患,强调治疗当乳母和婴儿同治,提出"保婴之法,未病则调治乳母,既病则审治婴儿,亦必兼治其母为善",被《四库全书总目提要》誉为"皆发前人所未发"。

(二)《幼科发挥》

撰者万全,于万历七年(1579年)撰成《幼科发挥》4卷,系《万密斋医学全书》之一。该书以肝、心、脾、肺、肾五脏论述小儿各种病证,分析病因病机,列举主方75首,处方用药亦多用其家传秘方,并附治验病案。整理、发挥万氏家传丰富的儿科经验,提出"肝常有余,脾常不足"之说。如肝经实证用泻青丸、当归芦荟丸,虚证用地黄丸;脾经实证用泻黄散、三黄丸,虚证用益黄散、异功散等。该书论述小儿生理病理特点,颇有发明,至今仍为儿科医家所推崇。万氏另撰有《片玉心书》《育婴秘诀》《痘疹心法》《片玉痘疹》等儿科著作,皆被收录《万密斋医学全书》。

此外,王肯堂的《幼科证治准绳》,内容也十分丰富,如载有婴儿先天性肛门闭锁开通术等。该书集明以前儿科诸家学说之大成,保存大量儿科医学文献,有重要参考价值。明代儿科专著,还有寇平《全幼心鉴》、钱大用《秘传活幼全书》、彭用光《原幼心法》、王銮《幼科类萃》、秦昌遇《幼科折衷》和《幼科医验》等。在综合性医著中,也涉及大量儿科内容。如龚信《古今医鉴》较早记载"麻疹"病名,并详述其症状、并发症、治法及预后,并从证候上将麻疹与痘疹作了鉴别。凡此,足见明代儿科发展之盛况。

六、眼科与口齿科

明代眼科和口齿科的发展比较明显,理论和临床都有长足进步,涌现一些名医及专著,比较突出的如下。

(一)《原机启微》

撰者倪维德,元末明初医家(1303—1377年),字仲贤,自号敕山老人。祖籍大梁(今河南开封市),后迁徙吴县。家世以医闻名,少时学儒,后承其家业,究心于医。他认为"医为儒者之一事",主张医者当通习伤寒、内伤、妇女、小儿治法,应于各科兼精。因叹独缺治眼一书,遂于洪武三年(1370年)编成《原机启微》2卷,为今存较早的眼科专著。该书述及眼病机理及治则共9论,载眼病方46首,其中内服39方、外用7方,并介绍外洗、点药及刀针刺割等手术疗法。详细论述倒睫、眼睑病、眼出血、内障、瞳孔散大等多种眼病及治疗方法,师古而多有创见,对后世眼科有相当影响。

(二)《审视瑶函》

撰者傅仁宇,字允科,秣陵(今江苏南京市)人,为人谦和,笃信佛教。祖传眼科医术,师承家学,亦精治眼疾。行医30余年,擅长金针拨障及钩、割、针、烙等眼科手术。采摭群书,结合家传及个人临证经验,于崇祯十七年(1644年)撰《审视瑶函》6卷,又名《眼科大全》,较系统地总结明以前眼科理论,涉及辨证、方药、治法等。全书记载眼科病证108种,方剂396首,多为傅氏自订方,附有眼科针灸要穴图、针烙钩割刀样图、金针图等。治疗主张标本兼治、内外并治，尤其重视针灸和外用眼药的配制和应用。该书内容丰富，对后世眼科发展影响较大。

王肯堂《证治准绳》记载眼科证候达 170 余种，大多为《审视瑶函》转录。值得注意的是，《证治准绳》最早记载色盲，称为"视赤如白证"，症状描述为"视物却非本色也……或观太阳若冰轮，或睹灯火反粉色，或视粉墙如红如碧，或看黄纸似绿似蓝等类……"所述甚为正确。

此外，薛己《口齿类要》于嘉靖七年(1528年)刊行，记载口、齿、舌、唇、喉等各种疾病的辨证治疗，载录内治外用方剂60首，是现存较早的口齿专著。

七、针灸

明代针灸也有较大发展。正统八年(1443年)，明政府效仿宋廷铸造针灸铜人，特请专人仿宋代铜人式样铸造，另刻有针灸铜人图经石碑。明代针灸名家及专著颇多，比较突出的如下。

(一)《针灸问对》

汪机于嘉靖九年(1530年)撰成《针灸问对》，又名《针灸问答》，3卷。该书依据《内经》《难经》有关针灸论述，以问答形式阐述针灸理论、经络、穴位、九针、手法及种病证的针灸治疗、针刺方法和不同体质的针刺要点，详论针能泻有余，不能补不足。该书主张"治病无定穴"，需"审经与络，分气与血，病随经所在，穴随经而取"，皆一般针灸医家所讳不肯言者。对灸法的论述更为平实、客观，在针灸史上颇具影响。

(二)《针灸节要聚英》

撰者高武，号梅孤，鄞县(今浙江宁波市)人，喜读书，天文、律吕、兵法、骑射无不娴习。嘉靖间(1522—1566年)，中武举。晚年研究医学，尤长针灸，于嘉靖八年(1529年)撰成《针灸节要聚英》，共3帙7卷，上帙即《针灸节要》3卷，中、下二帙为《针灸聚英》4卷。高氏认为："不溯其源，则昧夫古人立法之善，故尝集《节要》一书矣。不穷其流，则不知后世变法之弊，此《聚英》之所以纂也。"高武因元代杜思敬《针经节要》"于十二经井荥俞经合穴，萃集各书主治，其余窈穴则未之及"，故广搜《素问》《千金要方》《资生经》《针经摘英集》等书"而补辑之"。这是继汉代医家编《明堂经》首次总结腧穴主治证之后，又一次比较系统的针灸腧穴文献整理。高武为了订正穴位，亲制3具针灸铜人模型，男、女、童子各一，在针灸史上极为罕见，惜未流传后世。

(三)《针灸大成》

撰者杨继洲(1552—1620年)，名济时，三衢(今浙江衢州)人。世代从医，祖父杨益为太医院御医，父亦业医。家藏医学典籍与秘方、验方甚富。杨继洲科举受挫，弃而潜心攻医书，研医术，卓然有悟，尤擅针灸。治病常一针、二灸、三服药，有神效。经嘉靖、隆庆、万历三朝，历任楚王府良医、太医院御医，行医46年。巡按山西监察御史赵文炳患痿痹百医不治，杨继洲三针而愈，名扬朝野。搜集历代针灸文献，尤取《素问》《难经》要旨，结合临床实践，以家传《卫生针灸玄机秘要》为基础，撰《针灸大成》10卷，于万历二十九年(1601年)刊行。该书对针道源流、周身经穴及制针法、补泻手法、诊治总要等均有论述，发展了透针治法，刻绘经络图和九针式。主张"病以人殊，治以疾异""治法因乎人，不因乎数""变通随乎症，不随乎法"，并提倡针药配合应用，"针灸药者，医家之不可缺一者也"。该书内容丰富，是对明代以前针灸学的又一次总结，在针灸发展史上具有相当影响，流传至日、法等国。

(四)《奇经八脉考》

李时珍于隆庆六年(1572年)撰成《奇经八脉考》1卷,对每条奇经循行和主病等予以总结和说明。历代医家多视任、督二脉为奇经八脉的纲领,而李时珍提出不同见解,把阴维脉和阳维脉作为奇经八脉总纲,指出:"阳维起于诸阳之会,由外踝而上行于卫分;阴维起于诸阴之交,由内踝而上行于营分,所以为一身之纲维也。"该书对奇经八脉的完善和经络学说的发展,有一定贡献。

此外,徐凤《针灸大全》、张三锡《经络考》等,都是这一时期的针灸名著。

八、推拿

明代,按摩在医学分科中又得到地位,作为医学十三科之一,有了新的发展。明代开始出现"推拿"一词,"推拿"即按摩。推拿疗法不仅用于成人,也推广到小儿,并出现不少专著。

(一)《小儿推拿秘旨》

编纂者龚廷贤,字子才,号云林。该书经姚国祯补辑,刊于万历三十二年(1604年),又名《小儿推拿方脉活婴秘旨全书》《小儿推拿活婴全书》,2卷。龚氏在广泛搜集并总结前人有关小儿推拿疗法基础上,结合自己临床实践,编成该书。上卷首先详细论述小儿变蒸、惊风、诸疳、吐泻等病的病因病机及证治,其次叙述儿科诊法、推拿手法、穴位及图、其他外治方法;下卷将儿科多种疾病编成歌诀,并载述各种病证的方药治法。该书为现存较早的小儿推拿专著,内容较丰富,对后世儿科推拿影响颇大。

(二)《小儿推拿秘诀》

撰者周于蕃,字岳夫,约于万历三十三年(1605年)撰成《小儿推拿秘诀》,又名《推拿仙术》。该书首载儿科诊法,重点叙述面部、五官望诊;其次介绍推拿方法,列有按、摩、掐、揉、推、运、搓、摇八法,每法之下又据施术部位分成数条,阐明其操作手法和主要功效,对各法手法要求及注意事项也有叙述;再者记载数种儿科常见病证的推拿疗法,于惊风一证分析尤详;末为十四经脉和正身、覆身、阳掌、阴掌、足部穴位图,以及推坎宫、推攒竹、分阴阳、推三关、双凤展翅、水中捞月等20余幅推拿手法图。《小儿推拿秘诀》归纳的8种推拿基本手法及诸种复式手法,对后世推拿发展有较大影响。

第七节 养 生

明代医家对养生保健十分重视,养生有较大发展,出现不少著述,其中影响较大的如下。

一、《修龄要旨》

撰者冷谦,字启敬,道号龙阳子,通绘画,精音律。约于正统七年(1442年)编撰《修龄要旨》,是一部内容丰富的养生保健专著,其中也涉及气功、导引。该书具体论述四时调摄、起居调摄、四季却病、延年长生、十六段锦、八段锦导引法及导引却病法等,多以歌诀形式介绍养生、气功要点及具体方法。如"长生十六字诀"写道:"一吸便提气气归脐,一提便咽水火相见。""导引却病歌诀"写道:

"津液频生在舌端,寻常数咽下丹田,于中畅美无凝滞,百日功灵可驻颜。""却病八则"写道:"厚味伤人无所知,能甘淡薄是吾师,三千功行从兹始,天鉴行藏信有之。"言简意赅,易于领会运用。

二、《养生四要》

撰者万全,刊印于嘉靖二十八年(1549年),从寡欲、慎动、法时、却疾四个方面来论述养生之道和养生之法,载录历代医家和本人验方,强调"善养生者,当知五失。不知保身一失也,病不早治二失也,治不择医三失也,喜峻药攻四失也,信巫不信医五失也"。该书辑录的历代医家及本人养生验方,对后世有一定影响。

三、《养生肤语》

撰者陈继儒,字仲醇,号眉公,约于万历三十三年(1605年)撰成《养生肤语》。论述气功导引在养生和治病上的作用,"虚病宜存想收敛,固秘心志,内守之工夫以补之;实病宜按摩导引,吸努掐摄,外发之工夫以散之;凡热病宜吐故纳新,口出鼻入以凉之;冷病宜存气闭息,用意生火以温之",陈氏认为"此四法可为治病捷径,胜服草木金石之药远矣"。

此外,周履靖于万历六年(1578年)辑成《赤凤髓》,以图文并茂形式介绍内功、动功、五禽戏、八段锦导引等;高濂于万历十九年(1591年)辑成《遵生八笺》,包括清修妙论、四时调摄、起居安乐、延年却病、饮馔服食、灵秘丹药等,主要论述养生保健,颇具实用价值;张介宾《类经·摄生》(1624年)也阐发《内经》有关养生论述,对养形和养神作了精辟论述。

第八节 中外医药交流

明代,由于航海交通的发展,促进了中外医学交流。其特点如下:外国来华学习中医药或我国把中医药传到外国的人数与次数均有增加;中医药传到国外后,得到继续发展,有不少人译述中医药著作出版,并且形成一些学派;西方医药学开始传到中国并日益增多。这一时期,中外医药交流以朝鲜、日本及欧洲国家较为突出。

一、中朝医药交流

此时,中朝医药交往比较频繁,朝鲜医家对中医药进行较广泛而深入的探研。如金礼蒙等于李朝世宗二十七年(1445年)撰写《医方类聚》。该书266卷,分为92门,收方5万余首,对15世纪以前150多种中国医籍及文献进行研究,辑录各医家论述及方剂,用中文分类汇编,成为大型中医丛书。该书在朝鲜亦已失传,约于日本嘉永五年(1852年),日本丹波元坚将家藏残本(缺12卷)请人参考诸书加以补充,仿原本活字铅印,于日本文久元年(1861年)刊行,世称"江户学训堂本"。《医方类聚》有关性医学的内容较多,收录《千金要方》"房中补益"、《修真秘诀》"房中补益""总论"与《三元延寿书》等。《修真秘诀》早已散佚,未见《道藏》收入,也未见《四库全书总目》著录,赖金氏之力而得以保存其佚文。《修真秘诀》作者缺考,仅于其"总论"首句冠以"颖阳子曰",从佚文记述所托之名多系上古之人及作者编排次序分析,可推测为宋以前著作。因此,《医方类聚》堪称集15世纪以前中医医方之大成者。

朝鲜光海君二年(1610年),医家许浚分类汇编成《东医宝鉴》,23卷。该书分内景篇、外形篇、杂病篇、汤液篇、针灸篇五大部分。选方实用,收载15类、1 400多种药物。每方均注出处,并收录民间单方。该书主要参考《素问》《灵枢》《伤寒论》《证类本草》《圣济总录》等83种中医药著作和高丽医学古籍《乡药济生集成方》《御医撮要方》等撰集而成,是朝鲜最负盛名的综合性医籍。

朝鲜光海君九年(1617年),内医院教习御医崔顺立等在临证实践中,遇到不少疑问,受朝鲜王室委派批准来中国,请求明太医院进行解答与讨论。明政府任命御医傅懋光为正教,太医朱尚约、杨嘉祚及教习官赵宗智为副教,在太医院为崔顺立等答疑,并进行多次讨论。之后,由傅懋光将答疑与讨论内容以问答形式整理成38则,汇编成《医学疑问》。这种形式,可谓是17世纪初中朝两国举行的高级别学术交流活动。

二、中日医药交流

在中外医药交流中,日本是与中国关系最密切的国家之一。明代中日两国医药交往尤为频繁。洪武三年(1370年),竹田昌庆(1340—1420年)来华,向道士金翁学习医理和针灸。在华期间,为明太祖皇后医治难产,使母子平安,赐封为"安国公"。8年后,竹田昌庆回日本时,带去一批中医药典籍及铜人图等。

日本后花园天皇享德元年(明景泰三年,1452年),日本僧人月湖(又号润德斋)来华,居住杭州,学医于名医虞抟,撰有《金九集》《大德济阴方》等书。日本后土御门天皇长享元年(明成化二十三年,1487年),田代三喜来华,随名医虞抟之孙学医,攻研东垣、丹溪之学,历经12载,回国后倡导李、朱学说。门徒曲直濑道三深得田代真传,跟师达10年之久,后到京都创立启迪院,推崇虞抟、王纶著作,更宗丹溪学说,撰有《启迪集》,以发扬李、朱学说,成为日本"后世派"骨干。其子曲直濑玄朔继承父业,开学舍,传医术,并与崛正意合办"嵯峨学舍",广收学徒达3 000余人。

日本后土御门天皇明应元年(明弘治五年,1492年),坂净运来华学医,8年后学成,带回《伤寒杂病论》,向日本医界宣扬仲景学说,反对李、朱之学,与曲直濑道三争鸣,撰有《新椅方》《遇仙方》《续添鸿宝秘要钞》等。永田德本继承坂净运之学,创立日本"古方派",对日本医学影响很大。名古屋玄医(1627—1696年)、吉益东洞(1702—1773年)也是古方派重要医家。此外,日本还出现介于两派之间的"折衷派",主张既遵奉中国古代经典医理,也重视选用宋、元以后的新方,首倡者为望月鹿门。

吉田宗桂(1500—1570年)精通本草,分别于日本后奈良天皇天文八年(明嘉靖十八年,1539年)、天文十六年(明嘉靖二十六年,1547年)两次随日本使节来到中国,并在第二次时治愈明世宗的疾病,赐以《颜辉扁鹊图》《圣济总录》及药筒等。遂携所赐方书归国,医名更甚,医界誉为"日本日华子"。

《本草纲目》出版10余年后,即流传到日本。明万历三十五年(1607年),中国学者林道春将该书献给日本幕府创建者德川家康(1542—1616年),成为《本草纲目》传日之发端。17世纪以后,《本草纲目》的多种版本陆续传到日本。朱橚《救荒本草》也流传到日本。

三、中国与欧洲国家的医药交流

明代,一批西方传教士来华,其中不乏掌握科学技术的人才,包括医生,成为中西医药交流的使者。西方传教士来华后,主要从事传教、翻译宗教和西方科学书籍,参与宫廷活动,协助中国士大夫编修历法等工作。

来华传教士中,最早涉及传授西医者,是意大利的利玛窦(P.Metthoeus Ricci,1552—1610年)。他与徐光启等合作,翻译许多介绍西方科学技术的著作,如《西国纪法》就有神经学说等西医内容。意大利传教士熊三拔(P.Sabbathinus de Urisis,1575—1620年),万历三十四年(1606年)来华,在北京专修历书,研究水法,著《泰西水法》,书内涉及消化生理学内容,并尊奉希波克拉底的土、木、气、火四元素说。意大列传教士艾儒略(P.Julius Aleni,1582—1649年)《性学粗述》,述及生理学和病理学内容颇多,卷3提到四体液的生成、分离、功用和所藏部分,分析四体液与疾病的关系,指出疾病、衰老和死亡皆为四体液不平衡造成。

瑞士传教士邓玉函(P.Joannes Terrenz,1576—1630年),博学多才,精通医学、哲学和数学,经他翻译校阅的有《泰西人身说概》和《人身图说》(与龙华民、罗雅各等合译)等。这些著作主要介绍西方关于人体生理解剖学知识,在中国医学界有一定影响。

明崇祯十六年(1643年),波兰籍传教士卜弥格(Michel Boym,1612—1659年)来华,在清初编选一些有关中医理论、脉学和药物著作在西欧出版。其中拉丁文译本《中国植物志》,实际是《本草纲目》的节选本,于1656年在维也纳出版,成为在欧洲早期介绍中国药物的著作。中医药知识通过传教士之手,逐渐向西欧传播。

此外,我国还与越南、印度及伊斯兰国家和地区进行医学交流。《大南会典》记载,中医典籍《医学入门》《景岳全书》《医贯》等传到越南。在明永乐至宣德年间,郑和率领船队远航南太平洋、波斯湾及非洲东海岸国家和地区,陈以诚、陈常等作为随船医生同往,与这些国家和地区进行医学交流,郑和并带香药回国。

拓展阅读文献

1. 范行准.明代西洋传入之医学[M].上海:上海人民出版社,2012.
2. 陈旭.明代瘟疫与明代社会[M].成都:西南财经大学出版社,2016.
3. 宋佳,赵艳,傅延龄.明代中医学发展的社会文化背景概述[J].安徽中医学院学报,2013,32(5):4-7.
4. 张倩,牛淑平,姚实林,等.程朱理学对明代新安医学的影响[J].中医学报,2015,30(6):831-833.
5. 邱云飞.明代军医制度概说[J].医学与哲学,2015,36(21):84-88.
6. 刘希洋.明代士人家庭女性的医疗活动探论[J].山西师大学报(社会科学版),2016,(6):7-12.
7. 邹荣,郑洪.明代瘴病内虚病机理论及其对岭南医学的影响[J].广州中医药大学学报,2016,(2):281-283.
8. 林文雄.明代中医养生思想与方法研究[D].南京:南京中医药大学,2010.
9. 鄢丽.李时珍的医学哲学思想研究[D].武汉:武汉科技大学,2011.
10. 陈松.明代惠民药局研究[D].哈尔滨:黑龙江大学,2013.
11. 孙灵芝.明清香药史研究[D].北京:中国中医科学院,2015.

第八章 清代的医学

（公元1644年—公元1911年）

导学

本章主要介绍了清代的医事制度和医学教育，古医籍考证、研究和医学书刊的出版，本草学、方剂学的成就，温病学的形成和内容，临证各科的成就，养生学的发展，中西医汇通思潮和中外医药交流。

1. 掌握《本草备要》《本草纲目拾遗》《温热论》《湿热条辨》《温病条辨》《温热经纬》《医林改错》《傅青主女科》《医宗金鉴》等医著的主要内容和成就；温病学说主要内容和贡献。

2. 熟悉整理和研究《内经》《难经》《伤寒论》《金匮要略》的代表医家和著作，以及临证各科成就。

3. 了解中西医汇通思潮代表人物；养生学著作；中外医药交流情况。

  清王朝(1644—1911年)的统治者中国东北地区满族贵族集团，乘明末政治腐朽衰败、社会动荡、战乱不断之际，伺机入关，以武力和谋略战胜对手，获得统治全中国的地位。为了巩固政权，清朝初期，统治者们注意吸取历代衰亡的教训，吏治比较清正有为，重视人民的休养生息，积极维护国家统一，因此社会在较短时间内恢复到基本稳定，经济得以复苏，人口快速增长，特别是江南地区，经济繁荣，人文荟萃。社会各项事业都有一定的发展。医学方面，名医辈出。因为人口集中度迅速提高，瘟疫流行，促进了温病学地发展和完善。

  满族统治者以贵族自居，除联合部分蒙古族人外，视其他各族人民为奴才，民族矛盾一直相当突出，反清活动时起时伏。统治者对反清活动残酷镇压，不惜屠杀和错杀。同时严密控制人民的思想意识，提倡程朱理学以便于维护统治，杜绝其他新说；屡兴文字狱，拒绝议论时政，科举考试也只能做固定格式的八股文，社会处于被压抑状态；文人多数被迫从事古代文献研究整理工作，少有创新，故产生了"乾嘉考据学派"的"繁荣"假象。反应在医学方面，表现为古代经典文献研究出现高潮，相应地医药创新的氛围则很淡薄。

  清王朝继续采取闭关锁国政策，基本上放弃了对外贸易，目的是阻止对外人员往来和文化思想交流，避免因此造成对边疆和政治的冲击而威胁到统治。但闭目塞听更加造成了清朝的夜郎自大和封闭落后，而此时的西方国家正在飞速发展，这样反而加重了外来威胁。同时在所谓的"康乾盛世"之后，清王朝贵族统治阶层越来越腐败无能，旗人军队丧失斗志，社会贪腐蔓延，反抗运动兴起，国力盛极而衰，最终招致了列强的觊觎和侵略。在医学上，因为西方传教士的活动带来了越来越多的西医知识，从而出现了中西医学的冲突和交流，中西医汇通的思潮也逐渐兴起。因为西方在军事、文化、技术等各方面的强大，对一直走在封建道路上的保守落后的中国造成了全面的冲击,从清朝后期开始,中国在国家民族、文化传统等各方面也遭遇了历史上最严重的危机。中国医学自有的发展轨迹不可避免地被打破了,从此,中医的生存与发展也进入了长期的困境阶段。

第一节 医事制度和医学教育

一、医事制度

清代医事制度多沿袭明代旧制,主要由太医院、御药房、药库、社会抚恤机构四部分组成。顺治元年(1644年),设立太医院,为帝后及宫内人员诊治疾病、配制药物。初设院使1人(正五品),左右院判各1人(正六品),御医10人,吏目30人,医士40人,医生20人,分掌所属事务。顺治十年(1653年),设立御药房,供宫内炮制药物及各种成药剂型的加工制备。还设立养济院、普济堂、育婴堂等机构,收养体弱多病无依靠的老人、遗弃或无力养育的婴儿等。

二、医学教育和分科

清代医学教育分为国家医学教学和民间师徒传授、家授、自学两种形式,但以后者为主。国家医学教育由太医院设置的教习所承担,选派品学兼优的御医及吏目担任内教习与外教习。内教习教授御药房太监学医;外教习教授初进太医院教习厅肄业生及医官子弟学医,学生由医官保送。开设课程主要有《内经》《伤寒论》《金匮要略》《本草纲目》及有关科目,乾隆十四年(1749年)后《医宗金鉴》也列为教科书。医学教育重视医德,倡导不图名利、急病人所急、贫富一视同仁、珍重人的生命、谦虚谨慎、互相学习等,学制3年,期满考试合格录取为医士。地方也开办医学教育,但规模较小。

太医院初期分大方脉、小方脉、痘疹、伤寒、妇人、疮疡、针灸、眼、口齿、咽喉、正骨等11科;嘉庆二年(1797年)将痘疹科并入小方脉,口齿并入咽喉。道光二年(1822年),朝廷因"针刺火灸,究非奉君之所宜,太医院针灸一科,着永远停止",取消针灸科。同治五年(1866年)又调整为大方脉(伤寒科、妇人科并入)、小方脉、外科(即疮疡科)、口齿咽喉、眼等五科。

第二节 古医籍考证、研究和医学书刊的出版

一、古医籍考证和研究

清政府实行"八股"取士科举制度,推行以注释儒家经典为主的考据学,令学术界形成潜心经史、尊崇经典,注重考据的学风;通过校勘、辨伪、辑佚、注疏、训诂、考订史实等多种手段,整理保存

大量古籍与文献。中医界受其影响,注重对医经的校正、注释、辑佚、发挥,以及类书的编辑,并使之系统化,促进了医学经典著作研究和中医文献的保存整理。

(一)《内经》的研究

清代考据之风盛行,因此许多医家投入大量精力研究《内经》。据统计,自清代顺治至宣统年间,研究《素问》《灵枢》的著作至今存世者有 80 种之多。其研究方法和写作形式主要有六类:有对《素问》《灵枢》全书进行注解者,如张志聪《黄帝内经素问集注》《黄帝内经灵枢集注》,高世栻《黄帝内经直解》、陈梦雷、蒋廷锡等《灵枢经》和《黄帝内经素问》、张琦《素问释义》、高亿《黄帝内经素问详注直讲全集》等;有对《灵枢》《素问》经文择要注解者,如姚绍虞《素问经注节解》、冯兆张《内经纂要》、徐大椿《内经诠释》、邹汉璜《素灵杂解》、费伯雄《内经摘要》、周孝垓《内经病机纂要》等;有仿"类抄""类经"之例将《素问》《灵枢》内容分类纂注者,如罗美《内经博义》、林澜《灵素合钞》、汪昂《素灵类纂约注》、顾靖远《素灵摘要》、薛雪《医经原旨》、黄元御《素问悬解》《灵枢悬解》、叶霖《内经类要纂注》等;有援经旨以发挥己见者,如程林《医经理解》、江之兰《医律一筏》、薛本宗《素问》、黄元御《素灵微蕴》、沈又彭《医经读》、范在文《医经津渡》等;有致力于经文训诂者,如陆懋修《内经难字音义》、胡澍《黄帝内经素问校义》、田晋蕃《内经素问校正》等;还有据《内经》理论会通西医之说而阐解者,如陈绍勋《内经撮要》、唐宗海《中西医汇通医经精义》等。凡此,都对后世研究《内经》影响甚大。

(二)《难经》的研究

清代研究《难经》成就较大,多将《内经》《难经》有关内容相互对照,并以《内经》理论阐述《难经》义理与渊源。徐大椿《难经经释》"以经释经",即以《内经》理论为本,阐发《难经》义理及学术渊源,注文前后联系参照,有助于理解《难经》。丁锦《古本难经阐注》参考滑寿等 17 家之说,对《难经》加以注释评述,通俗扼要,使《难经》之旨曲畅旁通,为学者所推崇。叶霖《难经正义》有考证、有分析,辨析精切,考证详审;所引《素》《灵》文字,全有篇名查对,对于脏腑部分,兼采西说引证,是《难经》注疏之善本。研究《难经》的专著,还有莫熺《难经直解》、黄玉璐《难经悬解》等。这一时期,诸家评注《难经》多有发明,较之明代,更上楼层。

(三)《伤寒论》与《金匮要略》的研究

清代经方盛行,《伤寒论》研究进入鼎盛时期,人数之众,风气之盛,著作之多,都超过前代,并形成多家有影响的伤寒学说。其中最有代表性的是三纲鼎立说、六经地面说、六经气化为病说,以及俞根初的四时感证论治说、尤怡的不拘三纲之说等。

三纲鼎立说的倡导者是清初医家喻昌,代表作《尚论篇》8 卷,前 4 卷在清顺治五年(1648 年)刊行,后 4 卷由其族人整理出版。他的"四时外感以冬月伤寒为大纲;伤寒六经之中,以太阳为大纲;太阳经中,又以风伤卫、寒伤营、风寒两伤营卫为大纲"。这一学说对医学界产生重要影响,其弟子徐彬、罗子尚、舒韶、吴仪洛及张璐、程应旄、章楠等都推崇其说,并有所发展。六经地面说由柯琴提出,认为六经犹地面经界,经络为六经通路;伤寒论六经为百病立法,包括外感伤寒和内伤杂病;故治伤寒者须究其中有杂病之理,论杂病者须知《伤寒论》也有杂病之说,颇有见地。张志聪反对三纲鼎立说,倡论六经气化为病说,认为"天有此六气,人亦本有此六气",运用六气本、标和中气理论全面注解《伤寒论》,强调从生理上阐述人体六气的产生、分布、运行过程,并对伤寒三阴、三阳病的病机作探讨,对研究伤寒颇有参考价值。继后陈修园、黄元御、陆九芝等多赞同此说,并有所阐发。俞根初提出四时感证论治说,认为"伤寒,外感百病之总名"。除论述狭义上的伤寒外,还将风湿、湿温、春温、热证、暑湿、伏暑、秋燥、风温时毒等四时感证均归属广义伤寒之中,对后世辨证用药颇有指导意义。尤怡研究伤寒自成一家,既博采众长,又不受前人框限。他反对三纲鼎立说,强调以法类证,据证论治,对后世临床辨证立法及经方应用有重要指导意义。其他如徐大椿注重方证研究,增加补充不少伤寒方剂等。凡此可见当时《伤寒论》研究之盛况。

清代对《金匮要略》研究进入高潮,自康熙初年至晚清,有著作存世且有学术影响者不下20家。其著名者,有张志聪《金匮要略注》、徐彬《金匮要略论注》、程林《金匮要略直解》、周扬俊《金匮要略补注》、沈明宗《金匮要略编注》、魏荔彤《金匮要略方论本义》、吴谦等《医宗金鉴·订正金匮略注》、尤怡《金匮要略心典》和《金匮翼》、黄元御《金匮悬解》、陈修园《金匮要略浅注》等。其中以张志聪、徐彬为较早,以沈明宗、吴谦、尤怡等的注本影响为最大。如尤怡《金匮要略心典》不仅注释明晰,而且善于归纳,颇多发挥。其阐述仲景原文精义很有卓见,确为《金匮要略》注本之上乘之作。经过清代众多医家的研究阐述,使仲景关于杂病辨证论治的思想更易为后世医家所接受,从而提高临床诊疗水平。

二、医案和医话

清代重视医案收集整理与研究,编纂出版医案专著达300多部,医案门类俱全,风格多样,既有个人医案、类案、医案丛书,又有专科医案、医案评注及宫廷医案等。有魏之琇《续名医类案》、尤怡《静香楼医案》、叶桂《临证指南医案》、徐大椿《洄溪医案》、程文囿《杏轩医案》、吴瑭《吴鞠通医案》、费伯雄《费伯雄医案》、陆以湉《冷庐医话》、王士雄《潜斋医话》等,其中以《续名医类案》《临证指南医案》《洄溪医案》《冷庐医话》等更为著名。

(一)《临证指南医案》

由叶桂门人华岫云等辑录编次,成书于乾隆二十九年(1764年),10卷。该书辑叶氏医案2 569则,据病证分为89门,每门附病机证治大法医论1篇。卷1至卷8以内科杂病医案为主,兼收外科、五官科医案,卷9、10分别为妇科医案和儿科医案。书末另附叶氏常用方剂。该书是我国现存个人临证验案集中收录医案最多、涉及各科病证的医案著作,反映叶氏独特的临证经验和学术思想。如叶氏重视脾胃,提出胃阴学说,论治肝风则提出"阳化内风说",治疗应用熄风潜阳法则。在奇经八脉辨证论治方面,认为肝肾下病必连及奇经八脉,应用龟甲等血肉有情之品,独具卓识。还提出久病入络之说,治以辛润通络,常用虫类药搜剔络脉,颇有新意。

每门之末附有华岫云、邵新甫、邹滋九、姚亦陶、华德元等人的评析,对叶桂辨治心法及用药要旨条分缕析,言简意赅,便于学习与掌握。其滋养胃阴、介类潜阳、久病入络等论点对后世影响很大。但医案记述过于简略,缺乏系统完整性。

(二)《续名医类案》

魏之琇(1722—1772年),字玉璜,号柳州,钱塘(浙江杭州)人。他在明代江瓘《名医类案》基础上,广泛收集历代300多位名医临床验案,并沿用《名医类案》以证类案的方法,于乾隆三十九年(1774年)撰成《续名医类案》36卷。该书分为345门,载5 800多则医案,涉及伤寒、温病、内伤杂病及妇、儿、外伤、五官等科疾病。每病所选医案多则,内容丰富,既有成功经验,也有临证教训,包含内治、外治、针刺、灸法等多种治法,并对某些医案的诊断要点与理法方药进行简要评议,辨析有关案例证治异同,突出类案特点。该书反映魏氏学术思想和临证经验,是历代医案中颇具学术价值的著作。

(三)《洄溪医案》

徐大椿重视经典,博览群书,主张审证求因,按因施治,用药不拘泥归经,反对滥用温补,所撰《洄溪医案》1卷,于咸丰五年(1855年)刊行。《洄溪医案》收载内外妇儿各科病证56种,计91案,多为疑难之病。每案详述病史、病因、病证、治法及预后,遣方用药常独出心裁而不拘泥成法,案论结合,启发后学,流传较广。

(四)《冷庐医话》

陆以湉(1802—1865年),字敬安,号定圃,桐乡(今属浙江嘉兴市)人。收集古今医家、医事、医籍、医案及个人临证心得,于咸丰八年(1858年)撰成《冷庐医话》5卷。该书分为医范、医鉴、慎疾、保生、慎药、求医、诊法、脉及各种疾病等69门,或评得失,或论利弊。所论病证以病名为纲,涉及内外妇儿及五官各科,结合具体病案,推究虚实原委,参以己见,详其利弊。临证主张四诊互参,注重舌诊,全面分析病证,善用单方与验方,反对一己之偏,滥用或喜用某种药物,反映出陆氏渊源学识、精湛医术和独特见解。

三、医学类书、丛书和入门书

清代中医全书、类书、丛书与入门书主要有陈梦雷《古今图书集成·医部全录》、吴谦《医宗金鉴》、纪昀《四库全书·子部·医家类》、陈修园《南雅堂医书全集》、唐宗海《中西汇通医书五种》、周学海《周氏医学丛书》和程国彭《医学心悟》等。

(一)《古今图书集成·医部全录》

《古今图书集成》原由陈梦雷(1650—1740年)编纂,后经蒋廷锡(1669—1732年)重编。该书分为历象、方舆、明伦、博物、理学、经济六编,每编32典,每典分6 117部;每部先汇考,次总论,有图表、列传、艺文、纪事、杂录、外编等。共计10 000卷,目录40卷。包括天文地理、人伦规范、文史哲学、自然艺术、经济政治、教育科举、农桑渔牧、医药良方、百家考工等,与《永乐大典》《四库全书》齐名。

《博物编·艺术典》列医部,收录自《内经》至清初120余种中医文献,分类编纂为520卷。以《医部全录》为名,另印成帙。内容包括古典医籍注释、临证各科证治、医家传略、医学艺文与记事等,记述系统,分门别类明确,各科证治有论有方,引证材料均详注出处,标明书名、篇目和作者,便于查对原书。《医部全录》为中医类书之冠,至今仍不失为研究中医学术渊源的重要参考。

(二)《医宗金鉴》

主编吴谦(1689—1748年),字六吉,歙县(今属安徽黄山市)人,太医院院判。吴氏于乾隆四年(1739年)奉旨,广泛采辑《内经》至清初医书,"分门别类,删其驳杂,采其精粹,发其余蕴,补其未备",于乾隆七年(1742年)撰成《医宗金鉴》90卷,丛书包括《订正仲景全书伤寒论注》《订正仲景全书金匮要略注》《删补名医方论》《四诊心法要诀》《运气要诀》《杂病心法要诀》《妇科心法要诀》等15种,内容涉及伤寒、金匮、方论、诊法、运气、杂病、妇科、幼科、痘疹、外科、眼科、针灸、正骨等,配以歌诀,附以插图,并收集历代名方200首。乾隆十四年(1749年),太医院将其作为教材应用,对后世产生重大影响。

(三)《南雅堂医书全集》

编撰者陈修园(1753—1823年),字念祖,又字良有,号慎修,撰《南雅堂医书全集》,又名《公余十六种》，于同治四年(1865年)刊行。该书包括陈氏所撰医籍16种，即《灵素节要浅注》《金匮要略浅注》《金匮方歌括》《伤寒论浅注》《长沙方歌括》《医学实在易》《医学从众录》《女科要旨》《神农本草经读》《医学三字经》《时方妙用》《时方歌括》《景岳新方砭》《伤寒真方歌括》《伤寒医诀串解》《十药神书注解》。内容涉及基础理论及临床各科，采用歌括阐注形式，解释深奥医理，浅近易懂，切于实用，流传甚广，对普及中医作出重要贡献。

（四）《医学心悟》

撰者程国彭(约1662—1735年)，字钟龄，号恒阳子、普明子，歙县(今属安徽黄山市)人。曾攻举子业，后因病潜心医学，撰成《医学心悟》6卷，初刊于雍正十年(1732年)。该书对基础理论和临证辨治都作详述，论证皆列病源、症状、诊断、治疗各项，并载自拟经验效方，注重病因和辨证的研究，以寒热、虚实、表里、阴阳八纲总统辨证纲要，强调治法以汗、吐、下、和、温、清、补、消八法尽之，所述医门八法颇具特色。所创止嗽散、启膈散、消瘰丸等方剂为近代医家所习用。该书门类齐全，通俗易懂，是中医入门必读之书。

四、医学刊物

清代中叶以后唐大烈、周雪樵、王问樵、顾鸣盛等创办《吴医汇讲》《医学报》(后改为《医学公报》)《中西医学报》等早期中医报刊，促进学术交流，为后世中医杂志的出版奠定基础。

唐大烈，字立三，号笠山。编纂的《吴医汇讲》，从乾隆五十七年(1792年)至嘉庆六年(1801年)，每年1刊，共11卷，是我国最早的医学杂志。所选内容广泛，"凡属医门佳话，发前人所未发，可以益人学问者，不拘内、外、女、幼各科，无不辑入"，涉及各科及历代医述、经文注释、随笔、药物鉴定等。辑录江浙地区41位名医的96篇文稿，如叶桂《温热论》、薛雪《日讲杂记》都首载于《吴医汇讲》。对于保存医学文献、总结临床经验、促进学术交流，起到积极作用。

由周雪樵、王问樵1904年创办的《医学报》，至1910年共出版154期，主要设有论说、文编、译编、章程、笔记、新知识、医案、会友题名录、问答、书解等10个栏目。该刊倡导研究中医学术，提倡中西医汇通，曾行销国内19省及日本，在晚清医学界影响很大。

第三节　本草学的成就

清代药物著作数量明显增多，既有综合性中药著作，也有专题性中药著作，主要有《本草备要》《本草从新》《神农本草经百种录》《本草纲目拾遗》《植物名实图考》《得配本草》《本草述》《本草求真》《本草问答》等。

（一）《本草备要》

撰者汪昂(1615—1695年)，字讱庵，休宁(今属安徽黄山市)人。幼读经书，科举不顺，弃儒从医，深入研究本草，因感于《本草纲目》备而不要，故删繁就简，"由博返约，取适用者凡四百品，汇为小帙"。

《本草备要》于康熙初年刊行，有多种版本，卷数不同。收入常用药物478种，按草、木、果、谷菜、金石水土、禽兽、鳞介鱼虫、人部分成八类,详论性味、归经、主治、七情配伍、畏恶、禁忌、毒性、煎煮或制作方法、服用时间、饮食宜忌以及产地、采集、收贮、炮制、真伪鉴别等,附药图461幅,多引《本草纲目》《神农本草经疏》及金元各家论说,本人见解则注明"昂按"。论药除介绍药物功效外,又对中医生理、病理、诊断、治疗等内容相互阐发,使辨证遣药原则贯穿始终。该书扼要实用,文词流畅,通俗易懂,流行颇广。汪昂另撰有《黄帝素问灵枢类纂约注》《医方集解》《汤头歌诀》《经络歌诀》,对后世影响较大。

(二)《本草从新》

撰者吴仪洛(1704—1766年),字遵程,海盐(今属浙江嘉兴市)人。幼习举业,乾隆初弃儒学医,披览家藏医书,立志以医术济世。为增进学识、开阔眼界,曾游楚、粤、燕、赵等地,并留滞四明(今浙江宁波)达5年之久,阅览范氏天一阁藏书,读书广博,阅历精深。后归故里,业医40年,资贫拯危,名噪一时。

《本草从新》6卷,称得上是《本草备要》的增补本。吴仪洛鉴于《本草备要》"卷帙不繁而采集甚广"颇受医家欢迎,但汪昂未免有承误之失。于是重新修订,保留半数内容,半数作增改,共录药物721种,分为11部52类。增加大量民间药物,又补充《本草纲目》未收载之药,如太子参、西洋参、燕窝、冬虫夏草等,取名《本草从新》。书末载录救荒、食用及养生之品,刊行于乾隆二十二年(1757年)。

吴氏注重实际,凡订正的内容均系临床实践所得,药味增减亦以实际运用为依据,对"有名无用之药"俱予删除。如人参功效,标为"大补元气、生阴血,亦泻虚火",黄芪"补气固表,生亦泻火、生阴血",符合临床。此外,对药物真伪的鉴别、道地药材、药物性味与加工炮制方法等均有所介绍,颇为实用,流行甚广。

(三)《神农本草经百种录》

撰者徐大椿(1693—1771年),字灵胎,又名大业,晚号洄溪老人,吴江(今属江苏苏州市)人。徐氏才华过人,道家、医学、天文、水利、数术、音律、诗文、技击等诸多方面靡不通究,是清代崇古派的代表医家。撰有《难经经释》《伤寒类方》《兰台轨范》《慎疾刍言》《医学源流论》《洄溪医案》等。

《神农本草经百种录》1卷,成书于乾隆元年(1736年),其编写宗旨是"辨明药性,阐发义蕴,使读者深识其所以然,因此悟彼,方药不致误用",使后世医家"知所以然,则方可自制,而亦能合古人制方之意"。该书首录徐氏自序,次列《凡例》8条。正文收录《神农本草经》药物100种,依目次分上(63味)、中(25味)、下(12味)三品。各品级下,录载药名、经文;每句经文下,为徐氏注文;每味药经文后,为发凡、附论。药物收载,品级划分,录药次序,经文内容,俱依《大观本草》。其领悟《本经》用药的基本思路为"凡药之用,或取其气,或取其味,或取其色,或取其形,或取其质,或取其性情,或取其所生之时,或取其所成之地,各以其所偏胜而即资之疗疾,故能补偏救弊,调和脏腑"。

凡涉及药物作用人体,徐氏讲述生理、病理关系时,医理本于《内经》,引方出自仲景。如苦参经文:"味苦……补中。"注文:"《内经》云脾苦湿,急食苦以燥之,即此义也。"葶苈附论曰:"故《伤寒论》中承气汤用大黄,而陷胸汤用葶苈也。"并结合临证,阐发蕴义启迪后学。麦门冬经文:"主……胃络脉绝。"附论:"后人以为肺药者,盖土能生金,肺气全恃胃阴以生。"所述符合经旨,结合临床,确为经验之谈。《四库全书总目提要》称赞该书:"凡所笺释,多有精意,较李时珍《本草纲目》所载发明诸条,颇为简要。"

(四)《本草纲目拾遗》

撰者赵学敏(约1719—1805年),字恕轩,号依吉,乳名利济,钱塘(今浙江杭州市)人。《利济十二种·总序》称"性好博览,凡星、历、医、卜、方、技诸学,间亦涉历之"。《本草纲目》问世180余年后,赵学敏先后查阅600多种书籍文献,认真摘录,"久而所积溢箧外,束庋阁上,累累几千卷",于乾隆三十年(1765年)撰成《本草纲目拾遗》10卷。

在药物分类次序方面,赵氏认为"以人疗人"不足取,故特删去"人"部;新立"藤""花"二类,把"金石"类,分为"金"部和"石"部。该书载药921种,其中716种是《本草纲目》未收载或叙述不详者,新增药物数量超过古代任何一部本草著作。赵氏称该书"专为李氏之遗而作,凡《纲目》已登者,或治疗有未备、根实有未详,仍为备之"。如水部增收春水、荷叶上露等24种;火部增收松柴火、荷梗火等21种及附药22种;土部增收观音粉、丹灶泥等18种;草部增收补订金钱草、於术、浙贝、鸦胆子、冬虫夏草等药物191种及附药37种;藤部增收雷公藤等25种及附药1种等。对李时珍的错误或不妥之处加以订正,如《本草纲目》言铅粉辛寒无毒,世人"皆仍其误",危害匪浅,赵学敏根据实地考查,加以纠正。

该书收录较多民间验方、治法和西洋医药知识。如鸡血藤舒筋活络、鸦胆子治冷痢、千里光治疮、鹧鸪菜驱蛔虫等都来源于民间经验。记载明清以来国外传入的药物知识,如治疗疟疾的金鸡勒、治疗咽喉肿痛的胖大海、外用的日精油及东洋参、西洋参、烟草等。还记载一些西药如消强水等以及西方药露的制作工艺。此外,该书论及生物发展过程中的"变产",如"石斛一也,今产霍山者,则形小而味甘;白术一也,今出于潜者,则根斑而力大,此皆近所变产",可见作者已初步具有生物进化的观点。

《本草纲目拾遗》从一个侧面反映其时代特色和比较开明的医学理念,是继《本草纲目》之后又一部重要的药物学著作,总结16世纪后到18世纪前近200年间的我国药物学发展的新成就、新经验,有较高的学术价值。

(五)《植物名实图考》

撰者吴其濬(1789—1847年),字瀹斋,号吉兰,别号雩娄农,固始(今河南信阳市)人。出身官宦之家,嘉庆二十二年(1817年)获一甲一名进士,先后任翰林院修撰、礼部尚书、巡抚、总督等,到过山西、湖北、湖南、江西、浙江、福建、云南、贵州等地,有"宦迹半天下"之称。吴其濬在任职与游历时,对各地植物特别留意,进行观察、采集、记录和绘图,经常向当地草医和民众请教,如"询于舆台者""得之牧竖""取于老农"等。经多年积累,掌握丰富的植物学知识。又先后参考800多种古代文献,包括经、史、子、集中有关植物的记载,如陆羽《茶经》、欧阳修《洛阳牡丹记》等专著,于道光二十七年(1847年),遂成《植物名实图考》38卷。收载植物1 714种,绘图1 805幅,分谷、蔬、山草、隰草、石草、水草、蔓草、芳草、毒草、果、木、群芳等12类。所载植物,多为亲自观察和访问所得,绘附精图,择要记载品种、形态、性味、产地、用途等,对于植物药用价值以及同物异名或同名异物的考订尤详。有许多植物虽经研究比较,仍难以考定者,则一概不下结论。

该书虽以古代文献资料为基础,但绝非人云亦云,主要以实物观察为依据,后以文献记载相互印证。如鬼臼条"此草生深山中,北人见者甚少……余于途中,适遇山民担以入市,花叶高大,遂亟图之"。又如述及大青时说"湘人有《三指禅》一书,以淡婆婆根治偏头风有奇效。余询而采之,则大青也,乡音转讹耳"。吴氏强调医者应知药,说医者不知药而用方,"其不偾事者几希"!

《植物名实图考》是我国19世纪一部科学价值颇高的植物学著作。对植物名称和实物进行考证,使植物名与实一致,为我国古代本草向近代植物学发展作出很大贡献。该书所绘植物形态图比较精细而近于真实。比《本草纲目》收载的植物增加500余种,其中记述云南、贵州的植物颇丰。此外,还较广泛地收集民间医药经验与知识,纠正以往某些本草著作的错误。

该书出版后,学术影响较大,至今仍是研究我国植物种属及其固有名称的重要参考资料,受到国内外学界的重视。如德人 Enil Bretschneider 在《中国植物学文献评论》(1870年)中,曾予以很高评价,认为其附图刻绘极为精审,最精确者往往可赖以鉴定植物的科或属。《植物名实图考》对医药学、农学、园艺学等方面研究都有很高价值。

第四节　方剂学的成就

清代方剂的发展特点,主要表现在方剂专著与普及性方剂歌诀著作明显增多,同时大量本草著作中也记载许多方剂组成、配伍规律、功效、用法等内容。

(一)《古今名医方论》

《古今名医方论》是罗美所撰《古今名医汇粹》的姊妹篇。罗美(1662—1722年),字澹生、东美,号东逸,新安(今安徽黄山市)人。康熙年间名儒,贯通经史,尤明易理,晚年以医药济人。选集前贤效方及自订处方160余首,方论200余则,于康熙十四年(1675年)撰成《古今名医方论》4卷。或一方数论,或一方一论,或数方合论。所选方论多系历代名医所撰,各具特色。每方统论药性、配伍法度、方名含义,复论方剂适应病证、寒热虚实之异,更引类似诸方而比较其异同。例如论述芍药汤:"方以草、芍为君,用甲己化土法,先调脾,即于土中升木。"该书所选方剂以《伤寒论》居多,方论尤推崇柯韵伯之说,选方严谨,论方精审,是一部名医编撰、评述名方的实用方书。

(二)《医方集解》

撰者汪昂。作者发现"古今方书,至为繁夥",给初学者带来诸多不便。于是吸收陈无择、吴崑等方书之长,结合长期临床经验,于康熙二十一年(1682年)撰成《医方集解》6卷。

该书6卷,收入正方378首,附方475首,均系常用方剂。然后按补养、涌吐、发表、攻里、明目、痈疡、经产等21门分类归纳,每门先有概述,此后诸方说明主治、组成、方义解释及附方加减等。汪氏见解以"昂按"注明,层次分明。所录方剂多系历代常用名方,且药性平和,虽有少量峻猛之剂,亦为攻坚夺病所必需,而对药物冷僻,专治奇症怪病或药味超过20味以上者,则不予收录。书末附"救急良方",以应仓卒;又附"勿药元诠",使知预防摄生之要。

如汪氏注释"六味地黄丸":"熟地温而丹皮凉,山药涩而茯苓渗,山茱收而泽泻泻,补肾而兼补脾,有补而必有泻,相和相济,以成平补之功。"可见,该书"虽名曰方解,然而病源、脉经、脏腑、经络、药性、治法,罔不毕备",使理、法、方、药融为一体,成为后世习方者必备之医集。此后《成方切用》《医方论》等均仿其体例编次,现代方剂学教材亦参照其分类法编纂章节。故《中国医籍通考》谓"是书既出,遂为后世方剂学之圭臬"。

(三)《成方切用》

撰者吴仪洛。作者鉴于当时应用较广的《医方考》虽"海内盛行,但搜采不无阙略",《医方集解》

虽"硕论名言,采搜甚富,然不能无承讹袭衍之说,且于新方,总未采录",于是综两书内容,根据"方有宜古不宜今者"和"医贵通变,药在合宜"之观点,删改补充,收集古今成方1 180余首。所录"皆取切于时用之方,而尤其用方者之切于病情也",取名《成方切用》。

该书13卷,成书于乾隆二十六年(1761年)。除卷首为方剂总义及《内经》方,每卷又分上下,根据方剂性类的不同,分为治气、治血、补养、经带、胎产、婴孩、痈疡、眼目、救急等24门。卷末附"勿药元诠"及养生家言。每方先述适应证候,次为组成药物及加减法,再次为方义及附方。

如吴氏论述"生脉散":"肺主气,肺气旺则四肢皆旺;虚,故脉绝气短也。人参甘温,大补肺气而泻热,为君;麦冬甘寒,补水源而清燥金,为臣;五味酸温,敛肺生津,收耗散之气,为佐。盖心主脉,而百脉皆朝于肺,补肺清心,则气充而脉复,故曰生脉。"说理清晰,词旨明朗,选方多切实用,注释引证详明,为医家临诊所倚重。

(四)《串雅》

赵学敏与走方医赵柏云合作撰成,成书于乾隆二十四年(1759年)。在清代众多方书中,《串雅》独树一帜,是一部民间"走方医"(铃医)的医术方药经验汇编。历来走方医及其经验遭到轻视,甚至诬为旁门左道。赵氏长期在民间行医,发现其间蕴藏丰富的医药知识,决心搜集整理走方医的医术、方药、经验,编辑成书,让千百年来一直视为"小道"的民间医疗经验登上大雅之堂,故将书名定为"串雅"。

该书分内编与外编,各4卷,记载内、外、妇、儿科,以及牙病、眼病、虫病等疾患。内、外编共载方680余首,其中内服方约一半,以丸、散剂为主。在施治上分有顶、串、截等,"顶",即药性上行者;"串",药性下行者;"截",使病截然而止。亦可"顶中有串","串中有顶",相互交错,变化多端。如开卷方黄鹤丹理气清热,由香附、黄连组成,因气为百病之源,气滞热结则百病丛生,黄鹤丹通畅气机、祛除邪热,故列为治病首选方。外用药简单、便捷、取效快,是民间医生的用药特点,内、外编共载320余首。给药方法上有敷、贴、洗、擦、浴、蒸、醉、针刺、艾灸、割开等。剂型有丹剂、粉剂、锭剂、膏剂等。配剂有酒、醋、乳汁、葱汁等。临证时多法兼顾,内服外敷,灵活应变。如五倍子研末敷脐医治盗汗,吴茱萸研末敷贴足心医治咽喉肿痛。鼻出血,捣烂大蒜敷贴足心等。此外,该书还集录除蚤、杀虱、驱蝇、禁蚊、除臭虫等驱除害虫的方法。如用楝树枝将酒涂之,悬挂空处,以辟蚊蝇;百部、水银、茶叶各一钱,黑枣三枚,研和布包带身不生虱等,都有利于消灭传染源和传染媒介。《串雅》整理保存走方医的秘方,所谓"药物不取贵,下咽即能去病""山林僻邑仓卒即有",贯穿"验、便、廉"的防治原则,记载许多疗效明显的经验,至今为临床沿用。

另外,不少医家将方剂药物组成、功效、主治、配伍与加减等内容编成易于背诵的歌诀,便于初学者记忆和临床应用。流传较广的有汪昂《汤头歌诀》,陈修园《长沙方歌括》《金匮方歌括》《时方歌括》等。

第五节 温病学说

一、温病学说的形成

清代瘟疫流行更甚于明代,据不完全统计,自顺治元年(1644年)至同治十一年(1872年)疫病流行达80余次,如伤寒、霍乱、天花、麻疹、鼠疫、猩红热等。尤其在南方更加猖獗,死者无数,因而治疗疫病和控制瘟疫流行成为医家研究的重点。喻昌《医门法律》、周扬俊《温热暑疫全书》、杨璿《伤寒温疫条辨》、余霖《疫疹一得》、叶桂《温热论》、薛雪《湿热条辨》、戴天章《广温疫论》、刘奎《松峰说疫》、吴瑭《温病条辨》、王士雄《温热经纬》、雷丰《时病论》、柳宝诒《温热逢源》、俞根初《通俗伤寒论》等,都对温热病的病因病机、发病特点、传变途径、鉴别与诊断方法作了详细阐述。结合临床实践,创立卫气营血与三焦辨证方法,总结创制有效处方和药物,使温热病诊治迈上新的台阶,外感热病自此正式脱离《伤寒论》框架而自成体系,从而标志温病学说和学派的形成。由于温病学家对外感热病研究的重点不同,又分为温疫学说和温热学说、新感温病和伏气温病等。

二、温病学说的主要内容

《温热论》《湿热条辨》《温病条辨》《温热经纬》等著作的问世,对发展和完善温病理论及促进温病学说和学派形成作出重要贡献。

(一)《温热论》

撰者叶桂(1667—1746年),字天士,号香岩,吴县(今江苏苏州市吴中区)人。出身中医世家,治学主张博采众长,重视学术创新,不拘于门户之见,先后拜周扬俊、马元仪等17位名师,汲取诸家之长,融汇古今。《温热论》约于清乾隆十一年(1746年)成书,曾被《吴医汇讲》《医门棒喝》《温热经纬》所收载。

该书篇幅不长,内涵却十分丰富。明确提出温邪是温病病因,突破前人关于温病是"伏寒化温"的定论。感邪途径从口鼻而入,强调"首先犯肺",可顺传气分,也可逆传心包。病至气分,可能邪留三焦,也可邪实里结,并可继入营分、血分。该书总结了温病传变规律,创立卫气营血辨证方法,为温病学发展奠定基础。卫气营血作为温病辨证纲领,以划分温病病变的浅深层次,确定病变范围,判断病变轻重、发展趋向,指导用药,是叶氏一大创举。该书辨析温病与伤寒之异,温邪则热变最速,易伤阴津,故治疗温病"与伤寒大异"。温病初起主以辛凉,而伤寒主以辛温;邪在少阳,温病多属手少阳三焦,宜分清上下,伤寒则多为足少阳胆经,应和解表里;温病湿热结于阳明,其攻下宜轻,下后便硬不可再下;伤寒里结阳明,宜用峻下,下后便溏不可再下等。该书对温病的诊断约占三分之二篇幅,特别对舌诊、验齿、辨别斑疹、白痦等主病意义均有详细论述。对寒凉方药不同阶段的应用法则,即辛凉、辛寒、苦寒等,叙述十分清楚、严密。对妇女胎前、产后温病及月经期热入血室等证治特点,见解精辟。《温热论》问世后即为后世医家高度重视,并被誉为温病学的奠基之作,影响颇大。

(二)《湿热条辨》

撰者薛雪(1681—1770年),字生白,号一瓢、扫叶老人,长洲(今江苏苏州市)人。《湿热条辨》,又名《湿热病篇》,约成书于清乾隆三十五年(1770年)前,初刊于道光十一年(1831年)。先后被《温热病指南集》《温热经纬》等书所收载。

该书共列湿热病证条文46条,每条之下均加注释,阐述湿热病的病因、病机及其辨证治疗。薛氏认为湿热病是内外相引、标本同病,而内因起主导作用。其感邪途径亦不同于一般外感病,指出"邪有上受,直趋中道,故病多归膜原";病变部位主要在脾胃,所谓"湿热证属阳明、太阴经者居多,中气实则病在阳明,中气虚则病在太阴"。该书首立湿热证之提纲:"湿热证,始恶寒,后但热不寒,汗出,胸痞,舌白口渴不引饮。"再从不同病位分析其证治特点,指出湿热伤表,治宜宣透、清透、发汗透邪;邪阻膜原,治宜燥湿开达等。薛氏还强调,湿热证应分辨湿重抑或热重,湿重者宜辛开或苦温化湿,热重者以清热为主。该书对湿热病证的临床表现、诊断治疗,无论处常处变,皆丝丝入扣,示人以法;对湿热在气分者,又从上、中、下三焦以分治,实为湿热三焦辨证论治形成的基础。《湿热条辨》问世后,为后世医家所推崇,成为研习温病湿热证治的必读之作。

(三)《温病条辨》

撰者吴瑭(约1758—1836年),字鞠通、配珩,淮阴(今江苏淮安市)人。于清嘉庆三年(1798年)撰成《温病条辨》6卷。该书仿《伤寒论》体例,立温病证治法238条,逐条之下自注自辨。卷首载"原病篇",引《内经》论温热诸经文,以原温病之始。后据《内经》三焦分部及河间"三焦分治"之说,将风温、温热、温疫、温毒、冬温、暑温、伏暑、湿温、秋燥等四时温病证治分隶于上、中、下三焦病篇,详述其辨证纲要、传变规律及其证治方法。"杂说"列汗论、六气论、伤寒注论、风论等医论17篇,讨论并阐发其对外感诸病的学术见解。后载"解产难""解儿难",据其温病理法证治介绍产后调治及小儿惊风、痘疹等诊疗见解与经验。

吴氏认为"温病从口鼻而入,鼻气通于肺,口气通于胃,肺病逆传则为心包;上焦病不治,则传中焦胃与脾也;中焦病不治,即传下焦肝与肾也。始上焦,终下焦",将四时温病皆纳入三焦分治范畴,创立三焦辨证为纲、六经辨证为目的温病辨证论治体系。强调"《伤寒论》六经由表入里、由浅及深须横看,本论论三焦由上及下、亦由浅入深须竖看",两者一纵一横,相得益彰,从而使温病诊断与治疗有了进一步的发展和提高。全书先从温热之邪易伤人阴津着手,将清热生津救阴液贯穿于温病证治之始终;复从湿热之邪困滞气机出发,治疗偏重于分利三焦、宣清导浊。确立"治上焦如羽,非轻不举;治中焦如衡,非平不安;治下焦如权,非重不举"的治则。创制银翘散、桑菊饮、清营汤、清宫汤、清络饮、三甲复脉汤、大小定风珠等方,沿用至今。

吴氏对温病的阐述,丰富了温病学的内容,迄今仍有指导意义,《温病条辨》成为研习温病学的重要著作。吴氏还撰有《吴鞠通医案》《医医病书》等。

(四)《温热经纬》

撰者王士雄(1808—1868年),字孟英,晚字梦隐,号随息居士、半痴山人,钱塘(今浙江杭州市)人,约于咸丰二年(1852年)撰成《温热经纬》5卷。王氏以"轩岐仲景之文为经,叶薛诸家之辨为纬",分条辑录经典原文,征引历代医家之论,尤其是采摘叶桂《温热论》、薛雪《湿热条辨》、余霖《疫疹一得》及陈平伯《外感温病篇》之说,附以己见,逐条释义。

该书将温病分成新感和伏气两大类,故引录经文时既立《仲景伏气温病篇》,又立《仲景外感热病篇》。将新感温病病机归纳为:一是正气盛而敌邪,邪受挫而解;二是邪从肺卫顺传胃肠;三是邪从肺卫内陷心营(血)者为逆传。认为伏气温病因冬不藏精而发病,所谓将息失宜,肾精暗耗,而使伏邪深藏,或因春阳升动而引发,或因新感时邪而触发。王氏重视伏气温病,认为其传变方式不同于新感,自里内发,由深而浅,先从血分而后达于气分,当先治血分后治气分。该书对暑气、暑病阐述颇详,自制清暑益气汤、解毒活血汤等。在用药方面更有新见,邪尚在肺,治必轻清;湿热留连气分,则当以杏仁开上,厚朴宣中,茯苓导下。该书将温病名著汇为一编,逐条阐释并发明其证治要义,对全面理解温病概念、病因病机、诊断治疗颇有裨益,对后世温病学的发展有重要影响。王氏另撰有《潜斋医话》《随息居饮食谱》《归砚录》《随息居重订霍乱论》《王氏医案》等。

三、温病学说的贡献

清代医家总结防治瘟疫与温病的临床经验,提出许多新的学说和学术见解,研制出不少有效新方,形成和完善温病学的理、法、方、药体系,显示出其与伤寒理论和辨证用药的不同;从而形成一门独立于伤寒学之外的全新学科,极大丰富和发展了中医诊治外感热病的理论。在诊治外感热病的临床实践中,培养和造就了一大批富有临床经验、又有创新精神的名医,如叶桂、薛雪、吴瑭、王士雄等。温病学说的形成和发展与伤寒学说相辅相成,并进一步促进了伤寒学说发展。温病学说的出现,为其他临床各科的治疗,提供了新的方法,如高秉钧为代表的"外科心得派",善用温病治法治疗"疔疮走黄",获得显效。后世内科更是在此基础上有所发展,逐渐形成时方派,为丰富中医治疗学作出贡献。

第六节 临证医学

一、诊断

中医诊断学到了清代,在各科专著中均有新的见解,在舌诊、问诊、切诊等方面较前代有较大发展;"辨证论治"作为一个词组由章楠在《医门棒喝》中提出,八纲辨证广泛应用,创立卫气营血与三焦辨证方法。喻昌《寓意草·与门人定议病式》主张记录病情或医案时应标明"某年、某月、某地,某人年纪若干,形之肥瘦长短若何,色之黑白枯润若何,声之清浊长短若何,人之形志苦乐若何",以及发病情况、病变诊治过程等,应"一一详明,务令纤毫不爽,起众信从,允为医门矜式"。

(一) 望诊

名医张璐之子张登重视望舌,在申斗垣《伤寒观舌心法》基础上,参以其父及亲身经验,于康熙七年(1668年)撰成《伤寒舌鉴》一书,可谓是舌诊史上的重大发展。该书论伤寒热病舌诊,根据舌质与舌苔的深浅、兼杂、润燥、偏全及形态等不同,分为白苔、黄苔、黑苔、灰苔、霉酱色苔、红舌、紫舌、蓝舌八类,绘制120幅图谱,并附说明。由于斑疹性传染病的流行频繁及温病诊疗经验的发展,望诊中对于皮肤损害性表现的诊察较《诸病源候论》更为细致缜密,例如叶桂根据斑疹、白痦的颜色、形态、部位及其变化等,作为判断温病病情、预后、用药的指征。叶氏同时强调"验之于舌"的重要性,通过观察病人的精神和舌苔变化作为卫气营血辨证的主要依据之一。叶氏首创验齿法,认为温邪每易耗伤胃津和肾液,验齿则可知邪火之盛衰、津液之涸荣、疾病之预后,如《温热论》载:"齿若光燥如石者,胃热甚也""若如枯骨色者,肾液枯也,为难治""若齿垢如灰糕样者,胃气无权,津亡,湿浊用事,多死"等。同治十三年(1874年),傅松元撰《舌胎统志》,首创从舌色分门,改变过去以苔色分门的方法,并把舌诊较好地用于杂病辨证。光绪元年(1875年),汪宏撰《望诊遵经》,强调望诊为四诊之首。光绪二十年(1894年),周学海撰《形色外诊简摩》,以论述望诊为主,涉及望形、望色、包括面色、目色、舌色等。同年,梁玉瑜传、陶保廉录的舌诊专著《舌鉴辨正》,论述中医以舌审病的辨证方法共149条,补充了内伤病舌诊法并完善辨舌体系。

(二) 问诊

喻昌重视对既往史、现病史的问诊,强调医者"必笃于情""委屈开导",问诊中应"问其所苦,自无不到之处……数问其情,以从其意,诚以得其欢心。则问者不觉烦,病者不觉厌,庶可详求本末,而治无误也",并指出应避免诱导性发问,这些内容与现代医学的问诊原则颇为相似。康熙二年(1663年),蒋示吉撰《医宗说约》,其问诊内容较之明代张介宾的"十问"更细密详尽、切于实用。

(三) 切诊

这一时期,脉学研究也有所充实。清初潘楫编撰的《医灯续焰》,对脉理、治法阐述详备,切合临床。康熙三年(1664年),李中梓之侄李延昰辑撰《脉诀汇辨》。该书提出"脉学六要":辨析相类之脉、对举相反之脉、熟悉兼至之脉、察定平常本脉、准随时令变脉、确认真藏绝脉。对于临证者确有提纲挈领和警示作用。其他较重要的脉学著作还有道纯编撰《脉诀四言举要》、莫熺撰《脉学入门四言举要》、陈士铎《脉诀阐微》、张璐《诊宗三昧》、贺升平《脉要图注详解》、黄宫绣《脉理求真》、周学霆《三指弹》、陈修园《脉诀真传》等。

(四) 辨证与辨病

由于瘟疫、霍乱等传染性疾病的暴发流行,众多医家习用六经辨证或脏腑辨证往往难以奏效。清代许多医家于临证中开始注重辨病。受吴又可、吴崑、王肯堂的影响,喻昌、叶桂、徐大椿、吴瑭等强调"诊病施治"的重要性和迫切性。喻昌主张"先议病,后用药"。徐大椿提出"欲治病者,必先识病之名,能识病名,而后求其病之由生,知其所由生,又当辨其生之因各不同,而病状所由异,然后考虑其治之法",强调辨病和辨证结合,具有实用价值。叶桂创立卫气营血辨证,吴瑭提出三焦辨证,提高了外感热病诊治水平。程国彭在《医学心悟》中提出"论病之原,以内伤、外感四字括之;论病之情,则以寒热、虚实、表里、阴阳八字统之"。自此,八纲辨证被广泛应用于临床。同时,汪昂《医方集解》、吴仪洛《成方切用》、鲍相璈《验方新编》等书收载大量简、廉、便、验的治病名方,使中医辨病论治成为重要的诊治方法。

二、内科

清代,内科学的发展延续了明代的特点并有所深化。内科的病证论治经验不断总结,医著丰富。

(一) 内科著作大量涌现

通过对前人学术经验的悉心研究,并结合临证所得,清代医家编著的综合性医著较为丰富,这些著作的内容每多融贯古今,以内科诸病证为主,兼备各科,并融入医家个人的学术理论和临证实践经验,重要的如陈士铎《石室秘录》、徐大椿《兰台轨范》、沈金鳌《杂病源流犀烛》、李用粹《证治汇补》、林珮琴《类证治裁》、尤怡《金匮翼》、费伯雄的《医醇賸义》等。这一时期专论内科杂病某病证的论著更为丰富,如吴澄《不居集》、洪炜《虚损启微》专论虚劳病,杨凤庭《失血大法》、唐宗海《血证论》以论治血证著称,中风论治专书有熊笏《中风论》,陈葆善《燥气总论》则为探讨燥气证治的专书。有关外感温热和温疫的专著,除叶、薛、吴、王四家外,尚有陈平伯《温热病指南集》、张泰《类伤寒集补》、雷丰《时疫论》、郭志邃《痧胀玉衡》、周扬俊《温热暑疫全书》、戴天章《广瘟疫论》、余霖《疫疹一得》、刘奎《松峰说疫》等。

(二) 杂病论治水平显著提高

叶桂、余霖、吴瑭、王士雄等除在温病诊治中取得重大突破,对内伤杂病的辨治也经验丰富。如叶桂从阳化内风立论治疗中风,提出久病入络说,强调"脾宜升则健,胃宜降则和""脾喜刚燥、胃喜柔润",倡导养胃阴一法,并发展了奇经八脉证治。张璐认为痢疾乃肠澼之属,"皆缘传化失司,津液受伤,而致奔迫无度",辨证以辨痢下赤白及辨身热为要点。徐大椿注重元气,提出元气存亡论,对临床有重要指导意义。王清任从元气亏损立论,较全面总结中风临床特点,创补阳还五汤益气活血、化瘀通络。王氏还根据瘀血部位及兼有气滞、气虚、热毒、寒湿、痰浊之不同,创制了以血府逐瘀汤为代表的系列活血化瘀方剂。王氏《医林改错》刊于道光十年(1830年),其中《亲见改正脏腑图》尤重解剖,提出"灵机记性不在心在脑"的脑髓说观点,对后世临床产生较大影响。晚晴名医张伯龙治疗中风主张养阴熄风,潜阳镇摄。王泰林以"肝气、肝风、肝火"为治肝之纲,对肝病证治的阐述颇得要领。程国彭认为消渴病机为燥热结聚,辨证治疗贵宜变通,不可一途而取。其治上消以二冬汤润肺兼以清胃,治中消以生地八物汤清胃兼以滋肾,治下消以地黄汤合生脉散滋肾,兼补其肺。唐宗海《血证论》提出止血、消瘀、宁血、补血大法,使血证治疗有了新的发展。费伯雄重视营血在人体中的作用,善用调营之法,不仅藉调营以治疗一般虚弱之症,而且许多急症、重症也以调营为主要治疗方法。另外,徐大椿、陈修园针对明代大力倡导温补的观点提出批评,反对辛热峻补。伤寒温病两大学派的争鸣,丰富和深化了中医外感热病学内容,提高了内科诊疗水平。

(三)注重传染病防治

清代防治瘟疫、霍乱、麻风病有重大进展。杨璿撰《伤寒温疫条辨》区分伤寒与瘟疫的不同,叶桂主张以卫气营血为纲辨治外感热病,吴瑭强调以上、中、下三焦为纲统论温热、湿热与温疫,余霖倡用石膏重剂治疗瘟疫,这些认识都对后世影响极大。王士雄的《随息居重订霍乱论》记载了霍乱流行与人烟密集、交流频繁、卫生环境恶劣尤其是水源污染有关,并对古今霍乱进行鉴别区分。徐子默的《吊脚痧方论》详细分析了霍乱的临床表现与流行特点,强调勿固守古法治疗霍乱,否则"百不救一"。萧晓亭的《疯门全书》乃麻风病专著,详论了麻风的病因病机、传染途径、临床表现、防治方法及预防措施,与明代沈之问《解围元薮》、薛己《疠疡机要》合称"中医麻风三大专著"。另外,清代积极推广种痘以预防天花,并设置"查痘章京",对天花患者进行迁移隔离,防止天花流行。

(四)倡导内病外治

外治法方便易行,不伤脾胃。同治三年(1864年),清代吴师机撰成《理瀹骈文》,为外治法专著。其倡导"内外治殊途同归之理","外治之理即内治之理,外治之药亦即内治之药",指出内治与外治所不同者仅是给药方法和途径而已。他以敷膏为主,并以点、搐、熏、擦、熨、烙、掺、敷等佐之,不仅继承古法,又有所创新。如治"伤寒外治于热邪传里",有黄连水洗胸法、皮硝水拓胸法等;治"有心病神不归舍者……以《准绳》牛心方加减制膏贴之,其外越之神自敛";治"有心病不寐者……以《千金》龟版方加减制膏贴之,其阴气复即瞑"。在内病外治中,吴师机同样注重辨证论治,强调"先求其本",从三焦分治。所谓"求本"就是"明阴阳,识脏腑",以审阴阳、察四时五行、求病机、度病情、辨病形作为外治法必须遵循的原则。在具体辨证时,则以上、中、下三焦分治为提纲,头至胸为上焦,胸至脐为中焦,脐至足为下焦,三者"皆以气为贯,上焦心肺居之,中焦脾胃居之,下焦肝肾、大小肠、膀胱居之"。治上焦之病,以药研细末,口畜鼻取嚏发散,为"第一捷法";中焦之病,以药切粗末,炒香,布包缚脐上,为"第一捷法";下焦之病,以药或研或炒,或随证而制,布包坐于身下为"第一捷法"。根据吴氏经验,上用嚏、中用填、下用坐,尤捷于内服。显然,这种"意在补前贤内治之所不及"的方法,确有临床价值,成为内伤杂病治疗的有效补充。

三、外科与伤科

清代出现许多外科与伤科著作,对外科疾病的认识水平不断提高,诊疗方法日益丰富,内外并举,手法配合器具,扩大手术范围。顾世澄《疡医大全》、祁坤《外科大成》、王维德《外科证治全生集》、高秉钧《疡科心得集》、高文晋《外科图说》、马培之《外科传薪集》、余景和《外证医案汇编》，以及吴谦《医宗金鉴·正骨心法要旨》、江考卿《伤科方书》、胡廷光《伤科汇纂》等著作，都反映当时外、伤科的学术成就。

（一）《外科大成》

撰者祁坤(1610—1690年)，字广生、愧庵，号生阳子，山阴(今浙江绍兴市)人。幼而聪敏，精外科，曾为御医，任太医院院判。康熙四年(1665年)，撰《外科大成》4卷，载有外科病证358种，论述痈疽病因、证治、脉法、经络、针、砭、灸、烙等治法，辨证始末、施治次第等要诀，以及肿疡溃疡应用方药、调理、禁忌、预后等。指出失荣、舌疳、乳岩、肾岩翻花是疡科四大绝症。认为"疮疡虽曰外科，而其本必根于内……近之世，重内而轻外者，由近之医弃内而治外，是舍本而从末也"，颇为有理。该书介绍的外科脓肿切开引流理论原则和医疗技术，在当时达到了很高的水平，是外科正宗派的代表著作之一。《医宗金鉴·外科心法要诀》即以该书为蓝本编纂，足见其学术影响之大。

（二）《外科证治全生集》

撰者王维德(1669—1749年)，生卒年代不详，字洪绪、林洪，号林屋散人、定定子，吴县(今江苏苏州市吴中区)人，出身三代中医世家，幼承家学，通晓内、外、妇、儿各科，尤擅疡医。于乾隆五年(1740年)撰成《外科证治全生集》，简称《外科全生集》，将外科病证分为阴、阳两类，以阴阳辨证为纲，辨外证寒热虚实。主张治疗痈疽"以消为贵"，治痈当清火败毒，消肿止痛；治疽当开腠理，散寒凝，并"以托为畏"，惟已溃之痈，方可托毒外达，已溃之疽用"温补排脓，兼通腠理"。王氏最重阴疽之治，创立阳和通腠、温补气血的治则，倡用家传秘方阳和汤治疗阴疽，"非阳和通腠理，何能解其寒凝"。其他治痈疽顽证的秘方有犀黄丸、醒消丹、小金丹、子龙丸、阳和解凝膏等，沿用至今。该书为外科全生派的代表著作。但其反对用刀针和腐蚀药，则有失偏颇。

（三）《疡科心得集》

撰者高秉钧(1755—1827年)，字锦庭，号心得，锡山(今江苏无锡市)人。于嘉庆十年(1805年)撰成《疡科心得集》3卷，附方3卷。该书吸取各家之长，从阴阳、寒热、表里、虚实、气血、标本阐发外科疾病，强调辨证施治，载有内外治方260首。高氏立论以类证鉴别为特点，将类似病证列为一论，对后世中医外科鉴别诊断，颇有影响。高氏推崇陈士铎"阳毒可以攻毒，阴毒必用补正"等说，提出"毒攻五脏说"等观点，如疔毒走黄内服紫雪丹、至宝丹、犀角地黄汤，外用夺命丹等。该书论述详尽，辨治精细，是外科心得派的代表著作。

（四）《医宗金鉴·正骨心法要旨》

主编吴谦，于乾隆七年(1742年)撰成《正骨心法要旨》4卷，系《医宗金鉴》87～90卷。该书内伤辨治以薛己《正体类要》为宗，外治突出手法、器具等。在总结前人论治经验基础上，把整骨手法归纳为摸、接、端、提、按、摩、推、拿。提出"跌仆损伤，虽用手法调治，恐未尽得其宜，以致有治如未治之苦""制器以正之，用辅手法之所不逮"，强调外固定治疗骨折的重要性。列举腰柱、通木等10种整复与固定器具。载图27幅，载方91首，图文并茂，简明易悟。该书作为清太医院教本，流传甚广，对后世伤科发展起到较大作用。

四、妇产科

清代妇产科有了进一步的发展，有关调经、止带、种嗣、保胎、生产、产后护理等著作增多，如傅山《傅青主女科》、吴谦等《医宗金鉴·妇科心法要诀》、亟斋居士《达生篇》、萧壎《女科经论》、单南山《胎产指南》、唐千顷《大生要旨》、张曜孙《产孕集》、潘蔚《女科要略》以及《萧山竹林寺女科》等。

(一)《傅青主女科》

撰者傅山(1607—1684年),字青主,号公它,别号石道人、朱衣道人,明末清初太原(今属山西)人。博学多才,精通经史诸子,工于诗文书画,擅医,著述甚多。《傅青主女科》2卷,成书于康熙十二年(1673年)。上卷分带下、血崩、鬼胎、调经、种子5门,计38篇、39证,载41方;下卷分妊娠、小产、难产、正产、产后5门,计39篇、41证,载42方,后附《产后编》2卷。傅氏重视脏腑、气血、经络理论,继承前人学术经验,又有发挥,常以健脾益气、调肝养血、补肾填精、培补气血等为法。其论述简明扼要,制方严谨,用药纯和,切实可用,如血崩用固本止崩汤,瘀血阻络用逐瘀止血汤,肝气郁结用平肝开郁止血汤,房事不当用固气汤,不孕用开郁种玉汤,创完带汤、易黄汤治疗虚寒与湿热带下,用生化汤加减治疗产后诸病,并总结"产后用药十误",至今广为流传。也有学者认为,该书系托名傅氏之作。

(二)《医宗金鉴·妇科心法要诀》

《妇科心法要诀》6卷,为《医宗金鉴》的妇科部分。内容包括调经、嗣育、胎前诸证、生育、产后、乳证、前阴诸证、杂证等,均从病因病机、症状、诊断、方药等加以论述,论后汇方。该书所论都是妇女常见病的证治要领,编成七言歌诀,附加注释,理法方药,简明扼要。该书流传甚广,颇为后世医家重视。

(三)《达生篇》

《达生篇》又名《达生编》,撰者亟斋居士,刊于康熙五十四年(1715年),3卷。总结唐宋以来保胎、临产要旨,产后调理经验,对胎前产后诸病证治尤其如难产作了详细阐述,并提出临产六字真言:"睡,忍痛,慢临盆。"对指导产妇按产程分娩具有十分重要意义,民间流传颇广。该书所载保胎神丸、保胎丸、神效达生散、济生汤、催生如意散等是治疗小产、难产的有效方剂,迄今仍不失临床应用价值。

这一时期,浙江萧山竹林寺妇科颇为盛名,竹林寺妇科传至清代道光年间(1821—1850年)已有1 500多年历史。第92世莲尘师徒行医济世,卓有声望,名闻遐迩。1840年鸦片战争后,西方医学大量输入,对中医妇科也有一定影响,如道光三十年(1850年)沈尧封所撰《女科辑要》,书末就附有合信氏《全体新论》。

五、儿科

清代儿科发展较快,儿科理论日臻完善,诊断方法进一步提高,儿科专著大量涌现。如夏禹铸《幼科铁镜》、吴谦等《医宗金鉴·幼科杂病心法要诀·痘疹心法要诀·幼科种痘心法要旨》、谢玉琼《麻科活人全书》、陈复正《幼幼集成》、沈金鳌《幼科释迷》等,在其他综合性医书中也有儿科专论。

(一)《幼幼集成》

撰者陈复正(约1736—1795年),字飞霞,罗浮山(今属广东惠州)人。陈氏有感于前人论治小儿疾病多有错误,"乃取前代之说,存其精要,辨其是非",于乾隆十五年(1750年)撰成《幼幼集成》6卷。该书推崇钱乙学说,概述小儿生理、病理、诊断、治疗,载有常见小儿病证40余种,医方、外治方520余首。该书反对"小儿为纯阳之体"之说,认为肆用寒凉,伤脾败胃,贻祸无穷。陈氏将以往所称急惊风、慢惊风、慢脾风者,分别改称为误搐、类搐、非搐,反对一概称为惊风,因为致搐病因有外感、杂病与脾虚之分。从"小儿脏腑未充则药物不能多受"观点出发,介绍和创立不少小儿外治法,诸如按摩、热敷、贴药、针挑、刮痧、掩脐等。陈氏重视指纹望诊,主张以"浮沉分表里,红紫辨寒热,淡滞定虚实",颇有影响。《幼幼集成》是后世儿科重要的参考书。

(二)《麻科活人全书》

撰者谢玉琼,字崑秀,号朴斋,安城(今属广西西宁市宾阳县)人。谢氏有感于小儿夭折于麻疹者甚多,遂专心岐黄,广泛搜集有关麻疹证治论述,参以已验,于乾隆十三年(1748年)辑成《麻科活人全书》4卷,末附有医案。该书博采诸家精华,医理与临证相参,有独创新解与卓见。详述麻疹病因病机、临床表现、分类、与痘疮鉴别、治疗方药、吉凶顺逆与转归,指出麻疹"多带时行",强调其传染性。麻疹初期治疗拟用散发透疹的宣毒发表汤、葛根解肌汤,后期可用生地骨皮汤,还分别论述烦躁、谵语等17种证治。该书条分缕析,立法选方得当实用,备受后人推崇。

这一时期,儿科治疗比较重视推拿疗法,并出现不少小儿推拿专著,如熊应雄《小儿推拿广意》、张振鋆《厘正按摩要术》等。

六、五官科

清代喉科发展迅速,曾独立成科,嘉庆二年(1797年)又将口齿科并入,同治五年(1866年)改为口齿咽喉科。由于白喉、喉痧(即猩红热)等传染病流行,死亡率较高,因而许多医家致力于喉科研究,著作达百余种,主要有尤乘《尤氏喉科秘书》、张宗良《喉科指掌》、郑宏纲《重楼玉钥》、沈善谦《喉科心法》、郑麈《喉科秘钥》、张绍修《时疫白喉捷要》、夏春农《疫喉浅论》、李纪方《白喉全生集》、耐修子《白喉治法忌表抉微》、陈葆善《白喉条辨》、朱翔宇增补《喉症全科紫珍集》等,尤以《重楼玉钥》对后世影响最大。

(一)《重楼玉钥》

撰者郑宏纲(1727—1787年),字纪元,号梅涧、又号雪萼山人,歙县(今安徽黄山市)人。幼承家学,阐发喉科理论,总结诊治经验,于乾隆三十三年(1768年)撰成《重楼玉钥》2卷,后经其子郑枢扶整理补充后于道光十九年(1839年)刊行。上卷17篇,首论咽喉结构及生理病理,继述36种"喉风",包括咽喉、口腔、中耳、乳突等疾病,每一病证述其证候特点、病情演变、施治用药,方药包括内服外用。卷末,首次阐述喉间发白(类似白喉)的病因病机,"属少阴一经,热邪伏其间,盗其肺金之母气",并立治则。下卷39篇,专论各种喉风病证的针刺疗法。该书具有很高的临床价值,创制的"养阴清肺汤"治疗白喉疗效显著,迄今仍为临床所用。

(二)《喉症全科紫珍集》

燕山窦氏(佚名)撰,朱翔宇增补,约成书于嘉庆九年(1804年),2卷。上卷载窦氏、孙思邈等医家对咽喉病的论述,次列紫珍要语,论述口舌病与咽喉病的辨证治疗大法等,并详述喉口72证。下卷记载梅花点舌丹等喉科常用验方20首,后录秘传紫珍经验良方,涉及吹、敷、漱等多种剂型。该书是窦氏几代临证经验总结,博采先贤精辟之论;再经朱氏积40年经验增补,故对喉科病证论述详全,治法多样,被后世誉为喉科经典而广为流传。

喉科的长足发展也促进口齿科的进步,对口齿病的认识、预防和治疗方面都有较大进展。如《喉科杓指》对舌疳(舌癌)的形态、症状表现及预后,认识已比较清楚。《理瀹骈文》汇萃口齿病的多种外治方法。清代重视刷牙,对于保持口腔卫生、减少口腔疾患具有重要意义。

七、眼科

清代眼科独立成科。在清前期和中期,眼科发展较快,学术上颇有成就,主要表现在重视眼病的整体论治,对前代眼科病证的修正补充,金针拨障术趋于成熟,出现不少眼科专著,如黄庭镜《目经大成》、顾锡《银海指南》、王锡鑫《眼科切要》、陈国笃《眼科六要》等。

(一)《目经大成》

撰者黄庭镜(1704—?年),字燕台,自号不尘子,闽中滩川(今福建三明市建宁县)人。他博览群书,潜心眼科。总结前代眼科成就,并结合己见,于乾隆六年(1741年)撰成《目经大成》3卷。该书一名《不尘子笔乘》,又名《目科正宗》。该书首载五轮八廓分属定位,针割钩烙图式用法等图表11幅,医论45篇,对六淫七情、阴阳水火、脏腑气血等理论详加研究。同时,专述病治,将病因分为12类,病证辨为81个,并仿张介宾"八阵"体例,分阵以统眼科常用方剂229首。该书对胬肉攀睛、黄液上冲等眼病和手术操作、术后护理等都作详细阐述,总结出审机、点睛射覆等针拨8法,确立眼科手术操作规范,故具有很高学术价值。

(二)《银海指南》

撰者顾锡(1752—1812年),字养吾,吴兴(今属浙江湖州市)人。嘉庆十四年(1809年)撰成《银海指南》4卷,详述五轮八廓、六气七情与眼病之间的关系,就脏腑主病及伤寒、中风等16种病证兼目疾进行辨证论治,收载眼科方186首,医案170余例。该书从病因、脏腑等眼病病机加以阐发,以"气病论""血病论"等详述各种病机所致眼病之性质、部位、主证、治疗方法。顾氏治疗目疾,注重药物外治,不赞成手术。内治则强调治必求于本,遣方用药注重补益肝肾,反映中医整体观在眼科中的应用。其施治灵活,不拘成方,颇有特色。

另外,《医宗金鉴·眼科心法要诀》列有五轮八廓图及图解,其八廓以六腑与命门包络相配,将脏腑所属部位标记轮廓名称,又以三因学说阐述眼科病因,列有内障24证,外障48证,补遗10证。该书除外治方外均以七言歌诀撰就,并附注释,收载内外治处方113首,有一定学术价值。张璐《张氏医通·七窍门》载"金针开内障论",详细讨论圆翳内障(白内障)病因、症状、针拨内障的适应证、具体操作方法及注意事项,在眼科颇有影响。

八、针灸

清代针灸发展趋于缓慢,雍正、乾隆、光绪年间曾多次铸造针灸铜人,并编纂《医宗金鉴·刺灸心法要诀》。道光二年(1822年),朝廷颁布取消太医院针灸科法令,阻挠、延缓了针灸的发展。这一时期有韩贻丰《太乙神针心法》、范毓奇《太乙神针》、李守先《针灸易学》、李学川《针灸逢源》、廖润鸿《针灸集成》、吴亦鼎《神灸经论》、孔广培《太乙神针集解》等针灸理论与临床著作出现,反映在腧穴理论研究、针刺操作手法等方面的进展。

(一)《医宗金鉴·刺灸心法要诀》

《刺灸心法要诀》8卷,系《医宗金鉴》的针灸部分,比较系统地介绍了九针、针刺手法,特定穴及其主治,十二经脉及其所属腧穴,十四经要穴定位和针灸方法以及禁忌等。该书记述360个穴名,以歌诀体裁写成,并配以图解。总结归纳进针、温针、指循、摄法、退针、搓针、捻针等操作方法及20

余种复式手法,使腧穴应用更加具体。因为是清代钦定医学教材,故对针灸的传授、普及起有较大作用。

(二)《针灸逢源》

撰者李学川,字三源,号邓尉山人,吴县(今江苏苏州市吴中区)人。李氏摘要汇纂历代针灸文献,总结前人理论与实践,并结合自己的临证经验,阐释经穴命名含义,考订、规范十四经腧穴位置,归纳腧穴主治要诀,强调辨证取穴,主张针、药、推拿并举,用灸治疡,于嘉庆二十年(1815年)撰成《针灸逢源》6卷。该书所确定的361个经穴为明代《针灸大成》之后的又一次总结,制订的经穴位置影响至今。该书内容全面,颇有临床价值,为清代针灸诸书中值得称道者。

九、推拿

清代推拿有较大发展,在继承明代基础上,进一步总结推拿疗法理论与手法,绘制图谱。推拿术广泛应用到正骨治疗、儿科疾病及养生康复,并形成点穴推拿、一指禅推拿、内功推拿等学术流派。出现一些专著,如熊应雄《小儿推拿广意》、骆如龙《幼科推拿秘书》、张振鋆《厘正按摩要术》、夏云集《保赤推拿法》、汪启贤《动功按摩秘诀》等。

(一)《小儿推拿广意》

撰者熊应雄,字运英,四川东川(今划归云南昆明市东川区)人。熊氏总结前人推拿论述与经验,并将推拿理论与小儿生理特点相结合,撰《小儿推拿广意》3卷,刊于康熙十五年(1676年)。上卷总论推拿之理与儿科疾病诊断方法,并附推拿手法图说20余幅;中卷分述儿科常见病证推拿疗法;下卷附录180余首常用内服、外治方剂。该书图文并茂,通浴易懂,流传颇广。

(二)《厘正按摩要术》

撰者张振鋆,字筱衫,宝兴(今属江苏扬州市)人。于光绪十四年(1888年)在明代周于蕃《小儿推拿秘诀》基础上,增补完成《厘正按摩要术》4卷。该书注重小儿望诊,并提倡胸腹按诊法,立按、摩、掐、揉、推、运、搓、摇八种手法,详述推拿取穴原则,强调辨证与循经取穴的关系,并重点阐述24种常见小儿疾病的推拿手法治疗。书中对各种手法均绘图说明,为临床医家所称道,影响深远。

另外,清代重视推拿养生,自我按摩流行,多采用擦面、揩鼻、梳发、弹耳、摩腹、搓足、运目、摇指、齿叩等法以养生防病。

第七节 养 生

清代养生得到进一步发展,老年养生著作增多,养老与养生结合,注重饮食与食疗,推拿与气功广泛应用于养生。清王朝多次举办"千叟宴",对促进老年保健起到积极作用。较著名的有尤乘《寿世青编》、曹庭栋《老老恒言》、汪昂《勿药元诠》、张映汉《尊生导养编》、石成金《长生秘诀》、王士雄《随息居饮食谱》等。

一、《寿世青编》

撰者尤乘,字生洲,号无求子,吴县(今江苏苏州市吴中区)人。先儒后医,师承李中梓,于康熙六年(1667年)撰《寿世青编》2卷。该书阐述饮食起居、四时调摄、调养五脏、病后食疗等养生方法,提出清心寡欲、修养性情是"却病良方、延年好法"。辑录老子、庄子、《内经》、孙思邈等各家养生论述,如《修养余言》引用孙思邈的"发宜多梳,面宜常擦,目宜常运,耳宜常弹,舌宜低腭,齿宜常叩,津宜常咽,背宜常暖,胸宜常护,腹宜常摩。谷道宜常撮,足宜常擦涌泉,一身皮肤宜常干浴"。该书所载"十二段动功"和"小周天法",为后世养生著作所引用,在民间流传甚广。

二、《老老恒言》

撰者曹庭栋(1700—1785年),字楷人,号六圃,别号慈山居士,嘉善(今属浙江嘉兴市)人。曹氏采集300多种医籍及经、史、子、集有关养生之论,结合本人养生和长寿经验,于乾隆三十八年(1773年)撰成老年养生专著《老老恒言》5卷。该书阐述了老年日常养生诸法,分安寝、晨兴、饮食、散步、夜坐、导引等34项,并编制粥谱100种,对后世产生重大影响。

这一时期,郑官应的《中外卫生要旨》除论述中国古代养生外,还介绍国外有益健身之方法,别有特色。

第八节 中西医汇通思潮

17世纪后,随着西方医学在中国的传播,不同思维体系指导下的中西医学产生了冲突与碰撞,如何对待中西两种医学的关系?中医学应何去何从?成为客观存在的现实问题。

一、西方医学的传入

清代,西方的解剖学、生理学、药物学与治疗方法通过传教士不断传入中国,尤其是道光二十年(1840年)之后,西方传教士在我国开设诊所和医院,建立制药厂,开办医学校,翻译医书和出版医学刊物,这些举措促进了西医在我国的传播与发展。

(一)开设诊所和医院

1820年,英国传教士罗伯特·马礼逊(Robert Marrison)和李文斯敦(Living Stone)在澳门开办了第一个诊所。1835年11月,美国传教士彼得·伯驾(Peter Parker)在广州开设眼科医局,后发展为"博济医院"。该医院一直存在到1949年,成为在华历史最久的教会医院。至1848年,广州、福州、厦门、宁波、上海5个通商口岸全部建立了教会诊所或医院。1900年以前,外国教会医院规模不大。据1938年《基督教差会世界统计》记载,到1937年止,在华英、美基督教会所办的医院共300所,病床约21 000张,小型诊所约600处。同时美国天主教也在江西、广东、湖南、湖北等地开设了医院,还有一些属英美合办。

(二)开办医学校和吸引留学生

1866年,第一所教会医学校"博济医学校"由美国医药传道会在广州建立。1883年,苏州医院医学校(1894年改为苏州医学院)建立。1901年"辛丑条约"签订后,基督教会医学校迅速增加,其中著名的如1902年在广州成立的夏葛女子医学校,1906年由伦敦教会等联合创办的北京协和医学校,该校后经美国洛克菲勒基金会接收并改组为协和医学院,成为当时得到中国政府承认的最大的教会医学院。其他还有长沙的湘雅医学院、上海震旦大学医学院、成都华西协和大学医学院等。

黄宽(1829—1878年)是我国清王朝第一个留学的医学生。黄氏为广东香山(今中山市)人,年幼时父母双亡,家境贫困。1841年,他来到澳门,在马礼逊学堂读书,后前往美国,得文学士学位,1850年赴英国入爱丁堡大学专攻医科,获医学博士学位。回国后在在香港、广州等地开诊所,并在广州博济医院从医与开展教学工作。1908年,美国将赔付美国庚子赔款的半数作为中国留学生赴美之用,留美学生显著增加。"辛丑条约"后,大批学生到日本及欧洲各国留学。1907年,清政府与日本订立了接收中国留学生的办法,短期内去日本的留学生达到万人以上。这一时期,留学生对西方医学知识展开学习并回报祖国,促进了西方医学在我国的传播。

(三)翻译医学书和出版医学刊物

随着西医学的传入和西医医院、医学校的建立,传教士医师也开始翻译西医书籍,包括基础与临床各科内容。1851年,英国传教士合信(Benjamin Hobson)编译了《全体新论》,这是近代传教士向中国介绍的比较系统的西方医学著作。合信还先后编译了出版了《西医略论》《内科新说》《妇婴新说》《博物新编》,合称《西医五种》。美国传教士医生嘉约翰(John Glasgow Kerr)编译了《内科全书》《病症名目》《西药名目》等20余种医书。英国傅兰雅(John Fryer)也译有《化学卫生论》《西药大成》《内科理法》等。1859年,美国传教士在上海建立了"美华书馆",出版了许多译成中文的医书。从19世纪50年代到辛亥革命前,有100余种外国人译著的西医书籍在我国流传。

传教士除翻译医书外,还编辑中外文医刊,如博济医院的《西医新报》《博医会报》等。这些译著和期刊的出版,对传播西医知识发挥了重要作用。

二、中西汇通思潮代表人物

这一时期部分中医医家对西方医学进行研究,出现了一种具有改良主义思想的中西汇通思潮,其认为中西医各有所长,主张将中西两种医学融和汇通,如汪昂、赵学敏、王学权、陈定泰、朱沛文、唐宗海等。陈定泰重视解剖,汇通中西;唐宗海率先明确提出中西医"汇通"概念;朱沛文主张中西医要通其可通,存其互异。这些医家从不同角度对中西医汇通进行大胆探索,为推动近代中医药的发展作出一定贡献。

(一)陈定泰

陈定泰,字弼臣,号碧云真人,新会(今广东江门市)人。出身中医世家,自幼好学,弱冠后留意医学,重视解剖研究。他参考王清任《医林改错》和西医脏腑图谱模型,观摩西医手术,采用"合璧式"中西汇通研究方法,道光二十四年(1844年),在《医林改错》基础上编纂《医谈传真》4卷,以补充王氏不足。其孙陈珍阁受其影响,矢志于中西汇通研究,赴南洋学习西医,后绘制解剖图谱《医纲总枢》,脏腑形态结构多采西说,功能取中医定论,若中西医观点对立不能圆通者则各述其理。

(二) 唐宗海

唐宗海(1846—1897年),字容川,彭县(今属四川成都市)人。聪敏好学,曾中进士,因家人患病自览方书治愈而留心中医。治学主张博采众长,擅长治疗血证,并认真研究传入中国的西方医学,首先提出"中西汇通"概念,寻找中西医学术汇通途径,提出"因摘《灵》《素》诸经,录其要义,兼中西之说解之,不存疆域异同之见,但求折衷归于一是"的主张。光绪十八年(1892年),撰成《中西汇通医经精义》2卷,以弘扬中医。唐宗海另撰有《血证论》《伤寒论浅注补正》《金匮要略浅注补正》《本草问答》《医易通说》《医学见能》和《痢症三字诀》等。

(三) 朱沛文

朱沛文,字少廉,又字绍溪,南海(今属广东佛山市)人。出身世医,博览中西医书,主张"溯医源、参证候、习方药、研脉法",重视脏腑解剖,阐发中医基础理论,倡导中西汇通,1892年撰《华洋脏象约纂》3卷,又名《中西脏腑图象合纂》《华洋证治约纂》。认为中西医"各有是非,不能偏主;有宜从华者,有宜从洋者";中医"精于穷理,而拙于格物",但"信理太过,而或涉于虚";西医"长于格物,而短于穷理",但"逐物太过,而或涉于固"。强调汇通中西当以临床验证为标准,求同存异,"应通其可通,而并存其互异"。认为西医对脑的论述详备,可补充中医之不足,但中医对脑与肾关系的论述却是西医所不及,其对命门、精宫、真阴、真阳的阐发更体现出中西汇通思想。

第九节 中外医药交流

清代,从17世纪中叶至19世纪初,中国与国外医药交流主要集中在中医药书籍、针灸、药物、人痘接种术的传出等;而19世纪后,则是西方医学对中国的输入及产生了深远影响。

一、中朝医药交流

清代,中朝医药交往比较密切,康熙帝多次派遣太医给李朝景宗王治病,并向朝鲜赠送《赤水玄珠》《医学正传》《万病回春》《医学入门》等医籍,传授种痘技术。朝鲜向中国赠送许浚《东医宝鉴》,李景华《广济秘笈》、康命吉《济众新编》、黄度渊《医宗损益》、具宅奎《增修无冤录》等医书也渐传到我国。

二、中日医药交流

清代,我国与日本的医药交流有新的发展。龚廷贤弟子戴笠(字曼公)清初到日本,将其医术及种痘方法传给池田正直、高天漪、北山道长等。金华陈明德、杭州陆文齐、苏州吴载南和陈振先、福建朱来章等先后到日本行医。同时,日本学者多纪(丹波)元简所撰的《素问识》《灵枢识》《伤寒论辑义》《金匮玉函要略辑义》,丹波元胤的《医籍考》(又名《中国医籍考》),丹波元坚《伤寒论述义》与《金匮要略述义》,山田正珍《伤寒论集成》等又传到中国,对研究《伤寒论》和《金匮要略》起到积极作用。

三、中国与欧洲国家的医药交流

中欧医药交流主要通过西方传教士将中医传到欧洲。这一时期,欧洲出版了较为丰富的有关脉学、药物学、针灸学著作,或在介绍中国的书籍中有所涉及,如吉尔弗西斯(Geifusius, R.W)的《灸术》、卜弥格(Michel Boym)的《医钥和中国脉理》、哈维耶的(Harvieu, R.P)《中医秘典》、克莱尔的(Andrans Cleyer)《中国医法举例》(包括中医脉学、舌苔与289种中药,附有经络与脏腑插图)、盖合玛(Cehema, J.A.)的《应用中国灸术治疗痛风》、皮尔松(Peamon)的《中国医学史》等,促进中医药在欧洲各国的传播。杜赫德(Du Halde)根据传教士寄回欧洲的材料撰写《中国及鞑靼中国的地理、历史、王朝、政治情况全志》(简称《中国全志》),其第2卷介绍若干中药,第3卷节译《脉诀》《本草纲目》《神农本草》《名医别录》《陶弘景本草》《医药汇录》等,在欧洲影响颇大。

此外,我国与越南、印度和阿拉伯国家和地区的医药交流也较频繁,尤其通过贸易大量进口苏木、胡椒、槟榔、乳香、檀香、冰片、肉豆蔻、丁香、降香、胖大海等,以满足临床需要。越南医家撰写的《海上医宗心领》《南药考辨》《南药神效》等书也载录了中医药内容。

拓展阅读文献

1. 孟庆云.试论清代朴学对中医学的影响[J].成都中医学院学报,1985,(1):32-33.
2. 杨光,王德深.清代针灸学著作的种类及特点[J].中国针灸,1990,(5):40-43.
3. 赵伦和,冯涛.清代汉学与中医学[J].中医药学报,1994,(4):8-12.
4. 姜永平.清代伤寒书目著录评析[J].中医文化杂志,1996,(2):3-5.
5. 许敬生,许振国.清儒研究《内经》的方法与成就[J].南京中医药大学学报(社会科学版),2000,(1):37-40.
6. 严世芸,张志枫.清代学术思潮对中医脉学的影响[J].上海中医药大学学报,2000,14(2):12-15.
7. 张志枫.清代经学对中医学的学术影响[J].中医文化,2004,(1):12-15.
8. 刘景源.明清时期中医疫病学与温病学的形成与发展(上)[J].中国中医药现代远程教育,2004,(1):31-34.
9. 刘景源.明清时期中医疫病学与温病学的形成与发展(下)[J].中国中医药现代远程教育,2004,(2):27-30.
10. 郝先中.清代中医界对西洋医学的认知与回应[J].南京中医药大学学报(社会科学版),2005年3月第6卷第1期:37-40.
11. 万芳,张燕洁.清代中医文献特点与医学发展[J].中华中医药杂志,2009,24(4):422-425.
12. 单丽.清代霍乱病因认知(1820—1911年)——以中医和地方文化为中心的考察[J].地方文化研究,2014,(12):1-10.

第九章 民国时期的中医学

（公元 1912 年—公元 1949 年）

导学

本章主要介绍民国时期的医事制度和中医教育，经典著作研究，本草学、方剂学、临证各科的成就，以及学术团体的组建与中医刊物的出版刊行。

1. 掌握中医教育、中医救亡图存、中医学术团体及中医学术期刊对中医学术发展的重要意义。
2. 熟悉本草学、方剂学、临证各科的代表著作和成就。
3. 了解中医出版、中西汇通对中医发展的影响。

1911 年辛亥革命推翻清王朝，1912 年建立中华民国。其中 1912—1927 年称之为"北洋政府"期，1927—1949 年称之为"国民政府"期。从 1912—1949 年，中国社会经历了五四运动、抗日战争和国内革命战争等重大事件，思想文化经受着传统和现代的碰撞与震荡。社会文化各个层面的剧变对传统中医学的发展带来了深远的影响。

民国时期中西医学并存，西方医学传入我国后发展迅速，逐渐形成近代卫生行政检疫制度和管理模式，而中医药的发展则面临前所未有的挑战。政府当局数次企图废止中医药学，先有北洋政府教育系统"漏列中医案"，后有南京国民政府中央卫生委员会通过"废止旧医案"。有些名人政要对中医持批评或否定态度，影响较大。在这种特定历史背景和异常艰难的情况下，中医药界空前团结，先后多次掀起抗争运动，捍卫中医合法的教育权和行医权。抗争活动促使政府采取措施，设立中央国医馆，颁布《中医条例》，组织中医师考试、检核。中医药界通过创办中医教育、建立附属医院、组织学术团体、出版医药期刊等，革新图强，谋求发展，使中医药学术体系完整传承下来，为中华人民共和国中医药发展奠定基础，成为近代医学史的重要事件。民国时期医学虽然中西并存，但中医药学在医疗卫生保健中仍然起着重要作用。在传染病防治、临床各科诊治、药物学与方剂学研究、经典著作研究和医籍刊行等方面取得重要进展。名医有张锡纯、何廉臣、丁甘仁、张寿颐、裘吉生、丁福保、恽铁樵等。

第一节 医事制度

北洋政府时期，中医归属内政部管理，1922 年颁布《管理医师暂行规则》与《管理医士暂行规则》,法规中按照教育程度将医生分为"医师"和"医士"两类。由于北洋政府教育部一直不予承认中医学校,因此中医实际上只能申领"医士"执照。《管理医士暂行规则》第三条第二款明确提出"在中医学校或中医传习所肄业三年以上,领有毕业文凭者",并年满25岁,可申领医士执照。1925年内政部又公布《中医营业执照暂行规则》,作为补充,其中提到"在医士考试未举行之前,关于中医之开业,适用本规则",同样表明中医只能申领医士证书。申领证者须在30岁以上,并有三项资格之一者:"一、在各省区曾经立案之公私立中医药学校或传习所毕业,领有证书,或在本部立案之医药学会会员,有著作论文,经学会准许,并有学会证明书者;二、曾经各该地方警察厅考试及格,领有证明文件者;三、曾任官、公立各机关医员及官、公立医学校医科教员,或官、公立之医院医士三年以上,确有成绩及证明文件,并取得给照医师或医士三人以上保证者。"

国民政府时期,于1936年1月颁布《中医条例》,12月19日公布修正《中医条例》,把中医行政管理权从内政部转到卫生署。这是中国有史以来首部专门的中医法规。全文共10条,内容涉及中医师资格认定、中医执业管理、法律责任、义务与惩处等。其中最主要的是资格认证与执业管理两方面。《中医条例》充分考虑了中医的特殊性。中医除考试合格,还可以通过"甄别合格"获得资格。中医师即使没有学历证明,没有执业证明,只要其能证明拥有五年以上的中医从业经历,仍可取得中医师任职资格认定。《中医条例》是民国官方第一次以法律形式,承认中医的合法地位,确保中医的生存和发展,改变中医管理无法可依局面。

1930年1月成立考试院,1942年9月颁布专门职业及技术人员考试法,1943年9月22日公布《医师法》,包括中医师申请检核必具资格及中医执业医师考试问题。考试院于1946年11月、1947年10月、1948年12月分别进行三次全国性中医考试。

民国时期政局不稳,围绕中医废存问题争议不断,有关中医医政措施缺乏连续性。对中医师管理办法各地不一。如1931年9月广州市卫生局制定《修正取缔中医生章程13条》,1932年1月又修订为《修正管理中医生章程14条》;1935年4月北平市政府公布《考试医士(中医)暂行规则》,1936年10月又发布《修正北平市政府卫生局中医考试暂行条例》。

第二节　中医教育

民国时期的中医教育,是我国近代教育及近代医学教育不可缺少的组成部分。我国中医药界在极其艰难的过程中坚持办校,发展学校教育。北洋政府拒中医教育于教育法令之外,迫使中医界觉醒并奋起抗争,先后兴办一些卓有成效的中医学校。如1917年丁甘仁创办的上海中医专门学校,1919年张山雷创办的浙江兰溪中医学校,1924年卢梓川创办的广东中医药专门学校,1924年郑守谦创办的湖南明道医校,1925年恽铁樵创办的恽铁樵函授学校,1929年萧龙友、孔伯华创办的北平国医学院等。民国时期的中医办学教育,呈现了各种类型的教育形式,主要有中医专门学校(传习所)、中医函授(遥从)办学、业余教育(夜校)、讲习所、短训班等。

一、北洋政府时期的中医教育

北洋政府时期学制,主要仿照日本教学体制,而日本教学体制中的医学教育,系仿照德国体制。1913年1月,北洋政府教育部颁布大学规程令,医科类分医学与药学两门。医学门科目,设有解剖学等51科;药学门科目,设有无机化学等52科,都没有把中医药学列入其中。因此,北洋时期中医教育问题的焦点,是争取办学立案成功,列入学制系统。

当时上海神州医药总会余伯陶等人,与各地医学团体联系,得到19个省市医学团体响应,派代表参加"医药救亡请愿团"。1913年11月23日起程赴北京请愿,向教育总长汪大燮提交请愿书:"恳请提倡中医中药,准予另设中学医药专门学校,以重民命而顺舆情事。"岂料遭汪大燮拒绝,12月29日还公开发表拟废去中医中药的主张。代表们对此十分气愤,将请愿书重抄一份转送总统公府,阐述中医药必须提倡的5点理由:"借西医之解剖,以征中医之经验则可,废中医之经验以洵西医之解剖则不可……此考之学理,提倡之理由一也。""西人尚肉食,其脏腑坚而腠理密;华人尚谷食,其脏腑脆而腠理疏……此征诸禀赋悬殊,中医必提倡之理由二也。""求治于中医者尚十倍于西医之门……此征诸社会之心理,中医之必宜提倡之理由三也。""且就我国之现势论之,专重西医非有十万人不足以供全国之用……至速20年方能有成……此征诸我国之现势,中医之宜提倡之理由四也。""神州医药,富于天产……每邑发销20万元,合全国甚得四万万元……此征诸财政之关系,中药必宜提倡之理由五也。"请愿书义正词严,言之有理,提出八条具体措施,即设立中国医药书编辑社,开设医院,开设中医补习学校,规定诊查手续及方案程式,删补丸散膏丹暨各种药品,设立医药藏书楼、药品陈列所,编辑医学报等。北洋政府国务院1914年1月16日作出"除厘定中医学校科程一节暂从缓议外,其余各节,应准分别筹办"的批复。这次请愿的初步胜利,为以后各地中医学校立案成功奠定基础。

上海是我国近代中医教育主要发祥地之一,1915年丁甘仁、夏应堂、谢观等人发起筹办上海中医专门学校,丁甘仁《为筹建上海中医专门学校呈大总统文》说:"教育为国家之基础,医学实民命之攸关。"该校于1917年正式招生上课,谢观首任校长,所聘教师曹颖甫、丁福保、陆渊雷、黄体仁、余听鸿等,均有名望。1917年在浙江省药业公司支持下,浙江中医专门学校创办于杭州;1919年张山雷又创办兰溪中医专门学校,这两校都是比较规范的中医学校,直至1937年7月抗日战争爆发停办。1919年山西中医改进研究会创办山西医学传习所,是山西正式举办医学教育的开始。1924年卢乃潼在广州创办广东中医药专门学校,延续至1955年。

二、国民政府时期的中医教育

1929年7月,中医药界在上海中国医学院举行第二次全国中医教材编辑委员会会议,参加会议的代表来自广东中医药专门学校、广东光汉中医专门学校、苏州中医专门学校、浙江中医专门学校、兰溪中医专门学校、河南中医专门学校、无锡中医讲习所、上海中医专门学校、上海中国医学院、上海国医学院等。《召集会议公函》提出:我中医界处此存亡绝续之秋,自以整理学说广植人才为当务之急。兹经本会议决,组织编制学程委员会,通过中医学校教材编辑委员会规程。

1931年,中医界把中医学分为基础学科与应用学科两大类,并确立这两大学科下属的各门科目标准。基础医学之分科,暂定为解剖生理学、卫生学、病理学、诊断学、药物学(即本草学)、处方学、医学史;应用学科之分科,暂定为内科学(伤寒、杂病)、外科学、妇科学(产科学附)、儿科学(痘疹科附)、眼科学、喉科学、齿科学、针灸科学、按摩科学、正骨科学(金镞科附)、花柳科学、法医科学。学术之进步,随时代为转移,以上之标准,按照中医教学特点与世界医学发展趋势而定。

办学成为当时中医药界抗争的一种方式。据初步统计,民国时期全国各地的中医办学机构约219所,其中上海地区最多,约42所。其次为广州27所,福建22所,浙江19所,江苏19所,四川14

所,北京 11 所,河南 10 所,天津 9 所,山东 8 所,山西 4 所,广西 5 所,湖北 5 所,湖南、江西、辽宁各 3 所,安徽、贵州、甘肃、黑龙江、吉林、陕西各 1 所,9 所地方不详。从创办时间看,北洋政府时期约 45 所,南京政府时期约 171 所。民国时期有影响的中医院校如下。

1. 上海中国医学院(1927—1948 年)

王一仁、秦伯未等创办于 1927 年,1929 年 6 月由上海国医公会接办。首任校长章太炎,以后由秦伯未、包识生主持,1948 年 8 月停办。

2. 上海中医学院(1932—1948 年)

原名上海中医专门学校,1915 年由丁甘仁、夏应堂等筹办,并向北洋政府备案,1916 年创办中医学校,谢利恒任首任校长,办学宗旨为"昌明绝学,保存国粹"。1932 年改名为上海中医学院,学制 5 年。办学 32 年共有 30 届,培养毕业生 869 人,为上海乃至全国办学实践最长、造就名医最多、影响最大的中医学校之一。

3. 广东中医药专门学校(1924—1955 年)

1924 年 9 月 15 日学校正式开课,卢梓川任校长。学制 5 年,课程设置较全,体现"以研究中医中药为主,采择西医西药为辅,沟通交换,养成完全医药之人才,以注重实习,慎重民命,永保国粹"的教学理念。学校前后培养了 21 届,计 571 名毕业生,成为民国时期具有较大影响的高等中医学校。

4. 铁樵中医函授学校(1925—1936 年)

前身是由上海名医恽铁樵与国学大师章太炎以及其弟子张破浪共同组织"中国通函教授学社"。1925 年恽铁樵发表"创刊函授学校宣言"以张其名,阐述了办学宗旨"铁樵志在使中国医学日有进步,国粹学术不致凌替,并使铁樵苦心研究所得,普及全国,广传世人,以造就中医专门人才为宗旨"。

5. 上海新中国医学院(1936—1948 年)

1935 年 12 月筹建于上海,1936 年 2 月正式建校。首任校长朱南山,办学宗旨为"研究中国历代医学技术,融化新知,养成国医专门人才"。学制 4 年,学校课目设置较多引入西医课程,在当时的中医学校教育中以较多引入西医学内容,倾向中西汇通而著称。学校有较完备的理化实验室,附属医院有各种西医生化检验设备,前后共培养了毕业生 13 届 550 人。

6. 北平医药学校(1930—1950 年)

1930 年由北京中医界名宿创办。1931 年更名为北平国医学院,萧龙友任院长,学制 4 年,1944 年停办。1932 年春,施今墨等创立华北国医学院,学制 4 年,1950 年停办。

7. 中国针灸学研究社(1929—1935 年)

1929 年著名针灸大家承淡安在江苏吴县望亭创办了中国针灸学研究社,公开招收全国各地的学员,这是近代中医史上最早的针灸函授教育机构。研究社历时二载,因经费窘缺停办。1932 年研究社在无锡西水关堰桥复业,函授学员遍布海内外。1933 年社内附设实习科,招收各地社员进行针灸临床实习,1935 年创办中国针灸讲习所。

8. 厦门国医专门学校

1932 年厦门著名中医吴瑞甫发起创办了厦门国医专门学校,并报请中央国医馆备案。医校前后办了两期研究班、一期本科班,共有学员 140 多人,学员来自省内外及海外侨胞,遍及厦门、同安、龙溪、晋江、安溪、惠安、漳平、龙岩、莆田、连江、闽侯、香港、台湾、新加坡、菲律宾、印尼等地,声名传布海内外。厦门国专在其招生简章中明确宣扬:"以研究我国医学,融汇新旧学术,养成医药专门人才为宗旨。"反映了创办者汇通中西的理论。国医专校的各科讲义,系由校长吴瑞甫一手编纂。教材得到当时中医教育界的肯定。其讲义十五种,尤脍炙人口。张山雷曾在浙江兰溪中医专门学校学生毕业时致词,称吴瑞甫为医界贤哲,赞他的著作为伟论:"况迩来海内贤哲,多有伟论……如绍兴何君廉臣,同安吴黼堂……所望同学分袂之后,留意于当世名贤新著,则日知所无,获益奚止倍蓰。"

9. 中国医药高级讲习所

1939年在重庆创立,1940年春转为研究班,报名人数曾达400~500人。

10. 广西省立南宁高级中医职业学校(1934—1949年)

1934年,广西省政府分别在南宁、桂林和梧州三地成立广西省立南宁区医药研究所、广西省立桂林区医药研究所和广西省立梧州区医药研究所。这些学校虽名为"医药研究所",但实为中医学校,开中国近代公办中医教育之先河。1941年,南宁、梧州、桂林三所医药研究所合并,组成广西省立医药研究所。1945年,广西省立医药研究所改组更名为广西南宁高级中医职业学校,隶属于广西省政府,韦来庠任校长。学校办学经费由省政府拨发,在校学生每月也能得到省政府一定的资助。学校办学宗旨为"采用科学方法研究中国医学,改善疗病及制药方法,养成适应地方需要之医药人才",办学时间长达15年。

民国时期中医学校教育虽然出现过少数地方政府和地方割据势力资助的公立性质的学校,但大多数仍为民间办学性质,学校类型各异,各校有自己的办学思想,而学制规定、课程设置、教材使用均无统一规定。大多数中医学校办学时间不长,办学规模不大,有些仅一二年时间就关停并转。但亦不乏一些比较成功,在海内外具有一定影响的中医学校,其共同特点是,办学过程中勇于突破传统医学教育模式,在办学过程中吸取了近代西方教育的先进理念,借鉴西医学教育方式,有意识吸收一些西医教学内容,不断修正充实自我,使古老的中医学教育焕发出了新的活力。同时不屈服于北洋政府、国民政府对中医事业的压制政策,在一次次抗争中拓展了中医教育生存和发展的空间,闯出了一条中医办学的自强之路,为现代中医教育的形成和发展奠定了基础。

第三节 经典著作研究和医籍刊行

一、经典著作研究

(一)《内经》与《难经》的研究

民国时期有30多种研究《内经》与《难经》的著作,如张骥《内经药瀹》(1923年)、《黄帝八十一难经正本》(1937年)和《难经丛考》(1938年),秦伯未《读内经记》《内经类证》《内经知要注解》,均有一定学术价值。

(二)《伤寒论》与《金匮要略》的研究

陈伯坛《读过伤寒论》(1929年)和《读过金匮卷十九》(1940年),阐述张仲景《伤寒论》与《金匮要略》的关系,认为两者原为一书,论合卷亦合,分之则书亡,《伤寒》分卷不分门,《金匮》分门不分卷。曹颖甫《伤寒论发微》《金匮要略发微》(1931年),陆渊雷《伤寒论今释》《金匮要略今释》(1934年),均视两书为一体,对研究仲景学说和经方应用有独到见解。

二、中医药丛书、工具书

1. 编纂丛书

裘吉生编辑《三三医书》(1924年),共3集99种,取"医不三世,不服其药"及"三折肱知为良医"之典,题名"三三医书"。所辑包括内、外、妇、儿等临床各科,以及针灸、本草、方书、医案、医话、医论等各类医著。以明清两代较有影响的医学著作为主,并收入少数日本学者所撰"汉方医学"著作。所辑诸书大多篇幅短小,切于实用。

《药庵医学丛书》(1928年),为恽铁樵所撰医书之总名,包括《群经见智录》《伤寒论研究》《伤寒论辑义按》《温病明理》《保赤新书》《生理新语》《脉学发微》《十二经穴病候提要》《金匮翼方选按》《病理概论》《病理各论》《热病学》《霍乱新书》《梅疮见垣录》《论医集》《文苑集》等。该书对中西医较系统、全面的研究,认为西医之生理以解剖,《内经》之生理以气化。对中医、西医的认识较为客观公正,主张中医要发展,需要吸收现代医学之长。恽铁樵提出研究医学不应以《内经》为止境,中西医汇通应以中医为主,并要注重实际效果,被誉为近代中西医汇通大家。

1936年,裘吉生辑《珍本医书集成》,丛书辑录具有临床价值的精本、孤本、抄本医书90种,其中包括医经、本草、方书、诊断、伤寒、温病类等,对保存明清时期珍贵医药文献作出了贡献。同年,曹炳章辑《中国医学大成》,该书辑录魏晋至明清历代重要医著及少数日本医学著作,分医经、诊断、药物、方剂以及临床各科、医案、杂著等13类,原计划出版365种医著,实际出版128种,对保存古代医药文献有重要价值,被誉为"寿世宝藏,医林巨观"。

2. 编纂工具书

谢观主编《中国医学大辞典》(1921年)。该书参考古今医籍3 000余种,收载条目7万余,所辑条目包括病名、药名、方名、身体、医家、医书、医学七类,是近代中医学的重要工具书。1935年,陈存仁主编《中国药学大辞典》,内容丰富,字数达300万余,与《中国医学大辞典》可谓姐妹篇。

蔡陆仙《中国医药汇海》(1937年),汇集整理《内经》以来古今书籍数百家,择其精要分类汇编为经、史、论说、药物、方剂、医案、针灸七部,共24册。每部又细类若干,眉目分清,附列名家注释,相互印证。其中经部首列《神农本草经》及各家论注。《中国医药汇海》对保存和传播中医药文献,颇有意义。

三、医案、医话和医论

何廉臣编纂《全国名医验案类编》(1929年),广征博采,荟萃近百家名医经验,分类编次,整理成帙,内容丰富,病源广泛。上集为风、寒、暑、湿、燥、火,四时六淫病案;下集为温疫、喉痧、白喉、霍乱、痢疫、瘄疫6种传染病病案,医案记录完整,何氏并在案后加按语评述,多有阐发。

陆锦燧《景景医话》(1913年),裘吉生《医话集腋》《古今医学评论》(1923年),吴汉仙《医界之警铎》(1931年),恽铁樵《医论集》(1922年)、《麟爪集》(1927年),章炳麟《猝病新论》(1938年),陆渊雷《陆氏论医集》(1933年)等,对中医学术及中医发展各抒己见,是当时医学界学术观点的客观反映。

第四节 本草学的成就

民国时期,西药加速传入并逐渐得到国人的认可,对传统中药造成巨大冲击。在中医药救亡图存的过程中,俞樾提出"废医存药",表面看来是肯定中药的临床疗效,实际上,如果没有中医理论的指导,中药也必将灭亡,这是当时许多中医药界有识之士的共识。在这样的背景下,中药学术发展出现新的特征。首先,传统本草学术开始发生变化,出现了沿袭、汇通、复古三种不同倾向;其次,开始尝试用现代科学方法研究中药,逐渐形成生药学、中药药理学、中药化学等新兴的分支学科,并由此拉开中药科学研究的序幕;第三,代替传统大型综合本草著作,中药辞典问世并发展,承担起总结学术成果,梳理中药知识的任务。

一、古代本草著作的整理

民国时期,比较重视《神农本草经》的辑注,较著名的辑注本有张若霞《草药新纂》(1917年)、郑修成《药性类纂》(1923年)等。1942年,刘复依据《太平御览》《大观本草》和孙星衍、顾观光两种辑本,重加考证,辑《神农本草经》3卷。书后附有译文,对研究《神农本草经》颇有参考价值。本草学领域,"中学为体,西学为用"的观念逐渐为人所接受,本草著作开始大量吸收当时科学研究成果,出现中西汇通类本草著作。如蒋玉伯《中国药物学集成》,"乃荟萃中西各家之学说,掇拾精英,删除臆测,据最新之学理,以科学方法,阐明我国本草"。阮其煜《本草经新注》(1933年),选取《本草经》280余种药物,用西药知识对药物性味、主治、功效等逐一阐释,并详述用药剂量、禁忌和注意事项。同年,温敬修《最新实验药物学》,收录400余种中药,分为强壮药、强胃消化药、泻下药、利尿药、收敛药等23章,每药之下列有药名、异名、科别、产地、成分、性味、效用、单方、处方、禁忌、用量等,在一定程度上反映这时期药物研究的趋向。中药文献研究方面,有赵燏黄《新本草图志》(1931年)和《祁州药志》(1936年),裴鉴、周太炎合撰《中国药用植物志》(1939年),周志林《本草用法研究》(1941年)等。

二、临床本草学

民国时期,出现了一批以探讨临床实用药为主的本草著作,其编排形式亦推陈出新。如陆咏媞编纂的《要药选》(1919年),该书打破传统本草分类习惯,按气血、阴阳、脏腑身形、病证等分为138门,下述应用诸药,体例颇似临床用药手册。张山雷编纂《本草正义》(1932年),收药258味,凡出资《本经》《别录》者,录其原文于前,删除如"神仙"等荒诞之言。药下酌列"考证""正义""广义""发明""正讹""禁忌"等项,内容则多为探讨药性理论与临床用药经验。类似著作还有何廉臣的《实验药物学》、朱振声的《用药指南》等。

三、普及性本草著作与药物辞典

民国时期,民众有了解中医药知识的愿望,与此同时,中医药在一片否定声中,也急需通过科普工作,使更多的人认识中医药,理解中医药。这使得切合实用,便于阅读的科普著作一时盛行。

如1919年上海文明书局编写的《药性易知》就是其中的代表。还有朱梦梅《家庭药物学》(1919年)、朱仁康《家庭食物疗病法》(1946年)均具科普特色。

中药辞典的兴起与中医药科学化思潮不无相关，在当时的学者看来，编修辞典便是对中药知识"以科学方法整理删选，分条纂述"的过程。国内学者结合中药学自身特点，开始编纂中药辞典。1930年由内政部卫生署组织编纂出版《中华药典》。同年陈景岐编纂的《国药字典》，上海卫生报馆编纂的《中药大辞典》相继问世，次年有《辞典本草》《中国药物新字典》等著作出版，而1934年陈存仁编纂出版《中国药学大辞典》则是民国时期颇具影响力的辞典著作。其后又出版《实用药性辞典》《标准药性大字典》等十余部中医辞典。虽然民国时期的中药辞典在编排体例上仍存在不足，内容上有一些错误，但其为民国时期的科研成果整理，中药知识的普及与应用等发挥了应有作用。

四、药物鉴别

曹炳章对郑肖岩《伪药条辨》(1901年，未刊稿)所收110种药，分门别类，逐条作了增补和订正，于1927年编成《增订伪药条辨》4卷。该书主要特点有三：其一对常见伪劣药材进行广泛调研，并与道地药材比对；其二对不同产区药材功效差异作了详述；其三明确指出赝品的危害，可谓是集大成的药材鉴别专著。

此外，还有陈仁山《药物出产辨》(1931年)、沈嘉徵《中国药物形态学》(1931年)、汪雪轩《鉴选国药常识》(1936年)等，这些中药鉴定著作，对于防止市利之徒为牟取钱财、以伪药劣药冒充道地药材起到了积极作用。

五、中药的近代研究

1917年，于达望报道使君子的成分及其醚溶性、醇溶性的研究结果。1918年俞凤宾发表《中药红升丹之制法功用及其化学成分》，从化学角度对中成药进行研究。20世纪20年代后，我国赴欧、美、日留学生陆续归来，一些医学院校亦开始注意中药研究工作。北京协和医学院陈克恢与施密特(C.F.Schmidt)等，1923年开始研究当归、麻黄，1924年对麻黄有效成分麻黄碱(素)的研究结果引起国际医药界广泛注意。留日学者丁福保于1930年编成《中药浅说》，从化学实验角度解释中药。该书按药物功效，以西医药理分为强壮健胃消化药、解热药、利尿药、镇痛镇静镇痉药等10类，还根据化验分析和提取，说明黄连素、人参皂苷、苦参碱等51种中药成分。丁福保最早提出"中医科学化"主张，强调"以中学为本，西学为辅"，对传播西医药知识，推动中日医学文化交流，作出一定贡献。

第五节　方剂学的成就

民国时期，方剂学的发展主要表现在方剂学课程的初步建设，以及方剂学讲义的编写，方书的整理编撰，单、秘、验方的收集汇编，以及汇集中西验方，出版中西医汇通的著作。同时适应疾病谱的变化，治病方剂也有创新。此外，近代制药工业的发展，助推了传统中医剂型的改进和制剂方法的改良，并取得一些成果。

一、方剂课程建设与讲义编写

1933年中央国医馆公布的《中央国医馆整理国医药学术标准大纲》,首次采用近代自然科学学科分类方式,把中医学分为基础学科和应用学科两大类,方剂学以"处方学"之名被列入了中医基础学科的范畴之内。

民国时期方剂学教材着重于对传统的继承和发扬,对历代的方剂学理论进行总结,对名家名方进行整理汇编,如卢朋《方剂学讲义》(1927年),蔡陆仙《内经方剂学》(1931年),钱公玄《时方讲义》(1948年)等属于传统中医类教材;而另一类则是在继承传统理论的基础上,吸收和采纳了当时的西医学知识,体现出对中西学说的融会贯通。如蒋文芳《时方论》(1937年),为中国医学院方剂讲义,选列87方,从综合古方古法入手,进而论及各类时方,其间亦引用一些西医学理论加以说明,并举例证(医案),结合脉证和方药详加分析,对方理、方义、用法及注意事项,论述颇为详细。类似的有时逸人编写的《中国处方学讲义》(1929年),王润民的《方剂学讲义》(1934年),都属于中西兼收类教材。

二、方书的整理出版

民国时期方书的整理出版,较为突出的是大型汇编和单验方两大类。大型医方书有《古今名医万方汇编》(1920年)、《古今医方集成》(1936年)、《中国医药汇海》(1937年)。吴克潜《古今医方集成》(1936年)较为突出,该书对170余部上古至清代方书进行系统整理,共收方1万余首,按笔画排列,每方均简要说明主治、功效、药物组成及用量、用法等,为近代方书集大成者。单验方著作刊刻较多,根据《全国中医药图书联合目录》(1991年)统计,近代的单验方类医书784种(占历代同类方书总数的62.8%)。代表性的有丁福保《中西医方会通》(1910年)、顾鸣盛《中西合撰良方大全》(1910年)、陈继武《中西验方新编》(1916年)、秦伯未《验方类编》(1930年)、李克蕙《验方辑要》(1936年)等。丁氏《中西医方会通》在方剂学方面对中西医汇通进行了初步尝试。

三、新方创制与剂型改良

民国时期,灾害频发,战乱连年,传染病肆虐,医家们创制了大批治疗疫病的新方,治疗白喉、烂喉痧、鼠疫等当时社会流行的各种疫病。医家如丁甘仁、罗芝园、李健颐、何廉臣等都创立了一些疫病的专病专方,如丁甘仁治白喉方等。受西方医学影响,张锡纯创制"石膏阿司匹林汤"治疗关节痛实热证者。

由于西医知识的传入、制药科技的发展、制剂工艺的进步,使中医药剂型出现了很多的创新。如民国时期编撰的《中华药典》以西医制剂的标准规定了汤剂的煎法,是这一时期汤剂制法的特点之一,同时也说明中医药剂型逐步走向标准化。民国时期的制药学专家杨叔澄对传统丸剂进行改进,提出丸剂制剂的工艺标准:"凡丸药中如有原质柔润,中含汁液药品……应按原方分两加一倍或二三倍,煎熬成膏,再与众药合和为丸。"中医药学家采用西药的制备方法,融合临床的经验和西方的技术,创制出注射剂、胶囊剂等新剂型。如李健颐用其创制的二一解毒汤原方制成了注射液。"然西药既可制液,岂中药独不能哉。不然吾国医师,固步自封,刻舟求剑,不肯改良。制造囿于汤液一隅,因之注射归功于西医。故西医注射有一日千里之势,吾国反成落后,诚为憾事"。

第六节 临证医学

民国期间中医学缓慢发展,当时全国只有 2 万名西医,而中医却多达 50 万,特别是在广大农村和中、小城市,民众主要依靠中医、中药防治疾病。由此可见,近代中医以其临床实践的有效性,在我国人民的医疗卫生保健中仍然占据主导地位。

一、传染病防治

中医在传染病防治中,继续发挥重要作用,常用中药对一些菌痢、肠伤寒、血吸虫病等传染病的预防和治疗有较好的效果。这一时期,出现不少外感热病专著,如余伯陶《疫症杂说》(1911 年)、何廉臣《感症宝筏》(1911 年)和《重订广温疫论》(1914 年)等。吴瑞甫著《中西温热串解》(1920 年),用中西知识对传染病病因病理治疗作阐述。

民国时期曾出现"中医不认识细菌何能治传染病"的争论。实际上,中医虽然不知晓细菌种类,但依据辨证论治原则,同样收到治疗效果,这是不争的事实。

二、临床医学

(一)内科

民国时期,中医院校大多开设"内科杂病"课程,一些医家撰有内科专著,如上海中国医学院许观曾《内科概要》(1925 年)、周禹锡《内科约编》(1941 年)有一定的影响。还出现一些内科专病诊治著作,专论痨瘵、虚劳诸病的有张生甫《虚劳要旨》(1916 年)、秦伯未《痨病指南》(1920 年)等;专论肠胃病的有朱振声《肝胃病》(1933 年)、杨志一《胃病研究》(1935 年)等。专论中风的有张山雷《中风斠诠》(1917 年),该书推崇晚清张伯龙之说,就其《类中秘旨》逐段详加阐析评论,提出用镇肝滋肾不分次序之误,主张应以潜镇开窍为主;张山雷在阐发《素问》"血之与气并走于上,厥则暴死……"与"血菀于上使人薄厥"之时,反映出很高的学术水平。

张锡纯,民国时期的临床大家,善化裁古方,每遇群医束手之证,皆能力挽沉疴,化险为夷。所撰《医学衷中参西录》30 卷,为毕生临证经验之荟萃,体现"求实效、重实验"的中西医汇通方法。该书结合中西医学理论和医疗实践阐发医理,创制许多名方,提出不少独到见解。张氏认为西医之理已包括在中医理论之内,沟通中西医并非难事;主张中西药并用,如推崇阿司匹林的降热作用,创有阿司匹林麻黄汤、石膏阿司匹林汤等方剂。张氏"衷中参西"思想力求适应历史潮流,大力主张"把中华医学大放光明于全球之上",值得后人尊敬。该书校勘重印多次,在医界流传甚广,影响深远。

(二)伤骨科

民国时期的伤骨科,基本以继承前人经验为主,并主张要了解和掌握西医解剖知识,以便更好为临床服务。如金倜生《伤科真传秘抄》(1932 年),强调中医师也须熟识骨骼结构和形态,要求能将全身骨骼标本熟练拼连,能用手分辨骨骼标本,做到在无 X 线条件下,手法接骨复位。管炎威

《伤科学讲义》(1929年),将中医诊治骨伤经验上升到理论进行阐述,继而再指导临床实践。

(三) 疮疡外科

如张山雷《疡科纲要》(1917年)立论简明、辨证用药有一定特色,认为"内病外病,每多相因为病",该书曾被兰溪中医专门学校作为外科讲义。《疡科纲要》2卷、4章。第1章总论,详述外疡不同症状和脓血滋水形质的辨别;第2章脉状,论述各种脉象与外疡的关系;第3章治疡药剂,既论内服,又述外治,退消、行气、治痰、清热、理湿、温养、补益、提托、养胃等法均有论述;第4章膏丹丸散,介绍敷帖、吹、掺及内服方共66首。张氏在书中试以西医理论阐释病机,所裁"锌氧油膏""水杨油膏"等,既用西药锌氧粉、水杨酸及软膏基础剂凡士林等,亦用中药东丹、梅冰之属。此外,如碘酊、石炭酸等西药均收载入内。在"洗涤诸方"中对消毒灭菌亦颇重视。

(四) 妇产科

上海陈筱宝、朱南山、蔡小香,广东吕楚白、谢泽霖等,都是民国时期妇科名医,拥有丰富的临床经验。如陈筱宝强调人以元气为本,元气充沛,人体自能调节却病;妇科以调治血分为主,杂病以调肝为关键。朱南山重视妇女婚孕育产和经带肿瘤的保健防治。张锡纯的《医学衷中参西录》也有妇科内容,注重调理脾胃和活血化瘀。张山雷《女科读》(又名《沈氏女科辑要笺正》),内有王孟英按语、张氏本人注释、验案等,内容较丰富。这一时期,主张中医临证应该结合西医妇检。如严鸿志《女科精华》(1920年),综合阐述古今名医妇产病脉证治验,还收载外籍医生合信等有关妇科的论述,对普及中西医妇科知识有一定作用。

(五) 儿科

麻、痘、惊、疳仍然是民国时期儿科临床四大证,对惊风及痘科的研究有所发展,出现一些著述。如陈景岐《七十二种急慢惊风救治法》(1930年)、朱凤樨《时痘论》(1930年)以及卜子义等编写《中西痘科合璧》(1930年)、杨鹤龄《儿科经验述要》(1949年)等,都有一定代表性。其中,秦伯未《幼科学讲义》(1930年)有关痘证的辨证论治,体现较高诊治水平。秦氏将痘疮分为发热期、放点期、起胀期、灌浆期、结痂期,对痘疮进程、症状、救逆治疗等作了详述,颇有见地。吴克潜《儿科要略》(1934年)也强调痘证证情凶险,变化多端,强调治疗应有常有变,随机应变。

(六) 针灸

民国时期,针灸有一定发展,出现不少针灸专著。如承淡安《中国针灸治疗学》(1931年),重绘人体经络图之一、二、三、四幅,为针灸教学挂图,参考西医有关生理解剖知识,对针灸基本理论、穴位考证、施用方法、各科疾病的针灸疗法等作了详细论述,并附有文献摘要和个人验案。吴炳耀《针灸纂要》两册(1933年),上册论阴阳、五行、诊法、经络、针灸法及各种病证的针灸取穴法,下册包括十四经的经穴分寸歌、循行歌、主病歌等。恽铁樵《十二经穴病候撮要》、黄竹斋《针灸经穴图考》,赵熙、孙秉彝、王秉礼合编《针灸传真》,均为民国时期针灸佳作。

(七) 五官科

康维恂《眼科菁华录》3卷(1935年),内容简明扼要,接近现代讲义形式,有一定影响。陈滋《中西眼科汇通》(1936年),介绍一些罕见眼病和中医眼科手术方法,并附有中西眼科名词对照表,是眼科中西汇通代表著作。喉科方面,有丁甘仁《喉痧证治概要》(1927年)、张赞臣《咽喉病新镜》(1931年)、吴瑞甫《奇验喉症明辨》(1924年)等。

第七节　学术团体与医学刊物

成立学术团体与出版医学刊物，是民国时期医学发展特点之一。这些团体和刊物在联系广大医药界人士、开展学术交流、传播和普及中西医学知识方面起到积极作用。据《中国医学通史》不完全统计，1912—1947年各地创办的学会、研究会、中医协会、中医公会等有240多个；自1908—1949年创办的中医药刊物达260余种。民国时期，重要中医学术团体及刊物有：

一、上海神州医药总会与《神州医药学报》

1912年，余伯陶、包识生等创建上海神州医药总会，以"联络各省医药界，研究学识之进步，保存固有之国粹，以发达我轩岐以来高尚优美之医药学业，兼讲公众卫生"为宗旨，是民国初年中医界规模最大的一个学会。该会组织1913年底的中医界首次进京抗争救亡活动。1913年5月创刊《神州医药学报》，1916年10月停刊，1923年10月复刊，包识生任主编。《神州医药学报》提倡中西医汇通，代表民国初期中医界的舆论，特别在与北洋政府抗争中起到重要作用。上海神州医药总会与中华医药联合会、上海中医学会联合组成中医协会，1929年3月17日中医界反对国民政府废止中医案后，该会改称国医公会，抗战后又改称医师公会，会务主持者为丁仲英，秘书主任为陈存仁。

二、绍兴医学会与《绍兴医药学报》

绍兴医学会，原名绍郡医药学研究社，何廉臣、裘吉生创办于1908年。1909年仿照沪杭等地医学会名称，改名绍兴医学会，以"研究中西及日本医药科学以交换知识、输入新理，为阐发吾国固有之医药学为宗旨"。《绍兴医药学报》，1908年由何廉臣、裘吉生创办，是当时中医界学术交流的重要刊物，很多名家著述多首先在此发表，有较高的学术影响。该学报1922年由绍兴迁往杭州，改名《三三医报》，裘吉生任主编，并由月刊改为旬刊，年出33期，持续到1929年。此外还陆续整理出版大量医书，如《绍兴医药丛书》110种，《三三医书》99种，《读有用书楼医书》33种等，对普及和发扬中医药作出较大贡献。

三、上海医界春秋社与《医界春秋》

上海医界春秋社创办于1926年4月，建社宗旨为："结合国医同志，共策学术之进展，增进民族之健康，唤醒同仁，团结一致，抗御外来侵略""凡有志昌明国医者，不论男女均可入社。"张赞臣任执行主席。该社有社员5 000多人，分布在沪、江、浙、闽等19个省市以及香港、新加坡、菲律宾、泰国、锡兰（今斯里兰卡）等国家和地区，历时11年，是当时有较大社会影响力的学术团体之一。该社于1926年5月创刊《医界春秋》杂志，主编张赞臣，除学术交流外，在维护中医药合法地位的抗争中发挥突出作用。该刊每月1期，持续到1937年3月。医界春秋社并出版医药书籍，创办函授部和上海国医讲习所，特别是在团结中医界与国民政府妄图取消中医的抗争中发挥了积极作用。

四、山西中医改进研究会

山西中医改进研究会,1919年4月在太原成立。由地方行政长官阎锡山任会长,名誉理事长赵戴文,理事长杨兆泰,聘请海内名医为名誉理事,如时逸人、丁福保、恽铁樵、张锡纯、陈邦贤、丁甘仁、周小农、冉雪峰、谢观、王一仁、杨医亚等。同年创办山西医学传习所,1921年创办《医学杂志》,在中医界享有较高声誉。

除上述医学团体及所办刊物外,在民国时期有一定影响者,还有1921年上海中医学会创办的《中医杂志》;1929年承淡安创办的中国针灸学研究社及《针灸杂志》;1929年张阶平主编的《杏林医学月报》;1931年李仲守创办的《医林一谔》;1932年中央国医馆主编的《国医公报》;1933年余济民主编的《光华医药杂志》;1934年陈曾源主办《国医正言》;1934年陆渊雷主编的《中医新生命》;1937年杨医亚国医砥柱社创办的《国医砥柱》;1940年时逸人主编的《复兴中医》;1946年梁乃津主编的《新中医》等。

中医药学术团体、学校教育和期刊,大都在1929年中医抗争活动后出现,体现我国中医药界前辈为维护民族医药遗产所作的努力。它们传播中医药知识,研讨中医药学术,促进中医药学术交流,联合广大中医药界人士,成为近百年来中医药学继续发展的一个标志。

拓展阅读文献

1. 邓铁涛.中医近代史[M].广州:广东高等教育出版社,1999.
2. 张效霞.无知与偏见:中医存废百年之争[M].济南:山东科学技术出版社,2007.
3. 刘理想.中医存废之争[M].北京:中国中医药出版社,2007.
4. 郑洪,陆金国.国医之殇百年中医沉浮录[M].广州:广东科技出版社,2010.
5. 朱建平.百年中医史[M].上海:上海科学技术出版社,2016.
6. 王振唐.民国初年中医的改良思想[J].健康世界,1985,(110):81-82.
7. 李剑.中央国医馆的成立及其历史作用[J].广州中医药大学学报,1992,(2):116-120.
8. 王慧,吴鸿洲,叶兴华.略论民国时期西方医学对中医的影响[J].南京中医药大学学报(社会科学版),2011,(2):75-79.
9. 曹丽娟,袁冰.民国三部中医法规研究[J].亚太传统医药,2015,(11):11-13.
10. 梁晓东,石作荣,朱姝.近代中医教育发展的脉络和特点考略[J].山东中医药大学学报,2017,(1):66-69.

第十章 中华人民共和国的中医药事业

(1949年10月—至今)

导学

本章主要介绍了新中国成立60多年以来的卫生工作方针和中医政策，中医药医政制度、医疗机构和医学教育，中医药事业蓬勃发展情况，主要学术团体与医学刊物，以及中医在国际的交流。

1. 掌握新中国成立60多年以来中医药事业的蓬勃发展的情况。
2. 熟悉卫生工作方针、中医政策、中医药管理、中医教育、中医医院。
3. 了解主要中医类学术团体和中医药期刊；中外医药交流情况。

1949年，中华人民共和国成立。1949—1966年，国家先后召开了关于防疫、妇幼卫生、工业卫生、医学教育等工作的全国会议，颁布了一系列卫生法规和条例。1950年8月，第一届全国卫生工作会议期间，毛泽东主席为大会题词："团结新老中西各部分医药卫生人员，组成巩固的统一战线，为开展伟大的人民卫生工作而奋斗。"1953年12月，第三届全国卫生工作会议强调了团结中西医的问题，要求落实党的中医政策，消除轻视和歧视中医的现象。1958年，毛泽东主席提出："中国医药学是一个伟大的宝库，应当努力发掘，加以提高。"在这一精神指示下，我国推行了一系列发展中医卫生事业的方针政策。

1966—1976年的"文化大革命"阻碍了国家经济和社会发展，医药学的发展也受到很大影响，发展缓慢。1978年，中国共产党十一届三中全会后，社会主义现代化建设进入新的历史时期。邓小平同志批示："一定要为中医创造良好的发展与提高的物质条件。"中医事业得以恢复和发展。

改革开放近四十年，随着经济发展、科技进步以及人民生活水平的提高，中医药学在理论、临床各方面都有很大发展。中医药学逐渐得到世界各国的认可和重视。

2009年，中共中央国务院提出了"关于深化医药卫生体制改革的意见"。提出到2020年在我国建立比较完善的公共卫生服务体系和医疗服务体系、比较健全的医疗保障体系、比较规范的药品供应保障体系、比较科学的医疗卫生机构管理体制和运行机制，形成多元办医格局，人人享有基本医疗卫生服务，基本适应人民群众多层次的医疗卫生需求，人民群众健康水平进一步提高。

第一节 卫生工作方针和中医政策

一、中华人民共和国成立初期卫生工作方针

中华人民共和国成立之初,受到社会、经济、自然因素的影响,全国面临疾病丛生、缺医少药的严重局面,各种急慢性疾病严重威胁人民的生命和健康。党和政府从实际出发,着手制定卫生工作的方针政策。

1949年9月~10月,第一届卫生行政会议在北京召开,会议由中央人民政府革命军事委员会卫生部主持,会议主要任务是:研究全国军事部门和地方卫生工作的方针任务,集中各方面的干部和人才,组织中央卫生机构;研究在1950年召开全国卫生大会问题。将会议拟定的《中央人民政府卫生部工作方针与任务草案》作为制定全国卫生工作方针的参考。会后经毛泽东主席批准,"以预防为主"为卫生工作的总方针。同年11月,中央人民政府卫生部正式成立。1950年8月,卫生部与军委卫生部联合召开第一届全国卫生会议。毛泽东主席为这次会议题词:"团结新老中西各部分医药卫生人员,组成巩固的统一战线,为开展伟大的人民卫生工作而奋斗。"会议确定"面向工农兵""预防为主""团结中西医"为指导新中国卫生工作的三大方针。

1952年12月,卫生部与军委卫生部联合召开第二届全国卫生会议,总结近一年多来贯彻卫生工作三大方针的成就和经验,认识到卫生工作必须依靠广大人民群众并使卫生工作和群众运动相结合。因此,会议接受周恩来总理建议,将"卫生工作与群众运动相结合"增为重要方针。

1954年,毛泽东主席指出:"重视中医,学习中医,对中医加以研究整理并发扬光大,这将是我们祖国对全人类贡献中的伟大事业之一。"并特别强调:"今后最重要的是首先要西医学中医,而不是中医学西医。"1954年6月,毛泽东主席指示:"即时成立中医研究机构,罗致好的中医进行研究,派好的西医学习中医,共同参加研究工作。"1955年12月中医研究院正式成立,由其创办的第一届全国西医学习中医研究班同时开学。周恩来总理题词:"发扬祖国医药遗产,为社会主义建设服务。"1958年10月,毛泽东主席在卫生部党组《关于西医学中医离职班情况成绩和经验给中央的报告》上批示:"中国医药学是一个伟大的宝库,应当努力发掘加以提高。"

在20世纪50年代贯彻党的中医政策并取得显著成绩的基础上,20世纪60年代继承发扬祖国医学遗产工作获得进一步改进和完善。1962年10月,中共中央同意卫生部党组《关于改进祖国医学遗产的研究和继承工作的意见》。《意见》提出祖国医学的继承工作,办好中医学院,培养具有较高水平的中医,提倡中医带徒,加速继承老中医的学术经验。

二、新时期卫生工作方针

1978年,中共中央转发卫生部党组《关于认真贯彻党的中医政策,解决中医队伍后继乏人问题的报告》,邓小平在文件上批示:"这个问题应该重视,特别是要为中医创造良好的发展与提高的物质条件。"1980年,卫生部召开的"全国中医和中西医结合工作会议"明确指出,中医、西医、中西医结合"三支力量都要大力发展,长期并存,发展具有我国特点的新医药学,推动医学科学现代化"。1982年,中

华人民共和国第五届全国人民代表大会第五次会议,通过《中华人民共和国宪法》。第 21 条规定:"国家发展医疗卫生事业,发展现代医药和我国传统医药,鼓励和支持农村集体经济组织、国家企业事业组织和街道组织举办各种医疗卫生设施,开展群众性的卫生活动,保护人民健康。"

1985 年,中央书记处和国务院联合听取卫生部党组汇报,进一步提出:"要把中医和西医摆在同等重要的地位。"1986 年 1 月,国务院第 94 次常务会议决定成立国家中医管理局,以加强对中医工作的管理。同月国务院召集会议,会议对发展中医药事业提出四点意见:① 要把中医摆在一个重要位置。中西医结合是正确的,但不能用西医改造中医,不能把中医只当作西医的从属。② 对中医科研问题要重视,要从理论和实践上认真加以总结、研究,不能简单地以西医理论来解释中医。③ 对中医的职称问题,要按照中医的标准来评定。④ 要认真搞好中药材的种植、收购和加工,除少数稀缺贵重药材,开放一般药材的价格。卫生部发出《关于医药卫生科技体制的改革的意见》,主要内容有:① 我国医药卫生科学技术体制改革的指导思想。② 改革科研拨款制度,试行医药卫生科研基金制。③ 改革科技成果管理,促进成果推广应用,开拓技术市场。④ 扩大研究所自主权,加强宏观管理。⑤ 贯彻对外开放政策,积极开展对外经济合作交流。⑥ 创造人才辈出、人尽其才的良好环境。

1988 年 3 月,国家中医管理局扩大职能后,更名为国家中医药管理局。1994 年,国家中医药管理局进一步明确"一条主线,三个加强"的总体思路,即解放思想,实事求是,深化改革;加强农村中医药工作;加强中医药机构和队伍的内涵建设;加强医德医风教育和社会主义精神文明建设。从 1991 年到 1995 年"八五"期间,中医药行业抓住机遇,深化改革,坚持中西医并重方针,实现中医、中药密切结合,不断加强中医药机构内涵建设,防治疾病,延长寿命和提高健康水平。

1991 年 10 月,江泽民主席为国际传统医药大会题词:"弘扬民族优秀文化,振兴中医中药事业。"1996 年 12 月,党中央、国务院在北京召开第一次全国卫生工作会议,会议主要解决中国卫生事业改革与发展的几个重大方针问题:① 指明了卫生事业在国民经济社会发展中的重要地位和作用。② 明确了卫生事业的性质和卫生工作方针。卫生事业是政府实行一定福利政策的社会公益事业。③ 明确了从 1996 年底到 2010 年卫生工作奋斗目标。④ 明确卫生改革的目的和指导思想。⑤ 明确进行城市职工医疗保障制度改革。此外,还有加强农村卫生工作,完善卫生经济,加强卫生执法监督,加强卫生队伍精神文明建设等若干政策思想和工作的原则和要求。

1997 年 1 月,《中共中央、国务院关于卫生改革与发展的决定》重申,新时期卫生工作的方针是以农村为重点,预防为主,中西医并重,依靠科技与教育,动员全社会参与,为人民健康服务,为社会主义现代化建设服务。《决定》对"中西医并重"方针作出明确阐述:"中医药是中华民族优秀的传统文化,是我国卫生事业的重要组成部分,独具特色和优势。我国传统医药与现代医药互相补充,共同承担保护和增进人民健康的任务""正确处理继承与创新的关系,既要认真继承中医药的特色和优势,又要勇于创新,积极利用现代科学技术,促进中医药理论和实践的发展,实现中医药现代化。坚持双百方针,繁荣中医药学术。"

2001 年 9 月《中医药事业"十五"计划》颁布,《计划》强调:合理配置中医药资源,加强中医医疗机构建设,推进中医药科技进步,培养社会需要的各类中医药人才,发挥中医药在农村卫生保健中的作用,推动中药研究与中药产业结合,大力促进中西医结合,加快民族医药发展,扩大中医药对外交流与合作等 10 项主要任务。2003 年 10 月 1 日,《中华人民共和国中医药条例》正式实施,这是我国中医药发展史上的一个里程碑,标志着中医药事业走上全面依法管理和发展的新阶段。《中华人民共和国中医药条例》作为我国第一部专门的中医药行政法规,基本宗旨是扶持中医药事业的发展,同时加强对中医药的规范化管理;根本目的是为了满足人民群众对中医药日益增长的服务需求,保护人民健康。它的实施,为中医药事业发展提供了切实的法律保障,对于促进中医药健康、持续、稳定地发展,更好地为人民健康服务;对于统一人们的思想,推动全社会都来关心支持中医药事业;对于弘扬祖国优秀传统科学文化,促进中医药更好更快地走向世界,都具有重要的意义。2004年2月,在全国中医药工作会议上,国务院副总理兼卫生部部长吴仪发表题为《努力促进中医药事业发展》讲话。回顾2003年抗击"非典"期间,按照党中央国务院的决策部署,中医药界为取得抗击"非典"取得阶段性胜利作出了积极的贡献,并提出五点意见:充分认识中医药的地位、作用和前景;坚持继承创新,促进改革发展;进一步发挥中医药的作用;切实加大对中医药事业支持的力度;中医药系统要加强自身建设。吴仪副总理在讲话中强调中医药是我国卫生事业的重要组成部分,要大力支持中医药发展,并提出实施"名院、名科、名医"战略。

2007年1月11日,政治局委员、国务院副总理吴仪在全国中医药工作会议上强调,要切实推进继承创新,充分发挥特色优势,坚定不移地发展中医药事业。2007年10月中国共产党第十七次全国代表大会在北京召开。胡锦涛总书记在十七大报告中提出:要坚持"中西医并重""扶持中医药和民族医药事业发展"。

2009年4月,《国务院关于扶持和促进中医药事业发展的若干意见》发布,这是深化医药卫生体制改革和中医药事业发展中的一件大事。《意见》提出充分认识扶持和促进中医药事业发展的重要性和紧迫性,发展中医药事业的指导思想和基本原则,发展中医医疗和预防保健服务,推进中医药继承与创新,加强中医药人才队伍建设,提升中药产业发展水平,加快民族医药发展,繁荣发展中医药文化,推动中医药走向世界,完善中医药事业发展保障措施等十项意见。这对进一步扶持和促进中医药事业发展,实现深化医药卫生体制改革的总体目标意义重大。

2010年,国家中医药管理局制定的《中医药事业发展"十二五"规划》发布,总体目标是,到2015年,建立起适应中医药事业发展的管理体制和运营机制,基本实现中医药医疗、保健、科研、教育、产业、文化全面协调发展,中医药对我国经济和社会发展的贡献率进一步提高。2015年4月,国务院办公厅发布了《中医药健康服务发展规划(2015—2020)》,推动中医药应用于养生保健、健康、健康养老、文化与健康旅游等领域,拓展了中医药的服务范围。由工信部、国家中草药管理局等十二部门联合制定的《中药材保护和发展规划(2015—2020)》加强了中药材保护,促进中药产业科学发展。

第二节 中医药医政、医疗机构和医学教育

一、中医药医政机构

中华人民共和国成立后,根据《中华人民共和国中央人民政府组织法》第18条规定,成立中央人民政府卫生部,卫生部设办公室、卫生计划检查局、公共卫生局、医政局、妇幼卫生局等。1952年,卫生部医政局内设立中医科,1954年卫生部设立中医司。1986年12月,经国务院批准,成立国家中医管理局。国家中医管理局是国务院直属机构,由卫生部代管。主要工作是管理中医事业和

中医人才培养等,继承发扬中医药学,建设具有我国特色的社会主义卫生事业,为提高我国人民健康水平服务。1988年5月,国务院决定成立国家中医药管理局,将原属国家医药管理局的中药管理划归国家中医药管理局,各级地方中医中药机构的管理体制也作出相应调整。国家中医药管理局的主要职能是拟订中医药和民族医药事业发展的战略、规划、政策和相关标准;承担中医医疗、预防、保健、康复及临床用药等的监督管理责任;负责监督和协调医疗、研究机构的中西医结合工作等。国家中医药管理局现设有政策法规与监督司、医政司、人事教育司、科技司、国际合作司等,对全国中医和中药工作进行统一管理,使中医药医疗保健服务质量和服务水平有了新的提高。

二、中医药医疗机构

中华人民共和国成立以来,党和政府对中医采取扶植和保护政策,中医医院经历了从无到有、从少到多的发展,目前已发展到具有相当规模和数量的中医医院及有百万从业人员的中医药队伍。

1949—1954年,全国中医从业人员有30多万,政府在各地普遍成立"卫生工作者协会",吸纳个体中医为会员,这是人民政府管理中医的最初形式。由于中国共产党实施保护和发展中医的政策,政府不断对中医药人员作出各种安排。中医医疗机构出现多种形式并存的状况,部分中医进入医院,部分中医在自愿原则下单独或与西医组成联合诊所,仍有部分中医私人开业。随着工商业改造运动的开展,中医人员越来越多地进入综合性医院中医科、中医门诊部、中医医院,更有部分优秀人士吸收进入卫生行政部门工作。

1954—1966年,是中医药行政和医疗组织结构确立的重要时期。1954年卫生部成立中医司,全国各省市相继建立中医行政机构。国家将散于社会的28万中医药人员全部进行组织安排,组成数万个联合诊所,并建立一批全民或集体所有制的中医院或中医联合门诊部,各级综合性医院也相继设立中医科。同时创办一批直属卫生部或省级的中医医院,如中医研究院附属广安门医院和西苑医院、北京中医学院附属东直门医院、广州中医学院附属第一医院、上海中医学院附属龙华医院、北京市中医院、江苏省中医院、广东省中医院等。截至1966年,全国中医院已发展到300多所,为中医药事业的发展奠定基础。1966—1976年是"文革"期间,中医药事业和其他行业一样,遭受严重摧残。

1976年后,特别是十一届三中全会以来,党和国家拨乱反正,改革开放,建设现代化国家,各行各业蓬勃发展,党的中医政策很快得到贯彻落实。1980年,卫生部召开全国中医、中西医结合工作会议,决定有计划、有重点地建设和加强一批中医医院,对中医医院的建设给予行政支持和物质保证,使中医医院的建设得到恢复和发展。

1982年4月,卫生部在湖南衡阳召开全国中医医院和高等中医教育工作会议(简称"衡阳会议"),讨论制定《全国中医医院工作条例》,要求全国各省、地、县均要建立中医医院,并强调保持中医特色的办院方向,以适应广大人民群众对中医药卫生保健的需求。1983年9月,卫生部又发出《关于加强中医专科建设的意见》,各地中医医院积极开设健全中医专科诊室和创办专科医院,随之涌现一批著名中医专科医院,如中医研究院眼科医院、北京针灸骨伤学院附属医院等特色医院。同年11月,卫生部在重庆召开中医急症工作座谈会,通过《关于加强中医医院急症工作的意见》,指出"积极开展中医急症治疗工作,是振兴中医事业的战略措施,是推动中医医、教、研深入发展的重要环节"。自1983年以来,各中医医院加强中医急症科室建设。1992年2月,国家中医药管理局在广州召开首届全国中医急症工作会议,及时总结中医急症工作经验和成绩。

1985年,《全国省级中医医院检查评比标准》制定。1989年7月召开的全国中医医院分级管理第一次会议,起草《全国中医医院分级管理办法(暂行)》《中医医院基本标准》《中医医院分级分等标准》。1991年和1993年,先后两次召开全国中医医院分级管理工作会议。根据不同区域卫生服务要求,确定中医医院的不同级别,对其规模、设备、功能、人员配备、技术水平、服务质量、管理效应等,提出不同要求,以全方位的科学管理模式建立中医医院管理体制,以适应时代发展需求。1992年2月,国家中医药管理局医政司制定《中医病案书写规范》。当年起,在全国各级各类中医医院、西医医院中医科施行,对于规范中医临床医疗,总结实践经验,提高医疗质量,具有重要意义。

同时,国家中医药管理局于"八五"期间,制定"杏林计划",建设一批省、地、县示范医院,使其达到中医医院分级管理标准同级甲等或以上水平。在国家中医药管理局的领导和监督下,首批"三甲"及"示范医院"达标。"九五"期间,中医医院管理体制改革全面展开,实施标准化、规范化建设,以提高中医院综合服务能力。2005年11月,中国中医研究院在成立50周年时更名为中国中医科学院,进一步确立了中医药的科学地位。为保持中医医院的中医药特色,防止西医化,2006年国家中医药管理局关于印发《中医医院中医药特色评价指南(试行)》和《中医医院(三级)中医药特色评价细则(试行)》的通知,对中医医院的内涵建设进行了规范。2007年,国家中医药管理局印发了《中医坐堂医诊所管理办法》,积极探索中医药改革与发展的新思路。截至2011年底,全国中医院机构38 177个,床位529 791张,中医药从业人员625 396人。

三、中医药教育

中华人民共和国成立后,党和政府高度重视和大力支持中医药事业的发展,也开创了现代中医药教育。中医药教育已由过去以师徒授受为主的模式转变为以大规模现代教育为主的新局面,实现与现代教育接轨。经过60余年的发展,中医药教育形成一套较完整的教育体系,为培养中医药人才奠定基础。

1951年12月,卫生部颁发《关于组织中医进修学校及进修班的通知》,各地随之成立17所中医进修学校和101个不同名目的中医进修班,建立最初的中医教育机构。1956年,为迎合中医事业发展的需要,周恩来总理亲自指示卫生部:"光带徒是不够的,还得办中医学院,先在东西南北各办一所。"相继在北京、上海、广州、成都四地建立第一批中医高等学府,设立中医本科专业,中医教育正式纳入国家高等教育轨道。以后,许多省纷纷建立中医学院,初步规定一般院校学制为5年,重点院校学制为6年。1958年已有中医学院13所、中医学校100余所。1960年部分中医学院组建中药本科专业,3所西医院校建立中医系。截至1966年,全国已有中医学院21所,在校生1万余人。经过10余年努力,中医学院不断发展壮大,逐步建立起一支具有较高水平的中医教师队伍,课程设置几经调整,基本确定中医课程与西医课程教学时数之比为6∶4,确保中医专业人才的培养方向。教材方面,1958年首次编写全国中医学院统一教材,统称一版教材;1963年对一版教材进行修订和补充,出版第二版教材,为中医各学科教学奠定基础,构建高等院校教材体系的基本框架。通过课程设置和统编教材,加强中医药文献的挖掘、整理和研究,促进中医药学术水平的发展。

1976年"文革"结束后,中医药教育事业得到迅速恢复和发展。全国恢复高考制度,中医药大中专院校正规招生,恢复学制。1978年,邓小平批示:"要为中医创造良好的发展与提高的物质条件。"各级教育部门坚决贯彻落实,恢复被撤并的院校,扩建校舍,购置教学器材。同时,尚未建立中医院校的省、自治区开办新校。截至1984年,全国高等中医院校已增加到25所,另有11所高等医学院校开办中医中药专业,中医药学专业在校学生达到26 690人。这一阶段,高等中医院校的办学规模不断扩大,教学条件日趋改善。同时,中等医药学校设立中医士、中药士、针灸、推拿、中医护理等专业,不但为基层尤其农村培养了大批急需人才,同时也较为合理地调整了高、中等中医药人员的比例。在专业设置、学科建设方面,注重中医药人才结构比例,使之更适应社会需求。卫生部于1983年发出《关于加强中医专科建设的通知》后,不仅快速恢复中医、中药、针灸专业,并增加许多新的专业,如外科、骨伤科、眼科、痔科及中医护理等。1978年中医药院校开始建立研究生招收制度。这一时期,各级各类中医药教育机构得到很快恢复和发展。实行中医药研究生教育制度是我国教育史上的一个创举,实现了与国家学位制度接轨。建立中医函授大学、夜大学以及举办自学考试,是针对我国具体国情,少投资、多出人才,是培养中、高级中医药从业人员的有力措施。

1985年以来,在改革开放和现代化建设形势的推动下,根据中共中央关于教育体制改革的决定和《中国教育改革和发展纲要》精神,遵照邓小平"教育要面向现代化,面向世界,面向未来"的指示,在中医药教育事业的内涵建设上,大胆探索,加大改革力度。1984年和1985年先后召开高等中医教育工作改革会议,开始对中医院校有关教育培养目标、专业设置、教材建设、学科建设等进行改革。1989年郑州会议制订《1988—2000年中医药教育事业发展战略规划》提出:"建立起以政府办学为主,多种办学形式并存,规模适应、专业齐全、层次分明、结构比较合理、具有中国特色的中医教育体系,大力培养各级各类中医药人才,适应本世纪中医事业发展的需要。"

1993—1996年,国家教委先后批准将北京、上海、广州、成都、南京、黑龙江、山东等7所中医学院改为中医药大学。截至2008年底,全国高等中医药院校(含民族医药院校)47所,设置中医药专业的高等西医药院校89所。随着高等中医药教育有序健康的发展,也需加强师承教育,为进一步做好老中医药专家学术经验继承工作,科学合理地评价和使用人才,培养造就跨世纪高层次中医临床人员和中药技术人员,在总结"八五"期间老中医药专家学术经验继承工作的基础上,经研究决定,"九五"期间继续在全国遴选五百名老中医药专家为指导老师,每人选配1~2名继承人,按照规定目标和要求进行培养,以达到继承学术经验和培养人才的目的。至2009年10月,共培养学术继承人3 337名,中医药人才队伍整体水平显著提高。20世纪90年代中期,中医药学界开始设立博士后科研流动站,涵盖中医学、中药学、中西医结合三大学科,以培养和选拔高层次、高水平的中医药科技人才和学术带头人。2009年,中国中医科学院等主办了首届全国中医药博士后论坛暨全国中医药博士后工作座谈会。会议除评选优秀学术论文外,还就博士后流动站的评估、管理职能、博士后流动站建设、制度完善以及机制创新、招聘培养及存在问题、发展建议以及相关政策进行座谈交流。

自1956年国务院批准设立北京、上海、广州、成都四所中医学院以来,至2016年,中医药高等教育已经走过60年历程。目前全国有高等中医药院校42所,其中独立设置的本科中医药高等院校25所,设置中医药专业的高等院校238所。硕士授予权单位46个,博士授予权单位17个。中医药高等教育实现了由传统教育方式向现代教育方式的转变,初步形成了以院校教育为主体,多层次、多类型的办学格局,构建了独具特色的现代中医药高等教育体系,成为我国高等教育的重要组成部分。目前,中医药类专业在校学生70余万名,为中医药医疗、保健、科研、教育、产业、文化及对外交流与合作等各个领域提供了高质量的专门人才。

第三节 中医药事业的蓬勃发展

几千年薪火相传的中医药,在中华人民共和国成立后的60余年里,经历了前所未有的发展和变革,源远流长的中医药在新中国焕发出勃勃生机。

一、中医事业的发展

(一) 中医基础研究

中华人民共和国成立以来,运用传统方法,我国学者对阴阳、五行、脏象、气血、经络、诊法、治则等中医基本理论进行系统研究。先后出版 500 多种中医药古籍,还出版大量的理论专著。对《内经》《难经》等 10 部重点中医古籍进行整理研究,获得高水平的研究成果,其中《素问》《神农本草经》的研究获国家级成果奖。这些研究丰富了中医药理论体系,促进了中医药学的发展。2010 年,为落实国务院《关于扶持和促进中医药事业发展的若干意见》中关于"开展中医药古籍普查登记,建立综合信息数据库和珍贵古籍名录,加强整理、出版、研究和利用"的重要任务,国家中医药管理局支持开展"中医药古籍保护与利用能力建设项目"。该项目由山东中医药大学等 9 家行业内中医文献研究机构承担,是新中国成立以来继 1982—1986 年两批重点中医古籍整理之后,又一次由政府主导的大规模古籍整理工作,主要支持对 400 种中医药古籍进行规范整理,以出版通行本、传世本为目标。项目遵循"古籍整理与保护利用相结合,古籍整理与学术研究相结合,古籍整理与队伍建设相结合,基础工作与研究提高相结合"的总体思路,进展顺利,取得了重大成果。

同时,利用现代科学技术和方法,对中医药基本理论开展探索研究,特别是在中医脏象、证候、体质、经络的研究方面成绩显著。如对肾、脾的研究,揭示肾与神经、内分泌、免疫系统的关系,证明肾阳虚与下丘脑—垂体—肾上腺皮质轴有密切关系;脾气虚与消化系统、自主神经、免疫系统功能的关系。如对络病的研究,提出"脉络—血管系统病"概念,初步建立络病证治。在证候研究中,建立 20 多种中医"证"的动物模型,促进中医实验医学的发展;通过全国范围的广泛协作,在证候规范化、标准化方面取得显著成绩,从而提高辨证论治的水平。特别是通过血瘀证的研究,使活血化瘀治法在内、外、伤、妇、儿等科 100 多种疾病中得到广泛应用。在体质研究中,制定中医体质分类判定标准,有助于把握中华民族的体质特点。在经络研究中,对循经感传的产生机理、经脉—脏腑的相关联系途径以及经络循行途径上的理化特性、经络的体表定位等进行深入研究。在针刺镇痛和针刺麻醉研究中,针药复合麻醉应用范围不断扩大,一些高难度手术在针麻下获得成功,保持世界领先水平。

中医学术标准规范化建设取得较快进展。20 余年来,先后出台一批中医药行业标准、国家标准和技术规范,如《经穴部位》标准、《耳穴名称与部位》标准、《中医病症分类与代码》标准、《中医临床诊疗术语》标准、《中医病证诊断疗效标准》《中医内科急症诊疗规范》《亚健康中医临床指南》《中医护理常规技术操作规程》《中医内科常见病诊疗指南》等。中医学术标准规范工作,促进中医医疗机构的内涵建设和中医现代化进程,有利于中医学与现代科学的沟通、交融,成为中医药学术发展的重要标志。

(二) 中医临床研究

中医诊疗水平和临床疗效不断提高。中医治则、治法和辨证论治规律的研究使中医药在治疗常见病、多发病以及疑难病证方面突显优势。中医药在治疗冠心病、血管成形术后再狭窄、动脉粥样硬化、病毒性肝炎、重度黄疸、肝纤维化、结石症、风湿和类风湿关节炎、糖尿病及其并发症、高脂血症、老年性痴呆、骨质疏松症等方面总结、创造不少新治法,如开郁清热法在 2 型糖尿病中的应用、益气升陷法在病毒性心肌炎中的应用、补血类中药对血虚证的干预、参松养心胶囊治疗心律失常的应用等,均显示良好的疗效。中医治疗烧伤、肛肠疾病、乳腺疾病、败血症等方面研究和临床疗效处于先进水平。中医治疗肿瘤方面,砷制剂治疗白血病效果显著,对其治疗机制的揭示已得到国际公认;用扶正培本法结合化疗、放疗在提高疗效、对抗化疗、放疗的副反应、改善患者生存质量、延长存活期、防止复发和转移等方面显示出良好前景。中医骨折整复手法得到新的发展,如旋提手法治疗神经根型颈椎病,为手法安全性奠定基础。"动静结合""筋骨并重"方法的临床应用,加快骨折愈合,提高骨伤疾病的治愈率。中医治疗急症取得新的进步。治疗出血性中风,通过流行病学调研及辨证分型和证候的规范化研究,形成中风证候学量表,建立中风预警系统,提出"毒损脑络"的病理学说,并运用清热化痰、活血开窍、通腑泻下等治法取得显著疗效。治疗急腹症,运用"通里攻下"理论取得令人信服的疗效。重视急症用药的剂型改革,研制出针剂(如清开灵、喘可治、参麦注射液等)、气雾剂等适合急症抢救剂型,提高了中医治疗急症的疗效。

2003年抗击SARS时,采用中医药、中西医结合方法治疗非典型肺炎效果明显,能够缩短平均发热时间,改善全身中毒症状,对促进肺部炎症吸收、降低患者病死率、改善免疫功能、减少激素用量,以及发病早期阻断病程发展等方面,都有良好效果,得到世界卫生组织(WHO)的积极评价与肯定。试点地区艾滋病病人和感染者的治疗结果表明,中医药治疗艾滋病可以明显改善临床症状,提高生活质量,显示良好的发展前景。在2008年汶川大地震的伤员救治、伤残康复工作中,中医药再次发挥简、便、验、廉的特色优势,以手法整复加小夹板固定、中药洗敷抗感染促愈合、推拿按摩、针灸拔罐等就地取材、快速处置的中医药方法,有效处理2.6万余名伤员;并采取"大锅汤"的办法,发放数百万份中药防疫汤剂,在预防灾后疫病工作中发挥重要作用。2009年3月,墨西哥、美国等先后发生人感染甲型H1N1流感病毒,并传入我国,鉴于中医药有丰富的流行性感冒防治经验,卫生部、国家中医药管理局组织专家,在总结古今文献基础上,针对不同人群制定《甲型H1N1流感中医药预防方案(2009年版)》;同年9月,进一步修订,形成《甲型H1N1流感中医药预防方案(2009年版修订版第一版)》,效果明显。

2009年6月,新中国成立以来,我国政府第一次在全国范围内评选国家级中医(民族医)大师。方和谦、王玉川、王绵之、邓铁涛、任继学、朱良春、何任、吴咸中、张灿玾、张学文、张琪、张镜人、李玉奇、李济仁、李振华、李辅仁、苏荣扎布(蒙医)、陆广莘、周仲瑛、贺普仁、唐由之、徐景藩、班秀文、郭子光、程莘农、裘沛然、强巴赤列(藏医)、路志正、颜正华、颜德馨30位名老中医当选为"国医大师"。2014年10月,人力资源社会保障部、国家卫生和计划生育委员会、国家中医药管理局共同举行第2届国医大师表彰大会,授予干祖望、王琦、巴黑·玉素甫、石仰山、石学敏、占堆、阮士怡、孙光荣、刘志明、刘尚义、刘祖贻、刘柏龄、刘敏如、吉格木德、吕景山、张大宁、李士懋、李今庸、陈可冀、金世元、郑新、尚德俊、洪广祥、段富津、徐经世、郭诚杰、唐祖宣、夏桂成、晁恩祥、禤国维30位中医药专家"国医大师"荣誉称号。

2016年,国家中医药管理局组织开展国家中医临床研究基地建设验收工作,全面考核建设任务完成情况,系统总结基地建设工作的成果与经验,深化重点病种研究和平台建设。验收内容包括基本建设和业务建设。基本建设以督查形式进行,主要包括基本建设完成情况、省级主管部门验收情况、专项审计情况、满足基地建设要求与研究需求情况等。业务建设以验收形式进行,主要包括组织领导、运行模式与机制、平台建设、能力建设、重点病种研究、综合成效等。这些举措,对促进中医药事业发展具有重要现实意义和深远历史意义。

二、中西医结合医学的发展

党的十一届三中全会及全国科学大会的召开,给中医、中西医结合工作带来无限生机。1978

年中共中央批转卫生部党组《关于认真贯彻党的中医政策,解决中医队伍后继乏人问题的报告》颁发后,中医界做了大量恢复重建和整顿工作。1980年,卫生部召开的"全国中医和中西医结合工作会议"进一步指出:"必须团结依靠中医、西医、中西医结合三支力量。这三支力量都要大力发展,长期并存。"自此,中西医结合作为与中医、西医并列的一支医药卫生力量,活跃在我国医药卫生界。十二届人大政府工作报告和1985年中央书记处对卫生工作的指示,都强调坚持中西医结合的方针。1991年"中西医结合医学"作为一门独立的新学科诞生。1996年,江泽民总书记在党中央、国务院召开的全国卫生工作会议上指出:"中西医工作者要加强团结,相互学习,相互补充,促进中西医结合。"2007年,党的十七大报告提出"中西医并重"和"扶持中医药和民族医药事业发展"的指导方针。

目前,我国已经形成一支中西医结合的人才队伍。自1958年我国首届西学中研究班毕业至20世纪60年代,培养出5 000余名西学中人员。1981年中国中西医结合学会成立,全国注册会员约13 000人。至1995年底,全国有西医学习中医人员58 000余名,其中脱产1年以上系统学习中医的有20 000余名,脱产2.5年的约5 000名。20世纪90年代全国培养出中西医结合硕士和博士约1 200人,1998年在3所中医药大学试办7年制中医专业(中西医结合方向)。至2009年12月,全国已有中西医结合博士后流动站10个,中西医结合基础博士点23个,中西医结合临床博士点32个,中西医结合基础硕士点52个,中西医结合临床硕士点75个。中西医结合教育体系的稳步发展,为人才培养奠定扎实基础。至2009年底,中国中西医结合学会会员已达66 492名,并在美国、日本、韩国、新加坡等国家拥有外籍通讯会员,显示出中西医结合队伍已经走出国门。

60多年的中西医结合科学研究,积累了丰富的经验,已形成一些中西医结合的思路方法,也产生不少世界瞩目的科研成果。在讲求辨病与辨证分型相结合基础上,比较普遍实行临床研究与实验研究结合,宏观与微观结合,多学科、多层次的综合研究,引进大量新技术新方法,使中西医结合研究水平日益提高。据初步统计,全国获省部级以上中西医结合科研成果达1 100多项,其中中西医结合治疗急腹症、中西医结合治疗骨折、中西医结合救治多脏器衰竭、中西医结合针麻研究及针刺镇痛原理研究、中西医结合早期治疗手部大范围多元组织毁损的研究、中西医结合治疗SARS的临床研究、抗疟新药青蒿素研制成功、中药砒霜(三氧化二砷)治疗急性早幼粒细胞白血病及其分子水平和基因水平机理研究等,均居国际领先水平。

通过研究,医学上的新认识、新观点不断产生,新理论、新概念不断提出。如"病证结合"诊断及宏观辨证与微观辨证相结合诊断理论;辨病析态、生理性肾虚、病理性肾虚、显证、潜隐证、急性血瘀证、陈旧性血瘀证、高原血瘀证、血瘀证临界状态、急虚证等中西医结合基础理论概念;瘀滞期阑尾炎、蕴热期阑尾炎、毒热期阑尾炎、小儿感染后脾虚综合征等新病名概念,以及菌毒并治、病证同治等中西医结合治疗学概念等。展示中西医结合研究可以创造新的医学理论概念,并蕴育着中西医结合系统理论的产生。

据不完全统计,较普遍采用中西医结合诊疗的病种已达300多种,绝大多数病种的疗效较单一治疗方法为高。这种结合已遍及城乡,尤其在农村基层,多数医生能掌握两种方法治疗。我国在世界上首创中西医结合医院、门诊部、诊所等医疗机构,并列入国务院批准、卫生部颁布的《医疗机构管理条例》,成为我国法定的新型医疗机构。至2008年底,全国各地区中西医结合医院236所,编制床位29 912张,卫生技术人员30 955人。其中三级甲等中西医结合医院15家,成为我国中西医结合的重要临床基地。

1997、2002、2007、2012年在中国召开的四届世界中西医结合大会,使中西医结合医学在全球的影响日益增强。目前,中西医结合的工作重点逐步转移到健康促进方面,包括中西医结合的合理膳食结构和功能性食品、中西医结合的健身运动、中西医结合的疾病预防和疾病早期干预、中西医结合的心理健康维护、中西医结合的老年保健等,用中西医结合的手段,促进"治未病"理念付诸实践。无疑,这将使得中西医结合的临床疗效进一步提高,治疗手段更加丰富,技术方法更加先进,为人民群众诊治疾病的能力不断增强。

三、中药生产与科研

中华人民共和国成立以来,中药事业有了很大发展。60年来,中药发展基本可分为两个阶段。计划经济时期,药材惟有国家统一经营,供应紧缺。改革开放后,中药生产、收购、销售等向市场经济转变,中药材、中成药及中药零售企业迅速发展,中药工业生产能力明显增强,中药商品日益丰富,基本满足临床和社会需求。

1996年12月,我国第一次以党中央、国务院名义召开了全国卫生工作会议。会议明确提出,实现中药生产现代化和中药产业现代化。从20世纪90年代起,中药质量标准的现代化成为重要内容,包括采用指纹图谱、分子标记等,努力实现中药质量可控。同时,药材种植、中药饮片的现代化也提上议事日程,中药逐步进入科学管理、协调发展阶段。中药资源普查工作取得重大成果,基本摸清我国中药资源蕴藏量和分布情况,为保护和合理开发中药资源提供科学依据。对近300种常用中药材品种进行整理和质量标准研究,建立中药材质量标准。中药饮片炮制减毒增效及定向控制研究取得显著成就。《中华本草》《中华方剂大词典》《中医药-中药材重金属限量》《中药方剂编码规则及编码》《中药编码规则及编码》《中药在供应链管理中的编码与表示》等一系列集中医药研究大成著作的问世,反映当代中药研究水平。研究开发中药新品种1 000多个,从青黛研制成功治疗慢性粒细胞白血病的靛玉红,从川芎研制成功川芎嗪注射液,从丹参研制成功丹参酮、丹参素或复方丹参注射液等防治心脑血管病,从五味子研制成功治疗肝炎新药联苯双酯,从薏苡仁研制成功抗癌新药康莱特等,在临床广泛应用,取得良好疗效。

抗疟新药双氢青蒿素的研制和全国中药资源普查在国内外产生了深远影响,两者分别获1992年全国十大科技成就奖。青蒿素主要研发人之一屠呦呦于2011年获国际生物医学大奖"拉斯克奖"。2015年10月5日,屠呦呦获得诺贝尔生理学或医学奖,这是中国科学家在本土上进行的科学研究首次获得诺贝尔科学奖,也是中国医学界和中医药成果迄今获得的最高奖项。国务院总理李克强贺信指出,屠呦呦获奖"是中国科技繁荣进步的体现,是中医药对人类健康事业作出极大贡献的体现"。中药材家种、家养取得明显成效,无性繁殖技术、遗传育种技术、植物生长调节技术等已广泛用于中药材的引种、栽培。截至2009年10月,全国引种中草药3 000种以上,以往靠进口的60种常用中药,引进成功30种,如产自国外的药用植物西洋参已引种成功;人工合成麝香、人工虎骨粉、人工培植牛黄等一些动物药代用品的研发成功,为保护濒危动植物种和保障动植物药材的开发利用,作出重要贡献。一批优质道地药材生产基地已经形成,中药材栽培面积不断扩大,中药野生资源和生态环境得到保护。广东、四川、贵州、吉林等14个省建立中药现代化产业基地。全国现有中药资源12 807种,药材种植面积1 424万亩,药材生产基地600多个。

中药饮片及中成药生产技术的研究,带动中药产业的发展。中药生产从整理、炮制、灭菌到提取、制剂、包装及一些传统制剂生产等,初步实现机械化和半机械化生产,有些装备还实现了程序控制。超微细粉化技术、超声提取技术、超临界流体萃取技术、旋流提取技术、悬浮冷冻浓缩技术、大孔吸附树脂分离浓缩技术等在中药制剂领域广泛应用,提高了中药企业现代化程度。生产条件不断改善,工艺技术、装备水平及产品质量有较大提高,达到 GMP(Good Manufacturing Practice)标准。自 2008 年 1 月 1 日起,所有中药饮片生产企业必须在符合 GMP 条件下生产。积极实施中药"三名三保"(生产名药、创办名店、建设名厂,切实保证中药材质量、保证中药饮片与炮制质量、保证中药产品与中药制剂质量)工程,一批优质名牌产品、著名商标和企业已经涌现。2010 年版《中国药典》明确了中药饮片的概念,解决了中医配方和中成药生产投料界定不清楚的问题,与之配套出版的《临床用药须知》中首次编纂中药饮片卷,收载中药饮片 557 种。2011 年,国家食品药品监督管理局、卫生部、国家中医药管理局联合印发《关于加强中药饮片监督管理的通知》,进一步要求强化中药饮片生产、流通及使用环节的监管工作。中药新药生产技术、新辅料、新工艺广泛应用,对提高中药制药工业的技术水平、促进中药行业的技术进步起到积极作用。

生产方式的改变,提高生产整体水平,中成药工业产值从 1978 年的 8 亿元增加到 2008 年的 1 400 多亿元。截至 2009 年 2 月,中药行业企业数为 2 091 个,从业人员人数 43.46 万人。其中,中成药企业 1 444 个,从业人员人数 36.3 万人;饮片企业 647 个,从业人员 7.1 万人。2008 年,中成药销售 1 676 亿元;饮片销售 395 亿元;中药材销售 372 亿元;中药产品已出口到 160 多个国家和地区,进出口额达到 17.52 亿美元,其中出口 13.09 亿美元。中药现代化,中药产业不断壮大。中药从丸、散、膏、丹等传统剂型,发展到现代滴丸、片剂、膜剂、胶囊、合剂、冲剂、栓剂、霜剂、针剂、大输液剂、中药饮片颗粒等 40 多种剂型、9 000 余个中成药品种。中药产品种类、数量、生产工艺水平有很大提高,2008 年中药工业总产值超过 2 000 亿元。中药农业在保障中药生产原料供给的同时又成为农村产业结构调整、农民增收、生态保护的重要措施。

中药还是我国传统的出口商品。一批具有自主知识产权的中药新药研发上市,复方丹参滴丸、康莱特注射液等中药开始探索走向国际市场,一批年产值超过 20 亿的企业迅速成长。随着中医药走向世界进程的加快,中药出口近年来有了较大增长,并呈现良好发展势头。截至 2009 年 10 月,中药出口已扩大到 160 多个国家和地区,除传统的东南亚、欧美、大洋洲外,还远销到南美、中东及非洲等国家,中药产品的国际竞争力进一步增强。

第四节　学术团体与医学刊物

从 1977 年第 4 季度起,中华医学会、中华护理学会、中国药学会、中国生理科学会、中国解剖学会、中国防痨协会等,这些中华人民共和国成立前业已成立的老学会,陆续采取各种形式,恢复组织,积极开展业务活动。同时,很多新学会也纷纷成立,如中国中医药学会、中国针灸学会、中国中西医结合学会、中国生物医学工程学会、中国康复医学会、中国病理生理学会、中国营养学会、中国药理学会、中华预防医学会、中国民族医药学会等。

1979 年成立中华全国中医药学会,1992 年改名为中国中医药学会,2002 年更名为中华中医药学会,是我国成立最早、规模最大的中医药学术团体,下设内科、外科、眼科、妇科、儿科、肛肠、耳鼻喉科、骨伤科、老年病、编辑出版等 66 个专科学会。主办《中医杂志》(中文版、英文版、日文版)、《中华中医药杂志》《中国肛肠病杂志》《新中医》等期刊。中华中医药学会是发展我国中医药事业的重要社会力量。

中国针灸学会成立于1979年，下设临床、针法灸法、实验针灸、针刺麻醉、经络、腧穴、耳穴诊治、针灸文献、针灸器材等14个二级专业委员会以及中国针灸学会标准化工作委员会,主办《中国针灸》《针刺研究》等杂志。中国针灸学会是发展针灸的重要学术团体,也是促进中外针灸学术交流的重要社会力量。

1981年成立中国中西医结合研究会,1990年更名为中国中西医结合学会。该学会下设急腹症、活血化瘀、虚证与老年医学、肿瘤、骨伤科、妇产科、儿科、急救医学、呼吸病、微循环等48个专业委员会。主办《中国中西医结合杂志》《Chinese Journal of Integrative Medicine》《中国中西医结合耳鼻咽喉科杂志》《中国中西医结合急救杂志》等期刊。

此外,还有专事中医药新闻的报刊,如《中国中医药报》等;专事中医药书籍的出版社,如中医古籍出版社、中国中医药出版社等;1983年出版大型综合性编年史鉴《中医年鉴》,1989年改名为《中国中医药年鉴》,2003年起分为《中国中医药年鉴》(行政卷)与《中国中医药年鉴》(学术卷)两卷。这是一部大型综合年鉴,栏目有特载、专论、行政管理、学术进展、医药名人、大事记、机构、索引等,为中医药的编年史鉴。这些学术团体的学术活动,期刊、书籍、报纸的发行,对于中医药文化的弘扬、中医药学术的交流、中医药成果的传播、中医药人才的培养,起到积极推动作用。

第五节　中医药的国际交流

千百年来,具有浓厚民族特色的中医药学,为中华民族的繁衍昌盛和卫生保健事业,作出巨大贡献。随着时代变迁、社会进步和科技发展,历久弥新的中医药学跨出国门,走向世界,逐步向国际化发展。

中华人民共和国成立60余年来,中医药国际化进程,经历了从少到多、从民间到政府间的过程。其中,各国针灸及中医药团体、国际针灸及中医药团体、各国政府相关部门及世界卫生组织(WHO)从不同角度发挥重要作用。中医药及针灸在医疗方面逐步进入越来越多国家的医疗保险主渠道,在教育方面逐步进入各国的正规高等院校,在科研方面各国的投入和资助逐步增多,标准及规范化管理越来越为各国政府所重视,相关法律、法规在一些国家已经颁布,一些国家也正在立法中。各国中医药及针灸民间组织的医疗和学术活动活跃,不断加强国际上中医药民间组织的沟通、联系与合作。

例如,新加坡现有中医医疗机构30余所,45%的国民就诊中医。日本从事针灸、推拿的医务人员约10万人,许多西医院内都开设汉方科。瑞士的中医诊所超过100所,不少保险公司开始将中医药治疗纳入医疗保险范畴。德国的中医诊疗量每年在2 000万人次以上,1991年开诊的魁茨汀中医医院成为欧洲第一家中医医院。在荷兰,与中医药相关的专业学会众多,注册会员超过4 000名。2000年5月,澳大利亚维多利亚州通过《中医药管理法2000》(CHINESE MEDICINE REGISTRATION 2000),是西方国家地方政府颁布的第一部中医法案。美国成立的中医、针灸学会或基金会超过40家,旧金山市将针灸、中草药纳入市府员工医疗保健计划中。加拿大本拿比市(Burnaby)将每年4月第3个星期日定为"中医针灸日"。世界各国,越来越多的民众选择中医药、针灸推拿作为医疗保健的重要手段之一。

在我国政府的积极推动下,与各国政府间的交流与合作给各国中医药事业的发展提供机遇和支持。据不完全统计,分布在世界140多个国家和地区的中医医疗机构达8万多家,针灸师超过10万人,注册中医师超过2万名,有20余万名从业人员,每年约有30%的当地人和70%以上的华人接受过中医药服务。至2009年10月,我国卫生管理部门已与70多个国家签订含有中医药内容的政府协议94个,包括专门的中医药合作协议45个。WHO提出的传统医学发展战略和一系列的措施,也为各国中医药、针灸事业的发展创造有利条件。WHO在我国设立7个传统医学合作中心,并制定包括中医药在内的传统医药发展战略。2008年11月,WHO通过并发布《北京宣言》,倡议全球促进传统医药发展。2009年5月,第62届世界卫生大会通过由中国主导提出的《传统医学决议》,敦促各国政府采取措施,将传统医学纳入各国卫生保健体系。

中医药学,具有独特的学术理论和诊疗技术,是中华民族对全人类的突出贡献之一。尤其在全球面临环境污染和生态平衡失调的今天,再加上老龄化社会的形成、现代疾病谱的改变以及化学药物毒副作用和医源性疾病的增多,使得越来越多的人对包括针灸、推拿在内的非药物治疗和中草药等天然药物疗法产生浓厚兴趣,中医药学的发展日益受到各国政府和世界医疗卫生保健界的重视。传统的中医药学,与时俱进,越来越为各国民众所认识、所接受、所信赖,将呈现出更旺盛的生命力,为全人类的医疗、卫生和保健事业服务。

附录 | 大 事 记

2010年　国家中医药管理局颁布《中医药事业发展"十二五"规划》。南京中医药大学与澳大利亚皇家墨尔本理工大学合办中医孔子学院授牌仪式在墨尔本举行,国家副主席习近平出席并发表讲话。卫生部、国家中医药管理局颁布《中医坐堂医诊所管理办法(试行)》及《中医坐堂医诊所基本标准(试行)》。中医针灸正式被联合国教科文组织列入人类非物质文化遗产代表作名录。海协会与海基会签署《海峡两岸医药卫生合作协议》,中医药研究与交流及中药材安全管理是主要内容之一。

2011年　国家"十二五"规划纲要颁布,首次将中医药单列一节。国家中医药管理局出台《关于加强民间医药工作的意见》。国家食品药品监管局颁布《关于进一步做好中药材质量监管工作的通知》。联合国教科文组织世界记忆工程国际咨询委员会第十次会议,通过中国申报《黄帝内经》《本草纲目》入选世界记忆名录。国家中医药管理局与甘肃省人民政府签署共建中医药发展综合改革试点示范省协议,甘肃成为首个中医药发展综合改革试点示范省。中国中医科学院研究员屠呦呦获2011年度美国拉斯克临床医学奖。国家中医药管理局首次召开全国中医药文化建设工作会议,印发加强中医药文化建设工作指导意见。

2012年　国家食品药品监督管理局正式启动历时半年的中药材专业市场专项整治。天津天士力公司申报复方丹参胶囊三期临床试验,获美国食品药品管理局(FDA)批准。中国—澳大利亚"中医药国际合作与促进"项目签约仪式在北京举行。中国中医科学院中药资源中心成立。

2013年　科技部与国家中医药管理局批准共建"道地药材国家重点实验室培育基地"。国家主席习近平会见世界卫生组织总干事陈冯富珍,指出:"促进中西医结合及中医药在海外发展。"中共十八届三中全会发布《中共中央关于全面深化改革若干重大问题的决定》,提出"完善中医药事业发展政策和机制"。

2014年　国家中医药管理局局长王国强与匈牙利人力资源部长包洛格·佐尔丹(BOLOG ZOLTAN)在北京人民大会堂签署《中医药领域合作意向书》。国际标准化组织(ISO)颁布《一次性使用无菌针灸针》国际标准。《全国中草药汇编》第3版出版。全国针灸标准化技术委员会和中国针灸学会发布6项针灸国家标准和12项针灸行业标准。人力资源社会保障部、国家卫生和计划生育委员会、国家中医药局共同举行第2届国医大师表彰大会,授予30

位中医药专家"国医大师"荣誉称号。中国公民中医养生保健素养调查启动。国家中医药管理局官方微信"中国中医"正式上线。中国民族医药学会、中国名族医药协会首次颁发名族医药科学技术奖。

2015年　国际标准化组织(ISO)颁布《中医药-中药材重金属限量》国际标准。中国中医科学院终身研究员、青蒿素研究开发中心主任屠呦呦获得诺贝尔生理学或医学奖。《中药方剂编码规则及编码》《中药编码规则及编码》《中药在供应链管理中的编码与表示》国家标准开始实施。中国中医科学院黄璐琦当选为中国工程院院士。

2016年　国务院印发《中医药发展战略规划纲要(2016—2030年)》。《战略规划》明确了未来十五年我国中医药发展方向和工作重点,是新时期推进我国中医药事业发展的纲领性文件。《中华人民共和国国民经济和社会发展第十三个五年规划纲要》发布。"十三五"规划纲要在第六十章"推进健康中国建设"中,将"促进中医药传承与发展"单列一节,要求健全中医医疗保健服务体系,创新中医药服务模式,提升基层服务能力。《百年中医史》正式出版发行。《中医药发展"十三五"规划》发布,明确了今后五年中医药发展的指导思想、基本原则和发展目标。我国首次就中医药发展发布白皮书——《中国的中医药》。白皮书对中医药的历史发展脉络及其特点、中国发展中医药的国家政策和主要措施、中医药的传承与发展、中医药国际交流与合作等方面进行系统梳理和概述。《中医药法》正式颁布,该法将于2017年7月1日正式实施。国家中医药管理局、教育部、国家卫生计生委在人民大会堂举行表彰大会,授予丁樱等60位教师"中医药高等学校教学名师"荣誉称号。

拓展阅读文献

1. 李志平,张福利,刘武顺,等.中西医学史[M].北京:人民卫生出版社,1999.
2. 曹东义.中医群英战SARS[M].北京:中医古籍出版社,2006.
3. 曹东义.中医近现代史话[M].北京:中国中医药出版社,2010.
4. 饶毅,张大庆,黎润红.呦呦有蒿[M].北京:中国科学技术出版社,2015.
5. 李致重.中医生存与发展的理性思考[J].上海中医药杂志,1999,(12):4-8.
6. 李刚.我国中药出口贸易现状与对策研究(Ⅰ)[J].中国中医药信息杂志,2004,11(10):847-850.
7. 宫正.新中国中医方针政策的历史考察[D].北京:中共中央党校,2011.
8. 范俊辉."团结中西医"方针的历史形成过程试析[D].广州:广州中医药大学,2011.